südwest

MARION GRILLPARZER
»ICH HAB RÜCKEN«

+ endlich **beschwerdefrei**
+ **modernste** Therapien
+ **alternative** Methoden

EIN DOKTOR IST ZU WENIG

4 Ein Wort zuvor
8 Rücken-Quiz: Hätten Sie's gewusst?

WIR WUNDERBAREN WIRBELWESEN

12 **Die Wirbelsäule: ein Meisterstück der Evolution**
15 Die Wirbelsäule und ihre Elemente
20 Die Nerven – auch Bahnen der Gefühle
22 Das Bindegewebe – und ein Blick auf die Osteopathie
25 Die Muskeln – und das System, das sich durch Benutzung selbst repariert
29 Muskel-Test: Wie gut stützt Sie Ihr natürliches Korsett?
31 Der Rücken in der Traditionellen Chinesischen Medizin
34 Rücken-Test: Was für ein Kreuz?

35 **Fragen an das Medizinische Quartett**
■ Warum haben Chinesen die besseren Rücken? ■ Ist unser Rücken von der Natur schwach konzipiert? ■ Warum schadet Föhnen mehr als Bierkästenschleppen? ■ Die echte Problemzone heißt »Tiefenmuskulatur«? ■ Soll man seinen Rücken schonen? ■ Wann soll man im Idealfall einen TCM-Arzt aufsuchen? ■ Was halten Sie von der Erfindung des Stuhls? ■ Wie würde Ihre Gebrauchsanleitung für einen Stuhl aussehen? ■ Wie betten Sie sich, Herr Doktor? ■ Auf was legen Sie Ihren Kopf? ■ Wie kommt man mit Rückenproblemen gut aus dem Bett? ■ Der Rücken hängt auch am Kiefer? ■ Schadet ein kürzeres Bein? ■ Verträgt der Rücken den Golfschläger? ■ Warum tut so vielen das Kreuz auf dem Radl weh? ■ Welche Schmerzbremse empfehlen Sie fürs Auto? ■ Eine wichtige Säule der chinesischen Medizin ist: Essen & Trinken? ■ Auch in der Osteopathie hängt die Niere am Rücken?

44 **Das Rundum-Rücken-Präventionsprogramm**
44 Die kleine Haltungsschule
51 Ergonomisches: Klicks & Tricks für Schreibtischtäter
56 Rücken, streck dich!
58 Der simple Weg zum natürlichen Rückenkorsett
63 Dieser Sport tut dem Rücken gut
66 Essen Sie Ihren Rücken fit – mit 12 essenziellen Basics

DAS KREUZ MIT DEM KREUZ

70 **»Ich hab Rücken!« – Was tun?**
71 Der unspezifische Schmerz
74 Der Schmerz und sein Pfad ins Gehirn
77 Häufigste Ursache: ein Fehler im System
82 Wie die Seele den Schmerz aktiviert
87 Körpersprache verstehen – und handeln
90 Wenn der Schmerz chronisch wird
94 Das weite Feld der Diagnostik

102 **Die häufigsten Beschwerden und ihre Ursachen**
102 Wo sitzt der Schmerz?
108 Verspannungen
112 Blockaden
114 Bandscheibenvorfall
120 Spinalstenose
122 Osteochondrose
124 Facettensyndrom
125 Osteoporose
127 Entzündungen

128 **Fragen an das Medizinische Quartett**

■ Warum ist Rückenschmerz ein westliches Problem? ■ Was trägt die Gesundheitspolitik dazu bei? ■ Gibt es Risikofaktoren für Rückenschmerz? ■ Warum verschreibt die TCM Geduld? ■ Warum reagiert der eine mit Rückenschmerzen, der andere nicht? ■ Woran liegt es, dass der Rückenschmerz beim einen nachts zuschlägt, beim anderen tagsüber? ■ Warum verstärken sich bei manchen Menschen die Schmerzen erst mal durch Akupunktur? ■ Ist man dem Schmerz ausgeliefert? ■ Hilft ein Schmerztagebuch? ■ Was tun Sie gegen akut aufkommenden Stress? ■ Wieso hängt der Rücken am Darm? ■ Können Rückenschmerzen weitere internistische Ursachen haben? ■ Bandscheibenvorfall: Verliert man zu viel Zeit durch Schmerztherapie? ■ Hilft Akupunktur auch bei Bandscheibenvorfall? ■ Nicht der Druck auf einen Nerv tut weh, sondern die Entzündung? ■ Das heißt: Ein starkes Immunsystem schützt vor Rückenschmerz? ■ Warum hilft Akupunktur eigentlich so gut gegen Schmerzen? ■ Muss der Arzt aufpassen, dass ein akuter Schmerz nicht chronisch wird? ■ In China nimmt man Kräuter – und jedes hat seine Geschichte? ■ Müssen es chinesische Kräuter sein? ■ Was halten Sie von orthopädischen Einlagen? ■ Und hilft ein Korsett bei Skoliose? ■ Was halten Sie vom »Chi-Gerät«? ■ Was halten Sie von Rückenkräftigungsgeräten für zu Hause? ■ Gezieltes Rückentraining nimmt den Schmerz – warum macht's niemand? ■ Ein Patient will keine Psychotherapie – gibt es einen anderen Weg?

138 **Das Rückenschmerz-ade-Programm**

139 Rücken-Braining: Radieren Sie die Schmerzen aus

146 Qi-Atmung gegen Stress
147 Die 18 Übungen des medizinischen Qigong

DAS BESTE FÜR IHREN RÜCKEN

158 **Basistherapien: Alles außer Operieren**
158 Wissen Sie, was »integrative Medizin« heißt?
160 Medikamentöse Therapie: Pillen & Co.
164 Spezielle nichtinvasive Injektionstherapien
165 Phytotherapie & Co. – die Apotheke der Natur
170 Dr. Yangs chinesische Hausapotheke
172 Unspezifische Reiztherapien
179 Spezifische Reiztherapien
188 Dr. Yangs Hausmittel: Akupressur
190 Bewegungstherapien
196 Körperwahrnehmungstherapien
198 Entspannungstherapien
200 Mentale Therapien

203 **Minimalinvasive Therapien und Operationen**
205 Die interventionelle Schmerztherapie
208 Die moderne Mikrotherapie
211 Endoskopische Operationen
212 Offene Operationen

Zum Nachschlagen

216 Bücher & Websites
220 Register
224 Impressum

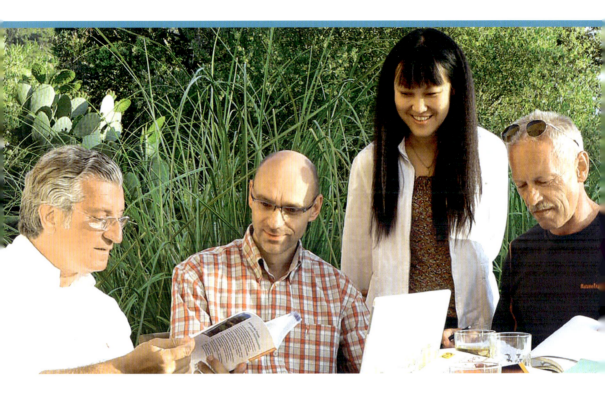

EIN DOKTOR IST ZU WENIG ...

Wenn man Rückenschmerzen hat, braucht man ein Quartett: einen Arzt für den akuten Schmerz, einen für Muskeln und Bindegewebe, einen für die Seele und einen, der etwas anders, sagen wir »alternativ«, denkt und hilft, auch anders über das Leben nachzudenken – und etwas zu ändern.

Die Evolution hat uns auf zwei Beine gestellt – und eine wunderbare Achse konstruiert, um die sich das Leben dreht. Und weil die Wirbelsäule so ein zentrales Element in unserem Körper ist, reagiert sie – oder vielmehr der Rücken mit seinen Wirbelsegmenten, Nerven, Muskeln und Bändern – sehr sensibel auf all das, was wir tun, denken, fühlen. Darum haben 85 Prozent aller Deutschen im Lauf ihres Lebens Rückenprobleme. 25 Millionen Rückenpatienten suchen derzeit nach optimaler Hilfe. Rückenschmerzen sind hierzulande der häufigste Grund für einen Arztbesuch, für Krankschreibung, für eine Behandlung im Krankenhaus.

Das Problem: 85 Prozent der Rückenschmerzen sind »unspezifisch«. Das heißt: Keiner weiß genau, woher sie kommen. Nur ganz, ganz selten ist es wirklich eine Verschleißerscheinung, eine degenerative Veränderung, die den Schmerz verursacht. Trotzdem wird operiert – meist unnötig. In neun von zehn Fällen liegt die Ursache des Schmerzes an einer explosiven Mischung aus Fehlbeanspruchung, schwachen Muskeln – und Stress. Auch seelischem. Häufig trampelt sich der Rückenschmerz einen Pfad im Gehirn, wird chronisch. Dagegen kann man etwas tun. Akut, ganz konservativ, auch mit alternativen Therapien. Oder, wenn nötig, mit den modernsten Methoden der minimalinvasiven Medizin. Und langfristig. Aber man muss den ganzen Menschen behandeln. Nicht nur die Bandscheibe. Nicht nur den Rückenmuskel, nicht nur das zu kurze Bein, nicht nur die Seele.

WIR BRAUCHEN VIER ÄRZTE ...

Darum kam ich auf die Idee des »Medizinischen Quartetts«. Vier Ärzte, die an einem Tisch sitzen – und sich 224 Seiten lang Zeit für ihren Patienten nehmen. Denn Zeit ist genau das, was unseren Ärzten inmitten des Heeres von Rückenpatienten fehlt.

Gipfeltreffen auf Mallorca

Ich hab die ganze Nacht mit den Zähnen geknirscht. Meine Gedanken haben in etwa um diesen Satz gekreist: »Die werden sich gegenseitig die Augen auskratzen.« Bislang hatte ich nur mit jedem einzeln gesprochen, gemailt, getextet und das Vierer-Puzzle an Meinungen und Wissen in ein Manuskript gepackt. Und nun stehe ich mit diesem Manuskript vor einem langen Wochenende und einem Sack voller Hoffnung und Ängste: Schaffen wir, gemeinsam an einem Strang ziehend, den letzten Schliff? Die Teilnehmer des Medizinischen Quartetts trudeln nacheinander auf der Finca ein.

DR. MED. OHR

Mein erster Eindruck von Nr. 1: Das Markenzeichen von **DR. MARTIN MARIANOWICZ** ist das Handy am Ohr. Nur: Hier auf der Finca hat der Präsident der Wirbelsäulenliga ganz, ganz schlechten Empfang. Der in München praktizierende Orthopäde ist europaweit bekannt für seine modernen Schmerztherapien. Und hat nicht nur ein Ohr für Boris Becker, Dieter Wedel, Uschi Glas. Jeder Patient ist ihm wichtig – er schenkt ihnen sein Ohr, seine Aufmerksamkeit, und er erklärt, was er tut: »Wenn ich dem Patienten sage, dass er ein Impingement hat, bringt ihm das überhaupt nichts. Wenn ich ihm aber sage, dass das, was ihm Schmerzen verursacht, wie bei der Schraube am Keilriemen im Auto ist, die quietscht, und wenn ich ihm das aufmale – dann versteht er das.«

Nicht so nette Worte findet er über unser Gesundheitssystem: »Das Erste, was wir angehenden Ärzte gelernt haben, war das Gespräch mit dem Patienten, die Anamnese. In der Klinik haben wir dann gelernt, dass dafür keine Zeit ist. Und dann hat uns der Gesetzgeber gesagt, dass wir sie nicht brauchen.« Wie kam er dazu, Orthopäde zu werden? »Ganz klassisch. Ich hatte früh zwei Bandscheiben-OPs. Und nicht zu beschreibende Schmerzen. Ich kenne also das Leid und musste mich sozusagen selbst kurieren.«

Und was sagt die Magnetresonanztomografie? »Geröllwüste. Würde ich diese Aufnahmen auf einem Chirurgenkongress präsentieren, würden alle sagen: ›Mensch, dem armen Kerl ist nicht mehr zu helfen.‹«

Was sieht das technische Auge, und wann reagieren wir mit Schmerz? Über dieses Phänomen lesen Sie in diesem Buch viel. Und natürlich erfahren Sie auch von den Schmerztherapien, die Dr. Marianowicz geholfen haben – und vielen anderen.

DIE WEISE KRÄUTERFEE

DR. YUEPING YANG verblüfft mich so, dass mir erst einmal die Luft wegbleibt. Eine 30-jährige schwarzhaarige Fee steigt aus dem roten Pick-up, lächelt scheu. Ich weiß aber, dass sie 45 ist. Später frage ich sie dann: »Wie machen Sie das?« Die TCM-Medizinerin aus Basel: »Mit Kräutern. Ich höre auf meinen Körper, gebe ihm das Kraut, das er gerade verlangt. Und natürlich mache ich Qigong und Selbst-Akupressur.« Das schönste Erlebnis an diesem Wochenende war, wie uns Dr. Yang bei Sonnenuntergang auf dem Sandkreis in der Margeritenwiese in die 18 Qigong-Übungen einführte. Mit den sanften Übungen – die »das Qi zum Fließen bringen«, wie der Chinese sagt – tankten wir alle ein Gefühl der Frische und inneren Ruhe. Ja, und es fühlt sich auch nach Glück an. Ein Gesundheitsrezept, das einfach ist – und unglaublich viel bringt. Aber das probieren Sie einfach mal selbst aus, ab Seite 147. Ein weiteres ihrer Rezepte hat mir gleich an diesem Wochenende sehr geholfen: Wir saßen, über die Rückenschmerztherapien immer hitziger diskutierend, am Tisch. Ich war müde, das Gespräch glitt mir aus der Moderatorenmacht. Stress krabbelte hoch. Und Dr. Yang stand auf, kam zu mir, kreiste mit dem Zeigefinger auf dem höchsten Punkt meines Kopfes. Meine Augen kippten ins Nichts, wie bei einem Kätzchen, das die Mama aus der Gefahrenzone trägt. Und statt Blut kreiste warme Watte durch meine Adern. Dr. Yang: »Das ist ›Bai Hui‹, der höchste Punkt. Der holt die innere Ruhe.«

DER SANFTE KÄMPFER FÜR DIE SEELE

WOLFGANG SCHEIBER kommt als Dritter. Ganz Psychologe, mit fröhlichem Augenzwinkern, lobt er: »Das Manuskript ist wunderbar. So etwas gibt es noch nicht.« Das drahtige Muskelwesen hat tatsächlich den zweiten Dan in Taekwondo, schult Klein und Groß in Selbstverteidigung und mixt seine Kompetenz als Sportlehrer und Psychologe in sein Rücken-Braining-Programm, das landauf, landab Schmerzpatienten Erleichterung verschafft – und hier im Buch eine große Rolle spielt. Im Grunde handelt es sich dabei auch um eine Form der Selbstverteidigung. Gegen den Schmerz. Wolfgang Scheiber lehrt, Schmerzpfade im Gehirn »wieder mit Wiese überwachsen zu lassen«. Seine Methode setzt dort an, wo der Schmerz entsteht. Im Gehirn. Er sagt: »Wir haben Schmerzen gelernt, also können wir sie auch wieder verlernen.« Mit Wolfgang Scheiber lernt man, seinen Rücken wieder als das zu sehen, was er sein soll: stark. Als die Achse, um die sich das Leben dreht. Und ganz nebenbei wächst mit den einfachen Mentaltechniken auch das Selbstbewusstsein.

DER PHILOSOPHISCHE PROFESSOR

DR. SIEGBERT TEMPELHOF, stellt sich ganz schnell heraus, ist der kleine Professor im Team, mit vielen interessanten philosophischen Ansätzen: »Wenn man nur einen Hammer als Werkzeug hat, sieht man alles als Nagel. Wir brauchen für die Behandlung von Rückenschmerzen viele verschiedene Therapien, die wir, auf den jeweiligen Menschen zugeschnitten, verordnen.« Er studierte nach seiner Ausbildung als Orthopäde noch zwei Jahre in Amerika Osteopathie: die Lehre vom Zusammenhang aller Gewebe im Körper. Sein Wissen um Philosophie, Anatomie, Biochemie, Physik, alternative Medizin und Schulmedizin ist schier unerschöpflich – und ein Schatz in diesem Buch. Für Dr. Tempelhof ist die körperliche Untersuchung das Wichtigste: »Ein Patient, mit dem der Arzt nur redet, den er nicht mit seinen Händen untersucht, der wird sich nicht öffnen.« Ein Osteopath sieht immer den ganzen Menschen, niemals nur einen Teil. »Frau Grillparzer, stellen Sie sich mal auf ein Bein.« Ich tue das und wackle leicht. »Sie haben eine muskuläre Dysbalance. Die sollten Sie ausgleichen. Wenn Sie wollen, kommen Sie zu mir in die Praxis, wir messen das mal genau, mit Geräten.« Ich: »Ich habe O-Beine, vom Reiten.« Er: »Und Sie knirschen nachts mit den Zähnen.« Ich: »Woher wissen Sie das?« Er neigt seinen Kopf auf die Seite und schenkt mir ein Lächeln.

ALLE FÜR EINEN

Sonntagabend waren sie alle wieder weg. Was war das plötzlich still! Bei all dem Diskutieren, Feilen, konstruktiven Kritisieren, Übungen-Ausprobieren ... war eines unglaublich: von wegen Augen auskratzen. Dieses Team zog mit geballter Energie an einem Strang – und tat das auch noch in den folgenden Wochen. Heraus kam dieses Buch von vier wunderbaren Menschen – für den Menschen. Und dafür möchte ich Danke sagen.

Dank gebührt allen Ärzten ...

... die sich um unsere Gesundheit kümmern. In den Grenzen, die ihnen die Gesundheitspolitik aufdrückt. Darum habe ich eine Bitte an Sie, liebe Leser und Leserinnen: Den Arzt, den Sie sich wünschen, den ich mir wünsche, den gibt es so nicht. Er kann nicht stundenlang zuhören, jede nur mögliche Therapie erklären, die Schmerzen mit nur einer Pille für immer wegzaubern. Darum müssen Sie ein bisschen wissen. Die richtigen Fragen stellen. Sich eventuell sogar etwas mehr Zeit kaufen, die die Kasse nicht zahlt, nicht zahlen kann. Aber eines dürfen Sie niemals verlieren: Vertrauen. Denn wenn Sie schon misstrauisch hingehen, stellen Sie die Therapie zu 50 Prozent infrage. Und dann hilft sie auch nur halb so gut – oder gar nicht.

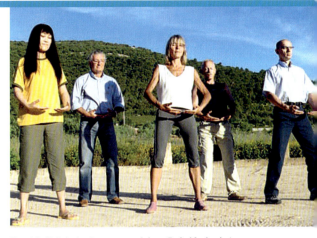

Das Medizinische Quartett und der »Babelfisch« beim Qigong auf Mallorca.

WARUM SCHREIBE ICH SO EIN BUCH?

Hätte ich vor 30 Jahren auf meinen Arzt gehört, säße ich heute im Rollstuhl. Ich habe eine Skoliose, eine starke Rückgratverkrümmung. Und die wollte man damals mit Stangen und Klammern gerade biegen, operieren. Das wollte ich nicht. Da prophezeite man mir: Dann sitzen Sie mit 30 im Rollstuhl. Das machte mir jahrzehntelang Angst. Nun bin ich 46. Und sitze auf dem Pferd. Mein Rücken hat mir so lange Probleme gemacht, solange ich mich krank fühlte. Er bedeutete für mich: Ärzte-Odyssee. Korsetts. Spritzen. Pillen. Angeknackstes Selbstbewusstsein. Bis ich mich eines Tages verabschiedete von dem Bild, einen Rücken zu haben, mit dem etwas nicht stimmt. Ich jogge heute, reite, springe auf dem Trampolin – und bewundere mein Kreuz dafür, was es alles mitmacht. Darum spiele ich jetzt für Sie Babelfisch. Das ist ein kleiner Fisch, den man sich ins Ohr steckt und der fremde Sprachen übersetzt – in unserem Fall die Medizinersprache. Eine Erfindung von Douglas Adams in seinem Buch »Per Anhalter durch die Galaxis«. Wäre doch gut, wenn in jeder Arztpraxis ein Aquarium voller Babelfische stünde ...

HÄTTEN SIE'S GEWUSST?

10 RÜCKENWEISHEITEN ...
... WELCHE SIND FALSCH?

1. SITZ AUFRECHT!
Am Tisch Haltung annehmen, das hat man uns als Kind eingebläut. Was meinen Sie, ist eine gerade Haltung am Schreibtisch gut für den Rücken?

JA NEIN

Lange hieß es, genau in der senkrechten Achse zu sitzen tue der Wirbelsäule gut. Denkste. Schotten fanden in einer Studie heraus, dass der 90-Grad-Winkel am Schreibtisch den Rücken belastet. Sie steckten 22 Probanden in einen Kernspintomografen und stellten fest: 135 Grad tut der Wirbelsäule gut. Also locker zurücklehnen. Bequem lümmeln. Ist das nun das Gelbe vom Ei? Das Medizinische Quartett ist der Meinung: Wer arbeitet schon bei 135 Grad? Dynamisches Sitzen ist das Beste. Mal aufrecht, mal vorgebeugt, mal zurückgelehnt. Am allerbesten ist, wenn Sie aufstehen ...

2. BITTE NICHTS HEBEN
Wer häufig etwas hebt, schadet dem Rücken. Ist das richtig?

JA NEIN

Völlig falsch. Auch hier sind sich die vier einig: Wer regelmäßig nicht zu hohe Gewichte hebt, kräftigt die Stütz- und Haltemuskulatur des Rückens. Wie mit vielen Bewegungen aus dem Alltag. Wer faule Schonhaltungen einnimmt, baut die Tiefenmuskulatur ab. Wichtig ist, richtig zu heben (Seite 45)!

3. VORSICHT BEI ALLTAGSBEWEGUNGEN!
Gleich mal ausprobieren: im Stehen bücken und die Schuhe binden. Gut fürs Kreuz?

JA NEIN

Richtig ist: Jede Bewegung, die Sie im Alltag ausführen, ist gut fürs Kreuz. In jede Richtung, die die Wirbelsäule zulässt, mag der Rücken auch gedehnt und angespannt werden. Zwar werden die Bandscheiben in unserem Schuhzubind-Beispiel stark zusammengequetscht. Und Arbeitsmediziner warnen vor Arbeiten in solch extremer Rumpfvorbeugehaltung. Doch nur ständige einseitige Belastung ist ein sicherer Weg zu Hexenschuss und Bandscheibenvorfall. Der sicherste Weg aber, sich den Rücken zu ruinieren, ist, ihn zu schonen. Dann verschwindet die Tiefenmuskulatur.

4. BRUSTSCHWIMMEN STÄRKT DEN RÜCKEN
Tipp für Rückenschmerz-Kandidaten: Ab ins Becken und Bahn für Bahn ziehen. Nichts stärkt den Rücken besser als ein brustschwimmendes Wasserrattendasein. Stimmt's?

JA NEIN

Stimmt nicht, sagen die vier Experten: Brustschwimmen ist wirklich nur gut für den Rücken, wenn man Profi ist und mit dem Kopf unter Wasser schwimmt. Alle anderen überstrecken den Kopf, und die Halswirbelsäule nimmt eine wirklich ungünstige Stellung ein. Das verstärkt auch Nackenprobleme. Viel besser: Aquagym oder -jogging.

5. EIN ZWICKEN BEIM SPORT VERLANGT: PAUSE
Wenn ich zu Beginn meines Trainings spüre, dass der Rücken ein wenig wehtut, dann breche ich sofort ab und lege einen Ruhetag ein.

JA NEIN

In der Regel ist Pausieren die schlechtere Entscheidung, sagt das Quartett. Dann laufen Sie Gefahr, sich voll auf den Schmerz zu konzentrieren, ihn mit zusätzlicher Energie zu füttern. Viel besser: Machen Sie an diesem Tag halt nur ein leichtes und verkürztes Training. Häufig merkt der Körper nämlich nach einigen Minuten: Das tut mir ganz gut, der Schmerz verschwindet. Das gilt natürlich nicht für starke Schmerzen. Die wachsen dadurch, dass sich dann mehr Schmerzrezeptoren bilden.

6. RADFAHREN SCHADET DEM RÜCKEN

Wer ein Problem mit dem Kreuz hat, sollte lieber nicht Fahrrad fahren. Sitzen und dann noch in die Pedale treten, das kann doch dem Kreuz nicht guttun – oder doch?

JA ☐ NEIN

Stimmt – wenn der Lenker tief liegt, sodass Sie Ihren Rücken krümmen müssen. Stimmt nicht, wenn Sie den Oberkörper nur leicht in Richtung Lenker beugen müssen. Und wenn das Fahrrad eine gute Federung hat (Seite 42). Dann sollten Sie kräftig weiter in die Pedale treten, denn das trainiert das Herz-Kreislauf-System und kräftigt die Beinmuskulatur. Und die entlastet den Rücken.

7. KRAFTTRAINING VERTREIBT DEN SCHMERZ

Man muss nur regelmäßig an einem guten Gerät trainieren – und schon schwindet der Rückenschmerz. Stimmt's?

JA ☐ NEIN

Jein. Stimmt schon, aber nur wenn keine muskulären Dysbalancen vorliegen. Die werden durch ein symmetrisches Training an einem Gerät ja nur verstärkt. Deshalb müssen erst einmal die schwachen Muskeln vom Sporttherapeuten oder Osteopathen aufgespürt und mit einem individuellen Krafttraining gestärkt werden.

8. MUTTERSEIN GEHT INS KREUZ

In den ersten Monaten nach der Geburt ist die Frau extrem anfällig für Rückenbeschwerden. Wahr oder nicht?

JA ☐ NEIN

Wahr. Denn die durch die Schwangerschaft strapazierte Wirbelsäule braucht jetzt eigentlich dringend ein spezielles Krafttraining. Stattdessen heben und tragen die meisten Frauen das Baby falsch. Einseitiges Tragen verursacht muskuläre Dysbalancen. Seitliches Aus-dem-Bett-Heben führt zu gleichzeitigen Dreh- und Bückbewegungen, die den Rücken belasten. Darum: gerade vorbeugen, Fußspitzen zeigen zum Baby. Über richtiges Heben und Tragen lesen Sie mehr ab Seite 45.

9. DIE MEISTEN RÜCKENSCHMERZEN VERSCHWINDEN NUR MIT ONKEL DOKTORS HILFE

Rückenschmerzen müssen immer vom Orthopäden behandelt werden – sonst werden sie chronisch. Stimmt's?

JA ☐ NEIN

Wahr ist, so das Quartett: Bei 90 Prozent der Patienten verfliegt der Schmerz mit oder ohne Behandlung binnen sechs Wochen von allein. Allerdings wird er bei 10 Prozent chronisch. Schon deswegen sollte man, wenn der Schmerz nach einer Woche nicht viel besser ist, einen Fachmann aufsuchen, der nach den Ursachen im System fahndet.

10. RÖNTGEN, CT UND MRT ERLEICHTERN DIE DIAGNOSE

Dank neuer bildgebender Verfahren können wir den Rückenschmerz leichter diagnostizieren. Stimmt's?

JA ☐ NEIN

Auch durch alle verfügbaren hochtechnischen Diagnoseverfahren (CT, MRT) bleibt die überwiegende Zahl der Rückenprobleme immer noch ungeklärt. Der Patient bekommt leider oft die Diagnose: »unspezifisch«. Und das größte Problem dabei: Radiologische Befunde werden häufig überinterpretiert. Das technische Auge sieht etwas, das die Schmerzen aber nicht auslöst. Das führt zu falschen Behandlungen, nicht selten zur völlig nutzlosen Operation. Andererseits können diese Verfahren aber auch dabei helfen, manche Ursache definitiv auszuschließen, zum Beispiel Wirbelbrüche.

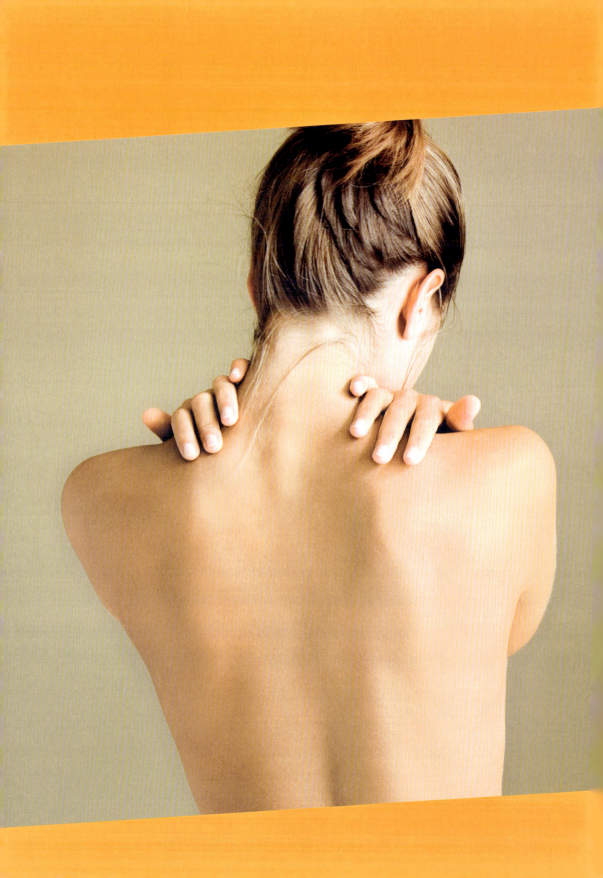

WIR WUNDERBAREN WIRBELWESEN

Die Evolution hat uns zwei Beine geschenkt, einen kräftigen Rumpf und eine geniale Säule, die uns aufrichtet. Nur, was tun wir? Wir schonen die Beine, schonen das Kreuz – und ernten Verschleißerscheinungen. Kräftige Muskeln verkümmern, pralle Bandscheiben verdorren, lebendige Wirbel verknöchern ...

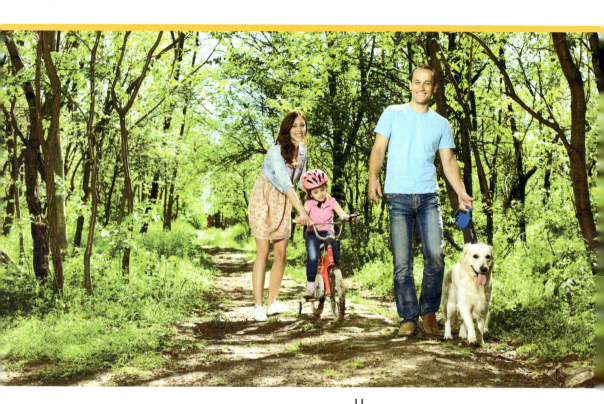

DIE WIRBELSÄULE: EIN MEISTERSTÜCK DER EVOLUTION

Wann haben Sie eigentlich zu Ihrem Rücken das letzte Mal Danke gesagt? Täglich spielt er die Achse, um die sich das Leben dreht. Wendet sich, bückt sich, streckt sich – steckt all das ein, was Sie sich aufschultern. Und er lässt Sie Tag für Tag aufrecht durchs Leben gehen. Aufrechter Gang? Ist da aber nicht was dumm gelaufen? Hat man Ihnen auch schon mal beim Doktor oder beim Bettenkauf erzählt: »Kein Wunder, dass es in Ihrem Kreuz zwickt – die Wirbelsäule ist ja nicht für den aufrechten Gang geschaffen.« Und deshalb würden wir sie Tag für Tag verschleißen … Stimmt nicht! Im Gegenteil. Unsere Wirbelsäule ist ein Meisterstück der Evolution. Vor sieben Millionen Jahren kletterte der erste Affe vom Baum, um sich auf zwei Beine zu stellen. Es dauerte ein paar Millionen Jahre, bis die Evolution unseren Gang verfeinerte – bis wir uns zu Vielseitigkeitskünstlern entwickelten. Wir können gehen, laufen, sprinten, springen, tanzen, schwimmen, klettern … Und dabei wird die Wirbelsäule keinesfalls mehr belastet als beim Hund. Früher nahm man an, sie stünde vor allem im Bereich der Lende stark unter Druck, weil dort das gesamte Gewicht des Oberkörpers einwirkt. Heute weiß man: Bei Vierbeinern baut sich über das Bändersystem ein ebenso starker Druck auf, andernfalls würden Vorder- und Hinterteil zusammenklappen. Unser Rücken muss aufrecht sogar weniger Muskelarbeit verrichten, da sich das Becken mit aufgerichtet hat und dem Oberkörper eine stabile Basis verleiht.

Ein System, das sich selbst vor Verschleiß schützt

Unsere Wirbelsäule ist ein evolutionärer Kompromiss zwischen Stabilität und Mobilität – ein durchaus optimaler. Wirbelkörper, Bänder, Wirbelgelenke, Bandscheiben und kleine, fixierende Muskeln bilden miteinander ein geniales System. Die Bänder, von den Bandscheiben in optimaler Vorspannung gehalten, koordinieren exakt die Bewegung der Wirbel, dämpfen und verzögern sie. Das Bindegewebe durchzieht netzartig den ganzen Körper wie eine Federmasse, eine originelle Dämpfmethode von den Zehen bis zum Scheitel. So ein System schützt sich selbst vor Verschleiß – solange man sich aufrecht bewegt. Nur: Wer tut das heutzutage?

Geschaffen für den aufrechten Gang

Der aufrechte Gang hat sich über Millionen Jahre zu einem absolut ökonomischen Fortbewegen entwickelt. Nur wenn wir verletzt sind oder das Gehen auf 500 Schritte pro Tag beschränken und wenn dadurch Muskeln schwach werden, dann ernten wir Ausfälle in diesem koordinierten System, die zu Arthrose, Knorpelschwund an den Knochen und Bandscheibenvorfällen führen können. Unsere Probleme mit dem Kreuz kommen also nicht daher, dass wir unseren Vierbeiner-Stand aufgegeben haben. Sondern daher, dass wir uns als Lebenskrücke einen Vierbeiner unter den Hintern schieben: den Stuhl.

WAS DEN RÜCKEN SCHMERZT

Das System Rücken verschleißt also nur, wenn wir nicht auf natürliche Weise mit ihm umgehen. Nun haben all diese Verschleißerscheinungen – sich vorwölbende Bandscheiben, verengte Wirbelkanäle, knöchrige Verwachsungen ... – etwas Merkwürdiges an sich: Sie tun nur in den seltensten Fällen weh. Und trotzdem leiden unglaublich viele Menschen unter Rückenschmerzen. Da stimmt doch etwas nicht – oder?

KREUZVERHÖR **DR. SIEGBERT TEMPELHOF**

Warum hat sich der Mensch aufgerichtet? Welche Vorteile hatte er davon?

Es gibt zahlreiche Theorien dazu – von der Hände-frei-Theorie über die Man-verbraucht-weniger-Energie-Theorie bis zur Hohe-Früchte-Theorie.

Für mich interessant ist aber vor allem, dass wir dem aufrechten Gang unsere geistigen Fähigkeiten verdanken. Mit der Wirbelsäule richtete sich der Brustkorb auf, und dadurch veränderte sich der Mund-Nasen-Rachen-Raum so, dass wir differenzierte Klangbilder produzieren konnten – die Basis für unsere Sprache. Die Hände konnten sich auf feinmotorische Greif- und Tastaufgaben spezialisieren. Was, wie wir erst heute wissen, das Gehirn wachsen lässt. Ohne die Eindrücke einer komplizierten und fein tastenden, greifenden, vergleichenden Hand hätten sich unser Denken, unser Geist, unsere Sprache im Zusammenspiel mit unseren anderen Sinnesfähigkeiten nicht in dieser Weise entwickeln können. Diese Entwicklung verdanken wir letztlich unserem aufrechten Gang.

Über die Nerven landen Gefühle im Rücken

Schauen wir uns das Nervensystem an. Über den Wirbelkanal verbindet es das Gehirn mit allen anderen Organen, mit der Haut, den Extremitäten. Stimmt etwas im Bauchraum nicht, melden das auch die Nerven im Rücken. Im Rücken selbst, an den Bändern, den Knochenhäuten, den Muskeln, sitzen viele, viele Nerven. Denken Sie einfach mal an Finsternis auf dem Friedhof – und schon läuft Ihnen ein Schauer über den Rücken. Nun werfen wir einen Blick auf den Muskel. Er spannt sich an und entspannt sich, weil die Nerven ihm das befehlen. Jemand brüllt Sie an. Welche Muskeln reagieren? Sie ziehen die Schultern hoch, ducken sich. Aha, die Rückenmuskeln. Vor allem der Trapezmuskel, der sich vom Nacken über die Schulter zur Wirbelsäule zieht, saugt jede Emotion auf. Negative Gefühle, Ängste, Sorgen, Fluchtgedanken landen im Rückenmuskel. Spannen ihn an. Halten diese Gefühle an, verspannt er sich dauerhaft. Das reizt die Nerven. Das tut weh. Man nimmt eine Schonhaltung ein, Muskeln und Stabilität schwinden, Bandscheiben fallen vor …

Aufrecht heißt: Energie verbrauchen

Ein aufrechter Mensch lässt sich nicht verbiegen – er hat einen starken Charakter. Er hat Rückgrat. Jeder Mensch muss in seine aufrechte Haltung Energie investieren. Tut er das nicht, fällt er in sich zusammen. Was bedeutet das? Es gibt Zeiten, die kennt jeder von uns, da muss man so viel leisten, hat so viel um die Ohren! Lauter Dinge, Menschen, Situationen, die an den Kräften zehren. Wir spannen uns an. Den ganzen Tag. Jeder Muskel, der uns aufrecht hält, steht unter Daueranspannung. Dazu sagt der Facharzt: Hypertonisierung. Und wo tut es dann irgendwann weh? Klar. Im Rücken.

Was zu viel ist, ist zu viel

Und jetzt schließen wir den Kreis: Ein Osteoporosepatient spürt nicht, wenn ihm ein Knochenbälkchen am Wirbel wegschmilzt. Hat er ein gesundes Muskelkorsett, spürt er jahrelang, möglicherweise ein Leben lang gar nichts. Das fängt der Muskel auf. Das Gleiche gilt für einen Bandscheibenvorfall, einen gleitenden Wirbel. Kommt nun ein sorgenverspanntes oder schwaches Muskelkorsett hinzu, sieht das anders aus. Da zeigen der Rücken, seine Muskeln, sein Nervensystem: »Das alles gemeinsam halten wir nicht aus.« Und so entwickelt sich oft ein chronischer Rückenschmerz. Als chronisch gilt ein Rückenschmerz übrigens, wenn er nach drei Monaten nicht verschwindet. Oder mehr als viermal im Jahr auftaucht. Nun könnte man den Bandscheibenvorfall besei-

---

RÜCKENDECKUNG

Einfach hängen lassen
Kleine Loslass-Übung für zwischendurch:
- Verhaken Sie die Daumen hinter dem Rücken. Beugen Sie den Oberkörper im rechten Winkel nach vorn, lassen Sie den Kopf hängen und ziehen Sie die Arme hinter dem Rücken nach oben.
- Tief einatmen, vor allem in die angespannten Zonen des Körpers.
- Beim Ausatmen die Anspannung loslassen. Spüren, wie die Anspannung mit jedem Ausatmen nachlässt.
- 30-mal ein- und ausatmen. Po anspannen, aufrichten. Daumen andersrum verhaken. Übung wiederholen.

tigen, den Wirbel mit Zement wieder aufbauen, den gleitenden Gesellen versteifen. Man kann aber auch etwas anderes tun. Man kann sich ein Muskelkorsett zulegen. Und man kann die Sorgen und Ängste aus seinem Leben verbannen. Man kann lernen, sich zu entspannen – und über die Emotionen seinen Rücken wieder zu stärken. Alles ist wirkungsvoller und hat weniger Nebenwirkungen als ein Skalpell.

Die Wirbelsäule und ihre Elemente

Werfen Sie nun mal einen kleinen Röntgenblick auf die wertvolle Achse, um die sich alles dreht. Von hinten ist die Wirbelsäule eine ganz gerade Linie. Das sollte zumindest so sein. Guckt man sich die Wirbelsäule von der Seite an, hat sie eine doppel-s-förmige Krümmung. Das ist gut so, da sie so jeden Schritt abfedert. Wäre sie gerade, würde das Gehirn ständig erschüttert. Dr. Tempelhof: »Die s-förmig gekrümmte Wirbelsäule kann wie eine Schwingungsfeder eine zehnmal höhere Belastung aushalten. Allerdings ist die knöcherne Wirbelsäule ohne ihre sich aktiv anpassende Muskulatur wenig wert, schon unter einer Belastung von 2 Kilogramm würde sie zusammenbrechen.« Stabil und beweglich soll unsere innere Achse sein – dafür hat uns die Evolution noch ein wunderbares Getriebesystem verpasst, das alles im Lot hält: die Bandscheiben zwischen den 24 frei gelagerten Wirbeln, dazu die Wirbelgelenke, Bänder, Sehnen und Muskeln.

33 WUNDERBARE WIRBEL

... bilden das zentrale Element des Skeletts. Die Wirbelsäule hält alle Knochen beieinander. Sie trägt Ihren Kopf und stützt auch den Rest des Oberkörpers, sie macht uns flexibel in unseren Bewegungen – nach vorn, zur Seite, nach hinten.

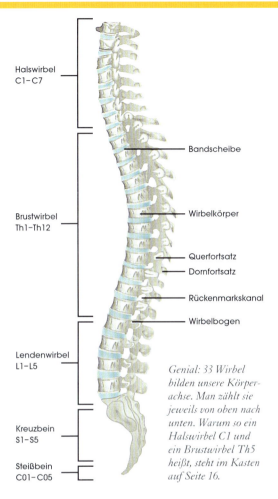

Genial: 33 Wirbel bilden unsere Körperachse. Man zählt sie jeweils von oben nach unten. Warum so ein Halswirbel C1 und ein Brustwirbel Th5 heißt, steht im Kasten auf Seite 16.

Sie umhüllt das Rückenmark und die Rückenmarksnerven, die Kopf und Körper verbinden. An ihr sind Muskeln und Bänder fixiert, die den Oberkörper unterstützen und kräftig halten.

Halswirbelsäule: Die sieben zarten Halswirbel tragen den Kopf. Sie lassen Sie nicken und den Kopf wegdrehen. Der erste Halswirbel namens Atlas ist zwar nur ein schlichter knöcherner Ring, der den Schädelknochen mit der Wirbelsäule verbindet, aber er ist unglaublich wichtig. Mehr über den Gesellen finden Sie ab Seite 104. Aus den Halswirbeln treten die ersten Nerven aus, die zum Beispiel Ihre Hände versorgen.

Brustwirbelsäule: An den zwölf kräftigen Wirbeln der Brustwirbelsäule setzen beidseits die Rippen an, bilden den Brustkorb. Jede Rippe ist über ein kleines Gelenk mit dem Querfortsatz eines Brustwirbels verbunden. Deshalb kann sich der ganze Brustkorb bewegen, wenn Sie atmen. Der Brustwirbelkanal ist mit Rückenmark (Seite 19 ff.) gefüllt. Aus jedem Brustwirbel treten wieder Nerven aus, die zum Beispiel dafür sorgen, dass sich der Brustkorb dehnt.

Lendenwirbelsäule: Die fünf Lendenwirbel sind groß, sie haben viel vom Körpergewicht zu tragen. Darum fällt hier auch am liebsten die Bandscheibe vor. Ab dem ersten oder zweiten Lendenwirbel gibt es im Wirbelkanal kein Rückenmark mehr. Aber die Nerven für Beine und Becken laufen weiter nach unten, um Etage für Etage die Lendenwirbelsäule zu verlassen.

Kreuzbein: Die Evolution hat die fünf Wirbel des Kreuzbeins miteinander verschmelzen lassen. Das Kreuzbein ist zum einen Bestandteil der Wirbelsäule und zum anderen Teil des knöchernen Beckens. Über das Iliosakralgelenk (ISG) sind Becken und Wirbelsäule miteinander verbunden.

Steißbein: Den Schwanz, der irgendwann an unserem Steißbein hing, den brauchte der Mensch nicht mehr. Das Steißbein schon. An den drei bis fünf Wirbeln, die im Alter von 20 bis 25 verschmelzen, hängen Muskeln und Bänder dran. Ohne die würden die Eingeweide herausfallen.

DIE WIRBEL

Jeder Wirbel ist wiederum ein komplexes Gebilde: Der Wirbelkörper liegt vorn zum Bauch hin und trägt das Gewicht. Im Querschnitt ähnelt er optisch dem Markknochen, mit dem man vor BSE-Zeiten seine Suppe gekocht hat. Das Knochenmark im Wirbelkörper bildet Blutkörperchen. Zwischen zwei Wirbelkörpern schläft die Bandscheibe. Hinten am Wirbelkörper sitzt der Wirbelbogen. Alle Wirbelbögen zusammen bilden den Wirbelkanal – die Pipeline für das Rückenmark, für die Nerven. Diese verlassen die Wirbel durch je zwei Zwischenwirbellöcher, um den Finger zu versorgen, das Knie oder den kleinen Zeh. Am Wirbelbogen sitzen rechts und links die beiden Querfortsätze und mittig der Dornfortsatz. Hier setzen Bänder und Rückenmuskeln an. Je zwei Wirbelgelenke verbinden die Wirbel nach oben und unten miteinander. Der fünfte Lendenwirbel ist übrigens der dickste. Er muss am meisten tragen. Dort findet der Orthopäde 70 Prozent aller Zipperlein.

KREUZWORTRÄTSEL

Der Arzt teilt die Wirbelsäule in drei Teile: die **HWS**, **BWS** und **LWS**, die Hals-, Brust und Lendenwirbelsäule. Die Wirbel des Halses (Cervix) bezeichnet er mit **C1** bis **C7**. Die des Brustkorbs (Thorax) mit **Th1** bis **Th12**. Die der Lendenwirbelsäule mit **L1** bis **L5** (Lumbus = Lende). Das Kreuzbein (Sacrum): **S1** bis **S5**. Das Steißbein (Os coccygis): **Co1** bis **Co5**.

Steifes Kreuz: Die Wirbel verwachsen

Altert die Bandscheibe (Seite 18), weil man den Bewegungsapparat nicht bewegt, flacht sie ab. Die Abstände zwischen den Wirbeln schrumpfen – die Bänder, die die Wirbel aneinander fixieren, hängen schlaff herum. Das macht die Wirbelsäule instabil. Das mag der Körper nicht. Darum bilden sich an den Kanten der Wirbel knöcherne Auswüchse. Diese Osteophyten wachsen, um eine Brücke zum nächsten Wirbel zu schaffen. So stabilisiert sich die Wirbelsäule wieder – allerdings ist das neue Konstrukt schrecklich steif. Nun übernehmen andere Teile der Wirbelsäule die »Ich bieg und dreh mich«-Arbeit. Sie übernehmen also Zusatzarbeit. Das bedeutet natürlich Überlastung. Die Muskeln verspannen sich. Die Wirbel nutzen schneller ab.

KREUZWORTRÄTSEL

Lordose heißt die natürliche Krümmung der Wirbelsäule im Bereich des Nackens und der Lende, **Kyphose** die Krümmung im Bereich der Brustwirbel. **HWS-Diskus:** Ein Diskus ist eine Scheibe, und eine Scheibe in der HWS, BWS oder LWS ist eine Bandscheibe.

Osteoporose: Die Wirbel schwinden

Der Wirbel, der Knochen ist keine trockene Materie, in der kein Leben stattfindet. Im Gegenteil: Der Knochen wird wunderbar durchblutet und in seinem Inneren findet ein ständiger Umbau statt. Natürlich nur, wenn man sich ausreichend bewegt und gut isst. Knochenmasse kommt und geht: Sogenannte Osteoblasten bauen fleißig Knochen auf, und die Osteoklasten, fressende Riesenzellen, bauen Knochensubstanz ab, damit der Knochen nicht ins Unendliche wächst, sondern sich stets erneuert. Wenn die fressenden Osteoklasten fleißiger sind als die bauenden Osteoblasten, sieht's nicht gut aus. Der Mensch leidet unter Knochenschwund. Das nennt sich Osteoporose, beginnt schon im Alter von 35 und quält sieben Millionen Deutsche. Schleichend fressen die Osteoklasten auch in der Wirbelsäule Knochensubstanz weg, der Rücken rundet sich, der Mensch schrumpft. Die Substanz nimmt ab, die Architektur des Wirbels wird marode. Der Knochen bricht. Das ist in unserem genetischen Programm nicht

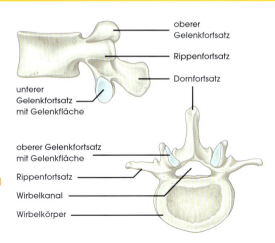

Blick auf einen Wirbel – von der Seite und von oben.

vorgesehen, hat also nichts mit normaler Alterserscheinung zu tun. Osteoporose ist meist hausgemacht. Die häufigste Ursache heißt: Bewegungsmangel. Aber auch ständige Diäten, Kalzium- und Vitamin-D-Mangel, frühe Pilleneinnahme, Kortison und Alkohol rauben dem Knochen Substanz.

DIE WIRBELGELENKE

Kleine Gelenke verbinden zwei benachbarte Wirbel ganz flexibel miteinander. So können wir einen Katzenbuckel machen, einen Salto rückwärts schlagen, uns seitwärts drehen. Das Wirbelgelenk ist von einer Gelenkkapsel umhüllt, die mit Gelenkflüssigkeit angefüllt ist. Leider können sich diese Wirbelgelenke genauso abnutzen wie das Kniegelenk. Ist der Knorpel weg, reibt Knochen auf Knochen. Man hat eine Wirbelgelenkarthrose (siehe Facettensyndrom, Seite 124). Bilden diese verschlissenen Gelenke knöcherne Wülste, kann das den Wirbelkanal oder das kleine Löchlein, wo die Nerven austreten, einengen. Das reizt die austretenden Nervenwurzeln. (Mehr lesen Sie unter Spinal- oder Foramenstenose, Seite 120.) Natürlich müssen sich diese Gelenklein nicht abnutzen. Sie werden ja wunderbar stabilisiert von den kleinen, kräftigen, tief liegenden Muskeln. Wenn man die benutzt, bleiben sie ganz stark.

DIE BANDSCHEIBE

Zwischen zwei benachbarten Wirbeln liegt immer eine Bandscheibe – nur nicht zwischen dem ersten und zweiten Halswirbel und den miteinander verschmolzenen Kreuz- und Steißbeinwirbeln. Die Bandscheiben sorgen für Beweglichkeit, puffern das System, sind aber selbst nicht die wichtigsten Puffer. Neuerdings weiß man: Das Dämpfen übernehmen vor allem die S-Form der Wirbelsäule sowie die Bänder, die die Wirbel verbinden. Die Bandscheiben halten die Vorspannung der Bänder aufrecht. Sie gewährleisten eine gleichmäßige Druckverteilung zwischen den aneinander angrenzenden Wirbelkörpern. Eine Bandscheibe besteht aus Bindegewebe mit einem relativ festen, elastischen äußeren Faserring und einem weichen, wasserhaltigen, gallertartigen Kern. Der äußere Ring ist vor allem im Lendenwirbelbereich innen dicker und zum Rücken hin dünner. Das hält uns davon ab, den Lendenwirbelbereich zu weit zu drehen.

Der Hunger der Bandscheibe

So eine Bandscheibe ist wunderbar elastisch. Und alles, was elastisch ist, braucht Flüssigkeit. Die kriegen die meisten Gewebe in unserem Körper über Blutgefäße. Davon hat die Bandscheibe aber keine. Sie wird einzig und allein dadurch ernährt, dass Sie sich bewegen. Durch die Be- und Entlastung werden Flüssigkeit und mit ihr auch Nährstoffe in die Bandscheibe gewalkt. So, als ob Sie einen Teig kneten würden. Da tupfen Sie das Wasser und das Mehl ja auch nicht nur drauf, sondern drücken es mit Energie hinein. Genauso drücken Sie Flüssigkeit und Nährstoffe in die Bandscheibe, wenn Sie sich bewegen.

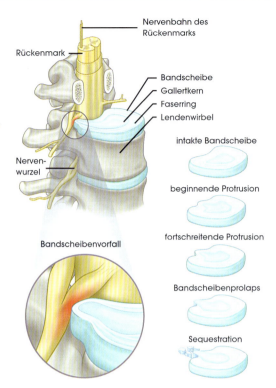

Langsam wölbt sich die Bandscheibe vor (Protrusion), bis der mürbe Faserring reißt, die Gallerte herausquillt (Prolaps). Lösen sich Gallertstückchen und wandern in den Rückenmarkskanal, nennt man das Sequestration.

Tun Sie das nicht, wird sie spröde und rissig. Kaufen Sie sich gleich mal einen Schrittzähler. Und erhöhen Sie dann Ihre tägliche Schrittzahl von durchschnittlich 450 auf 5000. Eine wunderbare Rück(en)versicherung.

Warum wir tagsüber schrumpfen

Wenn Sie so herumstehen, wirkt ein Druck von 80 Kilo auf die Bandscheibe; der erhöht sich auf 700 Kilo, wenn Sie sich vornüberbeugen und eine 50-Kilo-Kiste hochheben. Das presst die Bandscheiben regelrecht aus. Darum schrumpfen Sie im Laufe des Tages normalerweise so etwa um 2 Zentimeter. Die wachsen Sie über Nacht auch wieder, weil da nur 16 Kilo Druck auf die Bandscheibe wirkt.

DIE BÄNDER

Dass man Bandscheiben hat, weiß jeder. Dass für Halt und Beweglichkeit der Wirbelsäule Bänder zuständig sind, ist noch nicht so bekannt. Und diese Bänder – ein starkes, faseriges Gewebe mit Nerven – sind ganz wichtig. Sie ziehen sich über die ganze Wirbelsäule, halten die Wirbel beieinander. Das vordere Längsband läuft über die Vorderseite der Wirbelkörper, das hintere Längsband durch den Wirbelkanal. Ein gelbes Band stabilisiert die Wirbelsäule zwischen den Wirbelbögen. Die Querfortsätze der Wirbel werden von kräftigen Bändern miteinander verbunden. Und so weiter.

Sechs Bandsysteme sorgen dafür, dass wir uns drehen, aber nicht überdrehen können. Die Bänder haben Schmerzrezeptoren und können auch wehtun. Achtung: Schrumpft die Bandscheibe, hängt das Bändersystem schlaff herum.

DER WIRBELKANAL

Innerhalb der Wirbelsäule liegt ein etwa 45 Zentimeter langer Kanal, der das Rückenmark beherbergt. Der Sitz des zentralen Nervensystems. Das sendet vom Kopf die Signale bis in den kleinen Zeh – und umgekehrt. Eine Knochenhaut kleidet den Kanal aus. Das Rückenmark im Wirbelkanal wird ummantelt von einer Hirnhaut. Die nennt man Duralsack (Dura = harte Hirnhaut). Zwischen den beiden Häuten liegt der Epiduralraum. Und das ist der Ursprung vieler Rückenleiden. Hier liegen die Nervenwurzeln der abgehenden Rückenmarksnerven. Diesen Epiduralraum müssen Sie sich merken. Denn da spritzt der Arzt gerne rein (Seite 204). Mit einem Betäubungsmittel schaltet er zum Beispiel die entsprechenden Nervenwurzeln aus. Mit einem Entzündungshemmer kann er vor Ort, direkt am Nerv, den Rückenschmerz nehmen.

KREUZVERHÖR   **DR. SIEGBERT TEMPELHOF**

Warum haben viele Menschen eine Skoliose, eine seitwärts verkrümmte Wirbelsäule?

Die Anlage dazu kann man erben. Auch Fehllagerungen im Mutterleib können sie auslösen. Gelenkblockierungen, Gewebestauchungen, falscher Dehnungszug von Faszien (Seite 23) oder Muskelfehlspannungen können ein asymmetrisches Wachstum der Wirbelsäule verursachen. Schiefhals, Rumpfschiefhaltung, Schädelasymmetrie beim Säugling können zu Wirbelsäulenverkrümmungen führen oder diese verstärken. Die Osteopathie kennt auch Verspannungen innerer Organe, die über ihre Aufhängevorrichtungen an der hinteren Rückenwand zu einer Veränderung der wachsenden Wirbelsäule führen. Erkennt das der ausgebildete Arzt früh, kann er die Skoliose beseitigen oder mildern (Seite 122).

Wie kommt es zum Hohlkreuz oder Buckel?

Die Wirbelsäule des Säuglings ist wie ein C gebogen und formt sich, sobald sich das Kind aufrichtet, unter der Einwirkung der Schwerkraft zur S-Form. Die normale Lendenlordose kann zum Hohlkreuz, die Brustwirbelsäulenkyphose zum Buckel werden. Häufig findet man eine Kombination: den Hohlrundrücken. Gründe gibt es viele. Zum einen Veranlagung. Zum anderen: Die Körperhaltung der Bezugspersonen wird von Kindern unbewusst nachgeahmt. Läuft der Vater buckelig, mit hängenden Schultern, tut das auch meist der Sohn. Vor allem die ersten anderthalb Lebensjahre spielen für die Aufrichtung der Wirbelsäule eine große Rolle. Muskuläre Ungleichgewichte können die Abweichungen verstärken und fixieren. Spezielle Muskelprogramme helfen, das Skelettsystem so früh wie möglich zu stabilisieren.

Die Nerven – auch Bahnen der Gefühle

Das Gehirn und das Rückenmark bilden unser zentrales Nervensystem. Über den Rücken laufen also all die Informationen des Körpers, der Muskeln, der Sehnen, der Organe, der Haut … zum Gehirn. Und umgekehrt. Ist es ein Wunder, dass sich das in Rückenschmerzen widerspiegelt, wenn dort viel Ärgerliches zusammenkommt?

DIE WURZEL VIELEN ÜBELS

Aus jedem Wirbel treten durch die Zwischenwirbellöcher dicht bei der Bandscheibe paarweise die Rückenmarksnerven heraus, auch Spinalnervenwurzeln genannt. 31 haben wir davon. Jede Spinalnervenwurzel mündet in etwa 800 000 Nervenfasern, die Signale vom Körper aufnehmen und über das Rückenmark weiter ans Gehirn schicken (afferenter Teil) oder andersherum vom Rückenmark zu den Muskeln, zur Haut, zu den Organen transportieren (efferenter Teil).

Nun ist klar, wenn so ein Nerv an der Halswirbelsäule stark gequetscht wird, macht sich das mit Taubheitsgefühl oder Lähmungserscheinungen im Arm bemerkbar. Wird der Nerv im Bereich der Lendenwirbelsäule durch eine vorfallende Bandscheibe gereizt, spürt man das im Gesäß, im Bein oder auch in den Füßen. Selten ist es die Bandscheibe allein, die da für Schmerzen sorgt. Meist schwächelt die Tiefenmuskulatur, die das Wirbelsystem stabil halten sollte.

Schmerzen sind übrigens ein gutes Signal: Der Nerv lebt noch! Taubheit, Lähmungserscheinung und Muskelschwäche zeigen jedoch: Der Nerv beginnt seinen Geist aufzugeben. Ein Warnsignal, das einen schleunigst zum Spezialisten treiben sollte.

KREUZVERHÖR   DR. MARTIN MARIANOWICZ

Warum läuft uns der kalte Schauer ausgerechnet den Rücken hinunter? Weil den Rücken mehr vegetative Nerven durchziehen als den Bauch. Haben wir Angst, sorgen sie dafür, dass sich die Blutgefäße rasch zusammenziehen, die Muskeln anspannen, die Härchen aufstellen. Den Rücken durchströmt weniger warmes Blut. Das lässt uns den ganzen Rücken hinunter kalt erschauern.

ÜBERLEBENSWICHTIGE REFLEXE

Das Rückenmark verfügt auch noch über ein eigenverantwortliches System, das unsere Reflexe steuert und auf all das reagiert, in das sich unser Gehirn besser nicht einmischen soll – weil es zu lange dauern würde, wenn wir darüber nachdenken müssten, ob es nun Zeit ist zu atmen, das Herz schlagen zu lassen oder die Muskeln zu aktivieren, bevor wir die Balance verlieren … Reflexe laufen unbewusst ab, werden über das Rückenmark ausgelöst und landen in der Haut, im Bindegewebe, im Muskel, im Darm oder Magen, in den Gefäßen, im Herz, in der Lunge … Dr. Tempelhof: »Oft sind es solche Reflexe, die ihren Stempel in Form von Rückenschmerzen aufdrücken. Diese Reflexe hängen ab vom Trainingszustand der Muskulatur, von den Genen, von dem, was wir an Fähigkeiten erlernt haben, von dem Sicherheitsnetz namens Freunde und Familie, von unserer Zufriedenheit und vielem mehr.« Ein Beispiel: Unter Gefahr spannt sich die Rückenmuskulatur reflexartig an. Für den einen kann schon der Gang in die Arbeit Gefahr bedeuten. Er hat Angst vor dem Chef, vor dem Arbeitsberg, vor dem Tag … Die ständige unbewusste Anspannung kann zu Rückenschmerzen führen. Wenn wir nun den Zusammenhang erkennen, können wir uns unbewusste Reflexe bewusst machen – und den Körper trainieren, in unangenehmen Situationen entspannt zu bleiben. Zum Beispiel mit mentalen Techniken. Mehr darüber ab Seite 139.

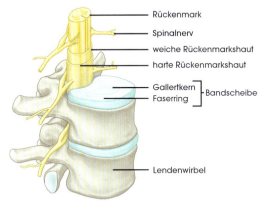

31 Spinalnervenwurzeln verlassen die Wirbelsäule und verbinden den ganzen Körper mit dem Gehirn.

DIE NERVEN UND DIE ORGANE

Das zentrale Nervensystem, das durch die Wirbelsäule verläuft und sie an den Wirbeln in Form von Nervenwurzeln verlässt, versorgt alle Organe des Körpers. Hunderttausende von Nervenfasern münden schließlich im Herzen, in der Leber, im Magen, in der Gebärmutter, im Darm, in der Haut, den Nieren, der Prostata … Am Rückenmark hängt quasi jede Zelle des Körpers. Stimmt etwas an einem bestimmten Wirbel, an einem Nervenwurzelaustrittspunkt nicht, schwächt das auch das entsprechende Organ. Und von jedem Organ gelangen auch chemische Informationen in Form von Nervenreizen in den Rücken. Dort sind sie wiederum verschaltet mit anderen Nervenleitbahnen, welche Haut, Muskeln, Bindegewebe mit ihren Reizen versorgen. Darum kann der Darm im Rücken schmerzen oder der Rücken den Darm lahmlegen. Und andersherum können Probleme mit bestimmten Wirbeln, die ja von ganz bestimmten Nerven verlassen werden, sich auch auf das Gemüt, auf unsere Emotionen auswirken.

Dorn, der Wirbel und die Aggressivität

Die Zusammenhänge »Wirbel und Emotionen« hat der bayrische Landwirt und Sägewerksbetreiber Dieter Dorn aus Lautrach in seiner Dorn-Therapie beschrieben (Seite 184).
Meine Oma ist 95 und hat Osteoporose, also Knochenschwund. Ihr sind auch ein paar Wirbel gebrochen. Im Kreuz hat sie nur kurz gelitten. Aber als ihr Th9 zerbröckelte, ging's plötzlich auch mir nicht so gut. Nach Dorn liegt dort nämlich die Wurzel für angestaute Aggressivität – und die äußert sich dann in ständigen Vorwürfen: »Du rufst nie an, wenn ich dich gerade brauche …«
Auch die körperlichen Symptome, die Dorn mit Problemen am Th9 aufführt, trafen bei meiner Oma zu: Allergien, Ausschläge. Womit ihm die moderne Psychoneuroimmunologie übrigens auch recht gibt. Studien mit älteren Menschen zeigen: Unterdrückte Wut führt häufig zu Allergien. Interessant ist, dass da auch noch ein Wirbel dahinterstecken kann.

DIE FÜHLER FÜR SCHMERZEN

Natürlich sitzen auch überall Nerven, die Schmerzen weiterleiten. Am Ring der Bandscheibe, in den Gelenkkapseln der kleinen Wirbelgelenke, auf den stabilisierenden Bandstrukturen, in der harten Hirnhaut, die das Rückenmark umhüllt, in der Knochenhaut der Wirbelkörper. Und natürlich sind auch Haut, Bindegewebe, ja sogar die Blutgefäße und vor allem auch die Muskeln gespickt mit Schmerzrezeptoren – insbesondere die kleinen Tiefenmuskeln, die alles stabil halten müssen. Wer kennt das nicht, wie Muskelverspannungen und grässlich schmerzende kleine Knoten einem den Tag vermiesen? Mehr dazu ab Seite 108.

Das Bindegewebe – und ein Blick auf die Osteopathie

Der Evolution sei Dank arbeitet in diesem Buch eine besondere Spezies mit: ein Osteopath. Eigentlich ein Geschenk des Himmels. Wenn er sein Fach versteht. Und das tut Dr. Siegbert Tempelhof. Ein Osteopath beschäftigt sich nicht nur hingebungsvoll mit den Knochen (griechisch: osteon = Knochen, pathos = Leiden, Krankheit). Sondern auch mit all dem, was am Knochen hängt, sprich: mit dem ganzen Menschen. Ganzheitlich (= holistisch) heißt für ihn: Körper, Geist und Seele werden behandelt. Und zwar so, dass man nicht nur Symptome unterdrückt, die nach dem Absetzen einer Pille wiederkommen, sondern Störungen beseitigt und die Selbstheilungskräfte anregt. Immer mehr Orthopäden bilden sich zusätzlich in Osteopathie aus.

DIE HÄNDE SIND SEINE MEDIZIN

Würde man einem Osteopathen ins Gehirn gucken, auf seine Großhirnrinde, da sähe man gleich, dass es sich wirklich um eine außergewöhnliche Spezies handelt. Auf der Großhirnrinde spiegelt sich der ganze Körper wider – Regionen, die wir besonders intensiv nutzen, aktivieren dort ein überproportional großes Feld. Das kann man als entsprechend verzerrtes Männchen darstellen, als »Homunkulus«. Der Homunkulus eines Parfümeurs hat eine riesige Nase, der eines Osteopathen riesengroße Hände. Die sind seine Medizin. Damit spürt er Blockaden auf, löst sie und bringt alles wieder ins Gleichgewicht.

Und ganz, ganz wichtig ist einem Osteopathen das Bindegewebe. Deswegen stellen wir das jetzt in diesem Buch noch vor den Muskel.

Jede Zelle enthält alle Informationen

Die Osteopathie geht davon aus, dass im Körper alles zusammenhängt. Wir entstehen aus zwei Zellen, der Eizelle und dem Spermium, daraus bildet sich die Zygote. Die Zellen teilen sich so oft, bis der Mensch fertig ist, ein Zellhaufen aus 70 Billionen Zellen. Anfangs kann jede Zelle jedes Organ bilden, egal ob Darm, Hirn, Haut, Haar … In jeder einzelnen Zelle ist also die Information des Ganzen mit enthalten. Diese Hypothese hilft, den Menschen ganzheitlich zu sehen. Sie erklärt,

---

KREUZWORTRÄTSEL

Im **craniosacralen System** zwischen dem Schädel (griechisch: kranion) und dem Kreuzbein (lateinisch: sacrum) tut sich viel: Hier liegt unser zentrales und peripheres Nervensystem mit Gehirn, Rückenmark und Nerven. Und dieses System ist in der Osteopathie unglaublich wichtig – nur manchmal ein bisschen arg »esoterisch«. Aber es steckt auch Wissenschaft dahinter.

Der Liquor, also die Flüssigkeit, die Gehirn und Rückenmark umspült, pulsiert rhythmisch und sorgt dafür, dass der Schädel sich minimal ausdehnt und zusammenzieht und das Kreuzbein mitschwingt. Jede Körperzelle unterliegt solchen Schwingungen. Und mit diesen Schwingungen atmet das ganze Nervensystem.

Dr. Tempelhof: »Dieser ungehinderte Fluss, die harmonische, regelmäßige Schwingung jeder Körperzelle ist Voraussetzung für Gesundheit von Körper und Seele.« Blockaden führen zu Organstörungen, zu Verspannungen, Gereiztheit und Traurigkeit. Mit behutsamen Druck- und Zugmanövern, winzigen Impulsen am Schädel, am Rücken, am Kreuzbein bringt der Osteopath alles wieder ins Fließen.

warum es reflektorische Systeme gibt: die Reflexzonen und die Meridiane, über die wir alles im Körper behandeln können. Der Organismus teilt sich also zunehmend, ausgehend von einer Zelle, bewahrt diese Informationen und gibt sie immer weiter. Irgendwann haben wir einen Organismus, der im Zusammenspiel reagiert – und nicht nur als Haufen einzelner Organe. Das wird zumeist unterschätzt.

Das Bindegewebe übermittelt Infos

Osteopathen halten sehr viel vom Bindegewebe. Es durchzieht den gesamten Körper. Jedes Organ, jeder Muskel, jeder Knochen, jedes Blutgefäß, jeder Nerv, jede Lymphbahn, jedes Band, jede Zelle ist umhüllt von Bindegewebe. Über die zusammenhängenden bindegewebigen Strukturen könnten wir zu jeder einzelnen Zelle unseres Körpers reisen. Jedes Hormon, jeder Nervenbotenstoff muss auf dem Weg zu einer bestimmten Körperzelle Bindegewebe durchqueren. Somit ist das Bindegewebe ein unglaublich wichtiges Kommunikationssystem. Wenn auf das Bindegewebe ein Zug oder eine Drehbewegung einwirkt, verändern sich die elektrischen Ladungen. So entstehen bestimmte Netzstrukturen, Tunnel, durch die Informationen geleitet werden. Ähnlich wie über Nerven oder das Blut. Und diese Tunnel können verstopfen.

Mit seinen heilenden Händen untersucht der Osteopath das Bindegewebe von Kopf bis Fuß auf Störungen, die den Rücken schmerzen lassen.

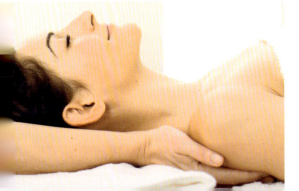

BLOCKADEN LÖSEN SCHMERZEN AUS

Fehlhaltung, Überbelastung, Koordinationsstörungen, Muskelungleichgewichte verursachen Störungen in der Struktur des Bindegewebes. Gewebeblockaden stören den Informationsfluss, die Reizweiterleitung. Diese Blockaden haben nichts mit den bekannten Wirbelblockaden zu tun, sondern sind mit den Händen spürbare, bindegewebige Verspannungen. Und diese können Schmerzen auslösen – auch ganz woanders im Körper. Faszien, also die kräftigen Bindegewebszüge, die die Muskulatur, aber auch andere Organe umhüllen, haben Verbindungen untereinander. So werden Störungen von anderen Körperarealen, vom Fuß, vom Knie, vom Bauch, auf den Rücken projiziert, und natürlich können auch umgekehrt vom Rücken aus Schmerzen in andere Regionen strahlen.

Das Gesetz der Kette

Sie kommen mit Kopfschmerzen zum Arzt. Und der behandelt den Kopf. Nun kann der Ursprung der Schmerzen aber am Fuß liegen, den Sie sich vor Jahren mal verstaucht haben. Die Verstauchung ist vergessen, nur der Körper hat sich eine neue Mechanik eingeprägt. Durch das Umknicken wird das äußere Wadenbein nach unten gezogen. Findet der Körper nicht in sein Gleichgewicht zurück, übt das unten fixierte Wadenbein einen permanenten Zug auf die Kniebeugemuskeln aus. Diese entspringen am Sitzbeinhöcker des Beckens, das dann gleich noch mit runtergezogen wird. Das wiederum kann das Kreuz-Darmbein-Gelenk blockieren. Und das kann zu Rückenschmerzen führen, die dann in den Kopf ziehen. In solchen Ereignisketten versucht der Osteopath zu denken, um die eigentlichen Ursachen aufzuspüren und zu beseitigen.

Heilende Hände

Der Osteopath sieht mit seinen Händen. Erspürt Blockaden, löst sie auf. Er aktiviert die Selbstheilungskräfte des Körpers und beseitigt diese Blockaden mit speziellen manuellen Griffen, mit Bewegungsübungen, mithilfe von Atemtechnik, sprich mit kleinen unterschwelligen Reizen von Kopf bis Fuß. Damit der Informationsfluss wieder funktioniert und die Lebensenergie wieder fließt. Und dabei verschwindet der Schmerz – im Rücken, obwohl er den Kopf oder Fuß behandelt. Im Nacken, obwohl er die Hände manipuliert. Verschwindet mitunter auch aus der Seele, weil zwischen Körper, Geist und Seele Rückkoppelungen existieren, die über das Gewebe auch auf die Psyche wirken.

Weder Zauberei noch ein Wunder

Der Osteopath ist Mediziner, kennt sich aus in Anatomie, Physiologie, Biochemie – und stört sich nicht daran, wenn sich eine Methode aus der Erfahrung heraus als wirkungsvoll erwiesen hat, aber noch nicht den Stempel der Wissenschaftlichkeit trägt. Darum arbeitet der Osteopath auch erfolgreich mit anderen komplementären Methoden wie Akupunktur, Homöopathie, Neuraltherapie, Triggerpunkt-Infiltration, die alle die natürlichen Selbstheilungskräfte des Körpers unterstützen. Mehr über diese Methoden lesen Sie ab Seite 179.

DAS GESETZ DER SELBSTREGULATION

In unserem Körper ist alles ständig miteinander in Kontakt: Nerven, Hormone, Muskeln, Gedanken … jeder hört auf jeden – und das große Ganze funktioniert nach den Gesetzmäßigkeiten der Selbstregulation. Das ist ganz wichtig. Viele Prozesse lassen sich auch mit der Chaosforschung in Einklang bringen. Unser Ordnungsprinzip ist eigentlich ein chaotisches Prinzip, das zu einer Ordnung führt. Das heißt: Verschiedenste Einflussfaktoren können das System durcheinanderbringen. Das Wetter, der Kollege, schlechter Schlaf, zu enge Schuhe, ein kurzes Bein, schwache Muskeln … Und völlig unterschiedliche Reize können das System auch wieder zurück in diese Eigenregulationsfähigkeit bringen,

> **KREUZWORTRÄTSEL**
>
> Dem Osteopathen sind neben dem craniosacralen System (Seite 22) noch zwei weitere wichtig:
>
> **Das parietale System** (lateinisch: paries = die Wand) ist das Stützsystem des Körpers – seine Knochen, Gelenke, Muskeln, Faszien, Sehnen und Bänder. Dieses System sorgt für Stabilität und Fortbewegung. Findet sich eine Fehlstellung in einem Gelenk, egal ob im Becken oder am Wirbel, eine Funktionsstörung in einem Muskel, einer Faszie oder einem Band, dann stellt der Osteopath mit manuellen Griffen das Gleichgewicht wieder her. Oft reicht es, das Bindegewebe zu behandeln – und das Gelenk rutscht wieder in die von der Natur vorgesehene Stellung.
>
> **Das viszerale System:** »Viscera« bedeutet »Eingeweide«. Zu diesem System zählt man die inneren Organe mit ihren Bindegewebshüllen, ihrem zugehörigen Gefäßsystem, Lymph- und Nervensystem. Auch die Organe bewegen sich, reibungsarm im Bauchraum aufgehängt. Störungen in der Gleitfähigkeit der Organe entstehen durch Entzündungen, Operationen, falsche Ernährung, Stress, Bewegungsmangel. Auch hier spürt der Osteopath mit seinen Händen Blockaden auf, die Ursache für Rückenschmerzen sein können.

DIE MUSKELN – UND DAS SYSTEM, DAS SICH DURCH BENUTZUNG SELBST REPARIERT | 27

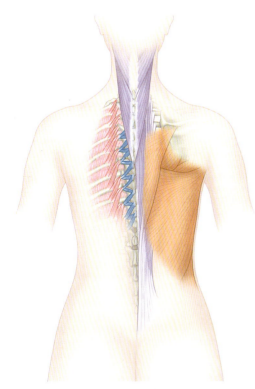

Nur ein starker Rücken schützt vor Verschleiß. Dazu braucht man eine kräftige Tiefenmuskulatur (blau). Die kleinen Muskeln verbinden die einzelnen Wirbel miteinander, halten uns aufrecht und entlasten die Bandscheiben. Die Mittelschichtmuskulatur (lila und rosa) zieht sich vom Becken bis zum Kopf und verbindet den Brustkorb mit der Wirbelsäule. Unter der Haut verläuft die Oberflächenmuskelschicht (braun), die Bewegungen der Arme und Beine mit der Wirbelsäule koordiniert.

Die simple Lösung: Krafttraining

Ab einem Alter von 30 Jahren verliert der Mensch im Sessel jährlich 1 bis 2 Prozent seiner Muskelmasse. Genau berechnet sind das bis zum 70. Geburtstag 8 bis 16 Kilogramm. 8 von rund 30 Kilo Muskulatur. Muskelfasern sterben einfach ab. Mit den Muskeln schwindet auch deren Fähigkeit, Energie zu speichern und in eine dynamische Bewegung umzusetzen. Und wenn die Muskelleistung nachlässt, erhöht sich das Sturzrisiko. Der Muskel altert vor allem, weil er an Leistung abnimmt: Wie schnell kann man seine Muskelfasern aktivieren, wie schnell kann man sie zur Kontraktion oder Entspannung bringen, wie viele Muskelfasern arbeiten gemeinsam für die Koordination? Kommt man mit 55 Jahren schon deutlich mühsamer aus dem Stuhl als früher – oder erst mit 90? Simples Krafttraining ist die wirksamste Methode, dem Muskelverlust ein Leben lang Einhalt zu gebieten. Mehrere Studien belegen das. Zwei- bis dreimal Training pro Woche steigert Muskelmasse, Kraft und Gleichgewichtsvermögen. Muskelschwund gibt's dann nicht. Genauso wenig wie Rückenschmerzen, Bandscheibenvorfall, Osteoporose und Arthrose. Allerdings sollte man vorher schon seine Dysbalancen aufspüren und beseitigen.

KLEINE ÜBELTÄTER: MUSKULÄRE DYSBALANCEN

Muskeln halten uns gegen die Schwerkraft aufrecht, sorgen dafür, dass wir das Gleichgewicht nicht verlieren. Lassen uns tanzen, laufen, aufstehen, den Nacken drehen, uns bücken … All das funktioniert in einer Kettenreaktion von Anspannung und Entspannung – von Fuß bis Kopf. Mag nur ein Muskel nicht so recht mitspielen und schwächelt, zieht er das ganze System in Mitleidenschaft. Dann spricht der Experte von »muskulärer Dysbalance«. Ursachen dafür gibt es viele. Sie kennen das vom Tennisspieler, der jahrelang nur mit rechts schlägt: Die Muskulatur des rechten Arms und der rechten Schulter ist viel stärker entwickelt. Dr. Tempelhof: »Eine Abweichung von der normalen Geometrie des Skelettsystems, zum Beispiel ein Hohlkreuz, kann eine muskuläre Dysbalance verursachen. Muss aber nicht, wenn man sich gesund bewegt. Genauso wie Fehlbelastungen, einseitige Belastungen im Job, ein schlechter Trainingszustand, falsche

Bewegungsmuster, Stress, emotionale Belastungen, Umweltgifte, ein schlechter Ernährungsstil. Muskuläre Dysbalancen sind ganz häufig ein Grund für Rückenbeschwerden. Das wichtige koordinative Zusammenspiel ist gestört.«

Das ältere Beugesystem

Unsere Beugehaltung ist evolutionär älter. Im Bauch der Mutter und wenn wir auf die Welt kommen, benutzen wir sie vorwiegend. Erst mit der Zeit aktiviert das Baby mehr und mehr das System der Strecker, die Muskeln, die uns aufrichten. Dr. Tempelhof: »Das jüngere Muskelsystem, das dem Bewegungsspiel dient und viel mit der Körperaufrichtung zu tun hat, ist störanfälliger als das ältere System der Haltungs- und Körperspannungsmuskulatur. Das jüngere Muskelsystem der Strecker verliert leicht an Kraft, das ältere verspannt und verkürzt sich leichter.« Strecker ziehen die Schultern nach hinten, richten den Rumpf auf, hieven den Kopf nach oben. Beuger ziehen die Schulter vor, lassen uns einsinken – und wir verharren immer mehr in dieser Haltung, wenn die schwachen Strecker die Beuger verkürzen. Dr. Tempelhof: »Weil das Beugesystem das ältere, das stabilere ist, überwiegt es immer leicht. Und unter Schmerz, Trauer, Depression, Ermüdung, Erschöpfung sinken wir in unseren ›Beugetonus‹ und nähern uns der embryonalen Schutzhaltung an.«

Ein Muskel reagiert nie allein ...

… sondern immer in Muskelketten. Eine Dysbalance verändert das koordinative Zusammenspiel der ganzen Kette und kann zu schmerzhaften Triggerpunkten, Knoten im Muskel, führen (Seite 110). Wo stecken die Dysbalancen am liebsten? Dr. Tempelhof: »Bei Rückenbeschwerden findet man häufig schwache Pomuskeln, überaktive, verkürzte Hüftbeuger und lange Rückenstrecker, abgeschwächte Bauchmuskeln, die das Becken vorkippen lassen, die ein Hohlkreuz und einen vorspringenden Bauch verursachen.« Von selbst verschwindet eine Dysbalance nie. Die muss ein Fachmann aufspüren – mit geschulten Augen und Händen, eventuell auch mit computergesteuerten Geräten (Seite 96). Ein gutes physiotherapeutisches Training muss die Dysbalance eliminieren – dann kann man sich per Krafttraining ein gesundes Muskelkorsett zulegen.

KREUZWORTRÄTSEL

Ein gesunder Rücken braucht vier Bewegungskomponenten: Kraft, Leistung, Flexibilität und Balance. Wie steht's bei Ihnen damit?

Muskelkraft: Wie stark ist Ihr Händedruck? Wie groß darf der Widerstand sein, gegen den der Muskel trainiert? Nur ein kräftiger Muskel hält den Knochen gesund. Unter einem schwachen Muskelpartner schwindet er (Osteoporose).

Muskelleistung: Wie schnell und hoch können Sie springen? Kraft mal Geschwindigkeit, die Muskelleistung, ist ein Maß für Jugend. Durch Krafttraining und schnelle Bewegungen wie Seilspringen verbessern Sie sie – und durch Dehnen. Denn schnelle Bewegung mit hoher Leistung braucht elastisches Grundmaterial: Muskeln, Sehnen, Bänder.

Flexibilität: Wenn Sie Ihre Sehnen, Bänder und Muskeln nicht regelmäßig bis an die Grenze dehnen, verkürzt sich der Muskel und die Gelenke büßen an Beweglichkeit ein.

Balance: Fehlt Muskelleistung, fehlt die Flexibilität und spielen die einzelnen Muskeln nicht mehr koordiniert zusammen bei einer Bewegung, dann sieht man alt und unsicher aus und liegt schnell auf der Nase. Darum sollte man immer auch die Balance trainieren.

TEST: WIE GUT STÜTZT SIE IHR NATÜRLICHES KORSETT?

1 WIE STEHT ES UM IHRE MUSKELLEISTUNG?

▸ **Chair-raise-Test für Fitnessmuffel:**

Setzen Sie sich auf einen Stuhl und gucken Sie auf den Sekundenzeiger. Stehen Sie nun auf und setzen Sie sich hin – 5-mal so schnell wie möglich. **1a**

☐ 10 Sekunden? Super, Sie haben ein fittes System, das Sie ein Leben lang schützt, wenn Sie es pflegen.

☐ Haben Sie länger als 10 Sekunden gebraucht? Ihre Muskelleistung ist so gut wie katastrophal, Ihr Sturzrisiko extrem hoch. Ab 12 Sekunden steigt es exponentiell an. Da können Sie noch so gut sehen, über eine noch so gute Koordination verfügen.

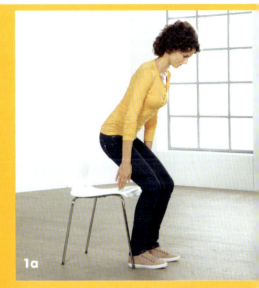
1a

▸ **Chair-raise-Test für fitte Menschen:**

Setzen Sie sich auf einen Stuhl, verschränken Sie die Arme und stehen Sie auf einem Bein auf, ohne Schwung zu holen. **1b**

☐ Schaffen Sie das 5-mal in 10 Sekunden? Gut!

☐ Wenn nicht, dann können Sie an Ihrer Muskelleistung noch arbeiten. Das lohnt sich, denn das heißt: Jugend lange erhalten.

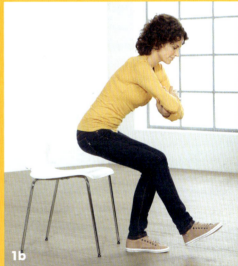
1b

2 WIE STEHT ES UM IHRE BALANCE?

▸ Stellen Sie sich schulterbreit hin und heben Sie die Arme seitlich ausgestreckt auf Schulterhöhe an. Augen schließen.

▸ Jetzt heben Sie ein Knie so weit wie möglich an. Halten Sie die Balance für 10 Sekunden. **2**

☐ Wenn Sie das problemlos, ohne zu kippeln, können, dann gehen Sie wohlbalanciert durchs Leben.

☐ Wenn nicht, dann steckt ein kleiner Fehler im System, der muskuläre Dysbalancen auslöst. Das sollten Sie vom Fachmann angucken lassen.

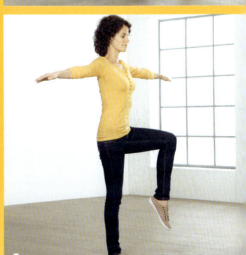

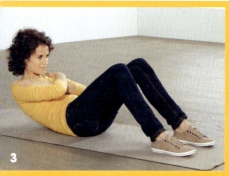 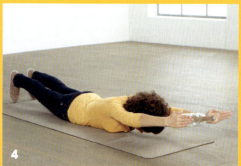 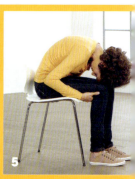

3 WIE STEHT ES UM DIE KRAFT IHRES BAUCHES?

▸ Legen Sie sich auf den Rücken und stellen Sie die Beine leicht angewinkelt auf. Die Arme sind vor der Brust verschränkt.

▸ Heben Sie langsam und gleichmäßig den Kopf und führen Sie das Kinn in Richtung Brustbein. Rollen Sie so die Halswirbelsäule Wirbel für Wirbel ein, dann die Brustwirbelsäule ... **3** bis Sie sitzen.

☐ Können Sie sich problemlos, ohne Schwung zu holen, nur mithilfe Ihrer Bauchmuskeln in die sitzende Position aufrichten? Wunderbar.

☐ Sie schaffen es nur mit Schwung, sich aufzusetzen? Tja, da sollten Sie schon etwas tun für die Bauchmuskeln.

☐ Sie können sich überhaupt nicht oder nur unter großer Anstrengung aufsetzen? Nun sollten in Ihrem Kopf alle Alarmglocken schrillen. Zeit für ein Training.

4 WIE STEHT ES UM DIE KRAFT IHRES RÜCKENS?

▸ Holen Sie sich eine Sprudelflasche. Frauen lassen sie leer, Männer füllen 0,5 Liter Wasser rein.

▸ Legen Sie sich auf den Bauch. Zehenspitzen schulterbreit aufstellen und auf den Boden drücken. Ganzkörperspannung aufbauen.

▸ Arme nach vorn strecken, Wasserflasche mit gestreckten Armen über Kopfhöhe anheben. **4** Wie lange schaffen Sie das?

☐ 10 Sekunden und länger? Wunderbar.

☐ Nicht mal 5 Sekunden? Sie sollten dringend etwas tun – fangen Sie an auf Seite 58!

5 WIE BEWEGLICH IST IHRE WIRBELSÄULE?

▸ Setzen Sie sich auf einen kniehohen Stuhl und fassen Sie Ihre Hände unter den Schenkeln.

▸ Versuchen Sie, einen Katzenbuckel zu machen – sprich die Wirbelsäule einzurollen – und die Stirn so nah wie möglich zu den Knien zu führen. **5**

☐ Sie schaffen es, Ihre Stirn auf den Knien abzulegen? Prima!!

☐ Der Abstand zwischen Stirn und Knien entspricht etwa ein bis zwei Handbreit? Schulen Sie mit Dehnübungen (Seite 56) und Qigong (Seite 147) Ihre Beweglichkeit.

Der Rücken in der Traditionellen Chinesischen Medizin

So, bislang haben wir den Rücken mit unseren westlichen Augen betrachtet. Nun möchte ich gerne unser weibliches Quartett-Mitglied Frau Dr. Yueping Yang zu Wort kommen lassen – und vorher noch eine kleine Geschichte erzählen: Irgendwann im Laufe unserer Zusammenarbeit schrieb sie unter ihre Mail: »Liebe Grüße und einen schönen Sonntag, Yangping (so sagt der professionelle Chinese!).« Da schrieb ich ihr dann gleich zurück, ganz höflich, auf neu gelerntem Chinesisch: »Auch Ihnen einen schönen Yangping!« Tja. Und dann kam eine erklärende E-Mail von ihrem Mann: dass man in China immer den Nachnamen zuerst nennt. In diesem Fall »Yang«, und der Vorname wird gerne verkürzt. In Frau Yangs Fall auf Ping. Und im täglichen Gebrauch sagt man dann Yangping. Was dann natürlich nicht »schönen Sonntag« heißt. Jedenfalls freue ich mich, Ihnen nun Dr. Yangs Sicht des Rückens vorstellen zu dürfen.

FRAU DR. YANG, WIE SEHEN SIE DEN RÜCKEN?

»Die Wurzeln der TCM reichen Jahrtausende zurück. Deswegen haben wir ein sehr grobes Bild der Anatomie. Wichtig ist vielmehr der Begriff ›Energie‹, chinesisch ›Qi‹. Energie ist Leben. Und diesbezüglich spiegelt sich im Rücken der ganze Mensch wider – seine Seele und alle Organsysteme. Für chinesische Mediziner ist der Rücken nicht nur eine Ansammlung von Wirbeln, Bändern, Muskeln, Bandscheiben – sondern auch: 1.) Yang, ein großer Teil des Du-Meridians. 2.) Ort aller wichtigen Organpunkte auf dem Blasenmeridian neben der Wirbelsäule. Und 3.) ›die Heimat der Niere‹. Wir behandeln viele stressbedingte Krankheiten, unter anderem Depressionen, am Rücken. Und der Rücken dient uns als wichtiges Diagnoseinstrument – für Körper und Seele.«

KREUZWORTRÄTSEL

Nach chinesischer Vorstellung ist der Körper von einem System aus Leitbahnen, den **Meridianen**, durchzogen. Sie verbinden alle Teile des Organismus miteinander und versorgen sie mit Qi, der Lebensenergie. Ist der Energiefluss blockiert, erkrankt man. Auf einigen Meridianen liegen spezielle Punkte, die **Akupunkturpunkte**, die besonders anfällig für Energiestaus sind. Diese behandelt man mit Akupunktur, Akupressur, Erwärmen (Moxibustion) und Massage. Zudem setzt man die Nahrung, Kräuter und andere Techniken wie Schröpfen ein, um den Energiefluss anzuregen.
Und die Atemtechnik reguliert das Lungen-Qi, das den Körper und auch den Rücken stärkt. Die 18 Übungen des medizinischen Qigong helfen fantastisch, die Gesundheit zu erhalten – und sie lindern auch chronische Rückenschmerzen.« (Mehr dazu, mit Anleitungen, ab Seite 147.)

Was hat der Rücken mit »Yang« zu tun?

»Erst einmal ist es wichtig zu wissen, dass der ganze Rücken zu Yang gehört. ›Yin‹ und ›Yang‹ sind zwei Begriffe aus der chinesischen Philosophie. Gegenstücke, die sich ergänzen, fließend ineinander übergehen. Yin steht für Erde, Kälte und Schatten, Yang für Himmel, Wärme und Sonne. Yin ist das weibliche, passive, empfangende, hingebende, verhüllende Prinzip, Yang das männliche, aktive, zeugende, schöpferische, lichte. Yin ist

Materie, Yang Energie, beides geht fließend ineinander über. Die Harmonie von Yin und Yang ist Leben schlechthin. Yin steht für Stillstand, Passivität – und innen. Yang für Bewegung, Aktivität – und außen. Ein starkes Yang braucht ein starkes Yin. Ein starker Rücken braucht also Bewegung und Entspannung. Dabei helfen die Übungen des Tai-Chi und Qigong. Deren fließende Bewegungen kombinieren Yin und Yang.

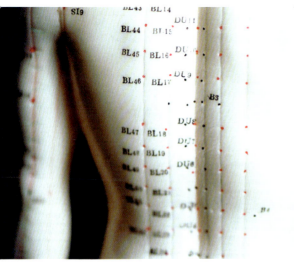

Der Du-Meridian verläuft über der Wirbelsäule. Ist sein Energiefluss blockiert, leidet der ganze Körper. Beidseits daneben verläuft der Blasenmeridian mit Punkten für Magen, Herz, Lunge und Co. – und für unsere Seele.

Und was ist der Du-Meridian?

»Der Du-Meridian verläuft in der Mitte des Rückens über der Wirbelsäule – wobei der Begriff der ›Wirbelsäule‹ in der TCM gar nicht bekannt ist. Das Wort ›Du‹ bedeutet so viel wie ›governorgeneral‹, Generalgouverneur. Der Du-Meridian ist nämlich die Schnittstelle aller Yang-Meridiane. Fließt hier die Energie nicht richtig, zieht das den ganzen Menschen in Mitleidenschaft. Blockaden auf dem Du-Meridian zeigen sich unter anderem mit Symptomen wie Rückenschmerzen, Kopfschmerzen, Neurosen, Ohnmacht.«

Warum ist der Blasenmeridian so wichtig?

»Jeweils etwa 3 Zentimeter links und rechts der Wirbelsäule verläuft der größte Teil des Blasenmeridians. Dort liegen die sogenannten Dorsoviszeralpunkte, die eng mit den Organen des Bauchraums in Beziehung stehen – wie Magen, Herz, Lunge, Niere, Gallenblase, Milz, Leber, Blase, Dünndarm, Dickdarm. Wir finden auf diesem Meridian auf dem Rücken auch viele emotionale Punkte, wie die ›Halle des Geistes‹ neben dem Herzpunkt. Neben dem Lungenpunkt sitzt das ›Tor der Kühnheit‹. Neben dem Leberpunkt sitzt die ›Tür zur Seele‹. Neben der Milz sitzt der ›Ort des Grübelns‹. Wer zu viel nachdenkt, hat dort Verhärtungen. Neben dem Nierenpunkt liegt das ›Kleine Zimmer des Willens‹.«

Der Rücken dient auch zur Diagnose?

»Stress und emotionale Störungen spiegeln sich in Verspannungen am Rücken wider. Aus Verspannungen oder Verhärtungen bestimmter Punkte kann man im Zuge der Gesamtdiagnose – also Befragen, Beobachten, Abhören, Puls- und Zungendiagnose (Seite 100) – auf Probleme mit einem dieser Organe schließen. Auch bei jemandem, der noch keine Beschwerden hat, zeigt sich das Krankheitsrisiko auf dem entsprechenden Organpunkt.«

Und was hat die Niere mit dem Rücken zu tun?

»Wir sagen: ›Der Rücken ist die Heimat der Niere.‹ Dabei meinen wir aber nicht das Organ Niere. Die Niere aus Sicht der TCM ist die Wurzel allen Speicherns im Körper. Sie speichert Reproduktionsessenz und Nahrungsessenz – also unseren Treibstoff. Ein schwaches Nieren-Qi ist häufig die Ursache chronischer Rückenschmerzen. Besonders bei Männern ab 50. Es kann auch zu Unfruchtbarkeit und Impotenz führen, zu Tinnitus und Schwerhörigkeit. Und das Nieren-Qi kontrolliert auch die Ausscheidungen von Stuhl und Urin. Die Niere hilft der Lunge bei der Atmung und ist, gemeinsam mit Lunge und Milz, das wichtigste Organ für die Regulation des Wasserstoffwechsels. Von der Nierenessenz hängen Wachstum und Entwicklung von Gehirn, Knochenmark und Knochen ab. Das bedeutet: Wenn wir das Nieren-Qi stärken, hilft das auch dem Rücken. Mal müssen wir das Nieren-Yang stärken, mal das Nieren-Yin. Leidet ein Patient zum Beispiel unter einem Lendenwirbelsäulensyndrom, arbeiten wir unter anderem mit einer tonisierenden, also stärkenden Therapie des Nieren-Yang, zum Beispiel durch Moxa und Kräuter.« (Mehr dazu auf Seite 100f.) »Natürlich haben wir für jede Form von Schmerzen, egal ob in Nacken, Schulter oder Lendenwirbelsäule, auch spezielle Akupunkturpunkte, die wir je nach Diagnose einsetzen. Was mir noch wichtig ist: Akupunktur allein hilft sehr gut bei ausstrahlenden Schmerzen wie bei Ischias und Schulter-Arm-Beschwerden und auch bei einer akuten Nervenwurzelentzündung. Akupunktur ist in Europa inzwischen weitverbreitet, aber wir Chinesen behandeln chronische Rückenschmerzen immer kombiniert mit Tuina-Massage (Seite 183) und Bewegungstherapie wie Qigong oder Tai-Chi plus Muskelkrafttraining. Akupunktur allein hilft weniger und es dauert länger bis zum Behandlungserfolg.«

Wer etwas für seinen Rücken tut, tut also etwas für den ganzen Körper!

»Ja, denn der Rücken repräsentiert den ganzen Menschen. Deswegen gehören in China Bewegungstherapien und Atemtechniken zum täglichen Leben. Und auch die dritte wichtige Säule der TCM, die Ernährung, hilft dem Rücken.«

KREUZWORTRÄTSEL

Die chinesische Medizin betrachtet nicht die Einzelorgane. Sie arbeitet mit Organsystemen: In diesen beeinflussen sich Organe, Gewebe, Sinnesorgane, Emotionen und äußere Einflüsse gegenseitig. Sie unterscheidet fünf Zang- und sechs Fu-Organe. Diese Organgruppen bilden ein Gegensatzpaar wie Yin und Yang (Seite 31).

Zang-Organe sind Speicherorgane (Leber, Herz, Milz, Lunge, Niere, Herzbeutel). Sie bilden, wandeln, speichern, regulieren Körpersubstanzen. Sie stehen für Fülle und gehören zu Yin.

Fu-Organe sind Hohlorgane (Gallenblase, Dünndarm, Magen, Dickdarm, Blase; außerdem San Jiao, die drei Körperhöhlen unter dem Nabel, vom Nabel bis Zwerchfell und darüber). Sie sind verantwortlich für Zwischenaufnahme, Weiterleitung und Ausscheidung. Sie stehen für Leere und gehören zu Yang.

Die **Yin-Yang-Balance** ist für die **Lebenskraft Qi** notwendig und für die psychische und physische Gesundheit zuständig. Eine Schwäche von Qi ist ein Yin-Zustand, eine (Über-)Fülle an Qi ist ein Yang-Zustand. So gibt es Schwäche- und Fülle-Störungen: schlaffe oder angespannte Muskeln, Kälte- oder Hitzesymptome, Blässe oder Rötung, Mangeldurchblutung oder Blutfülle, Depression oder Erregung, Unterfunktion der Organe oder Überfunktion ...

Auch unsere Emotionen werden Organen zugeordnet: zum Beispiel Zorn der Leber und Angst der Niere.

Wenn Sie mehr über diese Zusammenhänge wissen wollen: siehe Seite 101 sowie die Buchtipps auf Seite 216.

TEST: WAS FÜR EIN KREUZ?

WAS MUTEN SIE IHREM RÜCKEN ALLES ZU? BEANTWORTEN SIE DIE FOLGENDEN FRAGEN – UND ZÄHLEN SIE DIE PUNKTE ZUSAMMEN. SCHAUEN SIE SICH DANN DIE AUSWERTUNG AN.

1. Sagen Sie in jeder Jahreszeit mindestens einmal: »Mensch, mein Kreuz tut weh!«?
   1 JA ☐   NEIN ☐ 0

2. Haben Sie sich schon mal auf muskuläre Dysbalancen untersuchen lassen?
   0 JA ☐   NEIN ☐ 2

3. Ist ein Bein um mehr als 1,5 Zentimeter länger?
   1 JA ☐   NEIN ☐ 0

4. Fühlt sich Ihr Rücken morgens häufig steif an?
   1 JA ☐   NEIN ☐ 0

5. Treiben Sie drei- bis fünfmal pro Woche mindestens 30 Minuten Ausdauersport?
   0 JA ☐   NEIN ☐ 2

6. Machen Sie zwei- bis dreimal die Woche ein ausgewogenes Krafttraining?
   0 JA ☐   NEIN ☐ 2

7. Spielen Sie regelmäßig Tennis oder Golf – ohne ein ausgleichendes Krafttraining zu absolvieren?
   2 JA ☐   NEIN ☐ 0

8. Wie alt ist Ihre Matratze?
   ÄLTER ALS 10 JAHRE: ☐ 1
   JÜNGER ALS 10 JAHRE: ☐ 0

9. Denken Sie häufiger als einmal am Tag an Ihren schmerzenden Rücken?
   2 JA ☐   NEIN ☐ 0

10. Sind Sie am Rücken kälteempfindlich?
   1 JA ☐   NEIN ☐ 0

11. Können Sie länger als eine Stunde sitzen, ohne Schmerzen zu haben?
   0 JA ☐   NEIN ☐ 2

12. Tragen Sie häufig Schuhe mit hohen Absätzen?
   1 JA ☐   NEIN ☐ 0

13. Leidet jemand in Ihrer Familie (Eltern, Großeltern, Geschwister) unter Osteoporose?
   1 JA ☐   NEIN ☐ 0

14. Wie viele Stunden pro Tag verbringen Sie im Sitzen?
   BIS ZU 4 STUNDEN: ☐ 0
   4 BIS 8 STUNDEN: ☐ 1
   MEHR ALS 8 STUNDEN: ☐ 2

15. Arbeiten Sie oft in gebückter oder nach vorn gebeugter Haltung – oder viel mit den Händen über Schulterhöhe?
   2 JA ☐   NEIN ☐ 0

16. Arbeiten Sie oft in kalter oder feuchter Umgebung?
   1 JA ☐   NEIN ☐ 0

17. Müssen Sie oft schwer heben oder tragen?
   1 JA ☐   NEIN ☐ 0

18. Müssen Sie in der Arbeit oft eine einseitige Körperhaltung einnehmen?
   1 JA ☐   NEIN ☐ 0

19. Leiden Sie unter Skoliose – einer seitlichen Verbiegung der Wirbelsäule?
   2 JA ☐   NEIN ☐ 0

20. Wie lange fahren Sie täglich Auto?
   BIS ZU 1 STUNDE: ☐ 0
   1 BIS 3 STUNDEN: ☐ 1
   MEHR ALS 3 STUNDEN: ☐ 2

21. Knirschen Sie nachts häufig mit den Zähnen?
   1 JA ☐   NEIN ☐ 0

TEST: WAS FÜR EIN KREUZ? | 35

22. Beherrschen Sie eine Entspannungstechnik, die Sie auch regelmäßig anwenden?

0 JA NEIN 2

23. Sind Sie gerade nicht so besonders glücklich in Ihrer Beziehung?

2 JA NEIN 0

24. Haben Sie Probleme mit Ihrem Chef, mit Ihren Kollegen?

2 JA NEIN 0

25. Fühlen Sie sich beruflich überfordert?

2 JA NEIN 0

26. Fühlen Sie sich privat mit den vielen Rollen, die Sie spielen müssen, überfordert?

2 JA NEIN 0

27. Geben Sie sich nach außen hin oft selbstbewusster, als Sie eigentlich sind?

2 JA NEIN 0

28. Wenn Ihre Gedanken um Ihren Rücken kreisen, dann eher negativ als positiv?

2 JA NEIN 0

PUNKTE GESAMT

AUSWERTUNG

0 bis 6 Punkte: Sie geben Ihrem Rücken Deckung.
Sie leben rückenbewusst und lassen sich auch durch Stress nicht so leicht beugen. Nicht schlappmachen – das braucht Ihr Rücken ein Leben lang. Ab Seite 147 finden Sie die 18 Übungen des medizinischen Qigong. Damit halten Sie Ihren Rücken gesund – und den ganzen Körper.

7 bis 20 Punkte: Wollen Sie auch morgen noch kraftvoll voranschreiten?
Mit dieser Punktzahl gehören Sie bereits zur Risikogruppe. Wenn Sie noch keinen Gesundheitssport betreiben, sollten Sie damit beginnen. Ihr Rücken muss bereits zu viel ertragen – das macht ihn anfällig.
▸ Nehmen Sie ab, wenn Sie zu viel wiegen.
▸ Sorgen Sie für ein kräftiges Muskelgerüst in Rücken und Bauch, um Ihre Wirbelsäule zu entlasten.
▸ Lesen Sie ab Seite 44, wie Sie ab jetzt besser liegen, sitzen, stehen können.
▸ Aber das Wichtigste ist: Packen Sie nicht zu viel Verantwortung auf Ihr Kreuz. Sorgen Sie mit einer Entspannungstechnik für mehr Standfestigkeit im Leben.
▸ Plagen Sie Rückenschmerzen öfter oder länger als drei Tage, sollten Sie sich mal gründlich durchchecken lassen. Wie, das lesen Sie ab Seite 94.

Über 20 Punkte: Alarmstufe Rot!
Auf Ihrem Kreuz lastet eindeutig zu viel.
▸ Lesen Sie in diesem Buch alles über Vorbeugung, Diagnose und Therapie.
▸ Und wenn Sie bereits unter Rückenschmerzen leiden, dann sprechen Sie mit Ihrem Orthopäden, Osteopathen, Psychologen und Physiotherapeuten ein Rundum-Programm ab. Schmerzen haben leider die böse Angewohnheit, chronisch zu werden. Doch da kann man wirklich etwas tun. Erst, wenn Sie aufgeben, hat der Schmerz gewonnen.

Haben Sie sich schon mal Gedanken über Ihren Rücken gemacht? Kein Kreuz trägt alles unbeschwert …

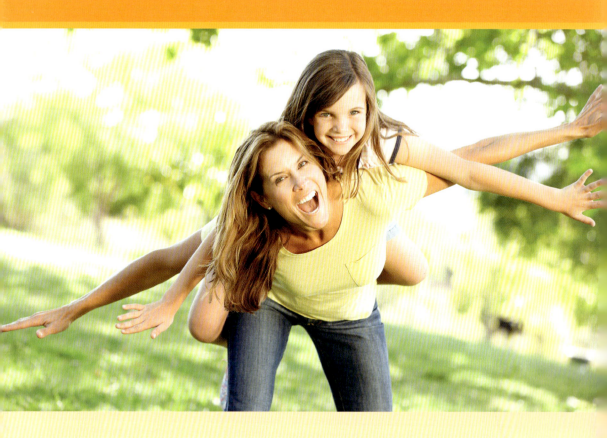

FRAGEN AN DAS MEDIZINISCHE QUARTETT

Warum haben Chinesen die besseren Rücken?

DR. YUEPING YANG: Wir betrachten Bewegung als Lebensphilosophie. In China hat man seltener chronische Rückenschmerzen – dort geht man in den Park. Auch wenn wir etwas am Kreuz haben, gehen wir nicht so schnell zum Arzt, sondern in den Park. Morgens ab fünf Uhr treffen sich dort die Menschen, bilden Gruppen. Und bewegen sich. Machen Tai-Chi, Qigong, Kung-Fu – oder etwas anderes. Man kommt vorbei, guckt sich die Gruppen an und macht dort mit, wo man Lust hat. Jede Gruppe hat einen Organisator, der bei einem Meister gelernt hat – und seine eigene Bewegungsphilosophie entwickelt. Er berät jeden Neuankömmling.

Die Menschen hier im Westen sind sehr einsam. Einsamkeit erzeugt viele emotionale Störungen, die sich im Rücken zeigen, weil viele emotionale Punkte auf dem Rücken liegen. Einsamkeit braucht Aufmerksamkeit. Durch Schmerzen kriegt man Aufmerksamkeit. Auch vom Arzt. Bei uns gehen die Menschen, die mit jemandem sprechen wollen, in den Park. Bewegung und Kontakt halten uns jung und gesund. Man geht auch abends nach dem Essen in den Park, tanzt und singt gemeinsam. Bei uns kostet das nichts. Hier muss man für alles bezahlen.

Ist unser Rücken von der Natur schwach konzipiert?

DR. SIEGBERT TEMPELHOF: Die meisten Menschen kommen mit einem perfekten Bewegungssystem auf die Welt – das allerdings auch aktiviert werden muss. Dass mehr als 70 Prozent der Menschen unter Störungen in diesem System leiden, liegt nicht daran, dass unser Bewegungsapparat schlecht ist, sondern dass er falsch, einseitig oder zu wenig benutzt wird – bis das feine Zusammenspiel von Muskeln, Wirbelgelenken, Bändern und anderem nicht mehr funktioniert.

Warum schadet Föhnen mehr als Bierkästenschleppen?

DR. MARTIN MARIANOWICZ: Wenn Sie Ihre Schulter bewegen, sind ganz viele Muskeln beteiligt. Die Belastung des Schultergelenks haben Forscher der Berliner Charité exakt vermessen und herausgefunden: Viele Alltagsdinge, die wir meinen, im Handumdrehen auszuführen, belasten die Schulter stärker, als man annimmt. Wenn man sich die Haare föhnt, belastet das die Schulter mit 70 Prozent des Körpergewichts, und wenn man eine Kaffeekanne mit ausgestrecktem Arm hebt, mit 100 Prozent, eine schwergängige Autolenkung mit 130. Und ein Bierkasten belastet das Gelenk nur mit 15 Prozent. Leider hat fast jeder, wirklich fast jeder im Alter eine steifere, schmerzhafte Schulter. Also: Vermeiden Sie lange monotone Arbeiten über der Schulter. Reduzieren Sie die Föhnzeit auf ein Minimum. Und vor allem: Bauen Sie ein gesundes Muskelkorsett auf.

RÜCKENDECKUNG

Rückencoaching

Den Rücken stärken uns auch die gesetzlichen Kassen. So schuf zum Beispiel die DAK (Deutsche Angestellten-Krankenkasse) mit der Deutschen Sporthochschule Köln das Rückencoaching. Nach dem Motto »Fördern durch Fordern« kombinieren die Teilnehmer klassische Elemente der Rückenschule (Seite 191) mit individuell ausgearbeiteten Kraft-, Bewegungs-, Wahrnehmungs- und Entspannungsübungen. Die Teilnehmer sollen ihren Rücken wieder als das wahrnehmen, was er ist: die stabile Achse des Körpers. Ziel der zehn bis zwölf Kursstunden ist es, dass man im Alltag, im Job und in der Freizeit eigenverantwortlich dem Rücken Gutes tut und Bewegung in sein Leben einbaut. Teilnehmen kann jeder, der Rückenschmerzen vorbeugen möchte oder nach überstandenem Rückenleiden nicht noch einmal in die Schmerzfalle tappen will. Die Kasse übernimmt 80 Prozent der Kosten, wenn man regelmäßig teilnimmt. Infos im Internet unter www.dak.de

---

Die echte Problemzone heißt »Tiefenmuskulatur«?

DR. SIEGBERT TEMPELHOF: Es gibt neue Erkenntnisse über die Muskelfunktion, die uns besser verstehen lassen, wie Schmerz entsteht. Die einzelnen Wirbelkörper werden nicht nur passiv über Bänder und Knochenführungen stabilisiert, sondern vor allen Dingen über kleine Muskeln, die in der Tiefe nur über wenige Wirbelsegmente laufen. Die großen, langstreckigen, oberflächlichen Muskeln stützen uns und ermöglichen uns Bewegung. Die kleinen, in der Tiefe liegenden Muskeln stabilisieren das System. Das Besondere an diesen Muskeln ist nun, dass sie sich vor der eigentlichen Bewegung – und zwar 80 Millisekunden vorher – anspannen und die Wirbelsegmente stabilisieren. Selbst wenn Sie nur den Arm anheben wollen, stabilisieren die kleinen, tiefen Rückenmuskeln vorher Ihre Wirbelsegmente und bereiten Ihren Körper auf die Bewegung in der Körpermitte vor. Am Bauch und Beckenboden existiert ein ähnliches System von Bewegungs- und Stabilisierungsmuskeln. Und ihre Anspannung erfolgt gleichzeitig mit den tiefen lokalen Rückenmuskeln vor der eigentlichen Bewegung, um die Wirbelsegmente zu stabilisieren. In mehreren Studien hat man nachweisen können, dass diese Muskeln bei Rückenschmerzpatienten ihre stabilisierende Wirkung verloren haben und erst verspätet mit den anderen Bewegungsmuskeln anspringen. Die Wirbelkörpersegmente haben regelrecht ihr stabilisierendes Element verloren. Das kann nicht gut gehen. Das muss wieder neu auftrainiert werden.

Soll man seinen Rücken schonen?
DR. MARTIN MARIANOWICZ: Nein, man muss auch im Alltag Schonhaltungen vermeiden: Alle Bewegungen, die wir durchführen können, sollen wir auch durchführen. Das stärkt die Muskulatur. Deswegen heißt das ja »Bewegungsapparat« und nicht »Ruheapparat«.

Wann soll man im Idealfall einen TCM-Arzt aufsuchen?
DR. YUEPING YANG: Besser nicht erst, wenn die Rückenschmerzen chronisch geworden sind. Aber die meisten Patienten, die zu uns kommen, haben vorher mehr oder weniger erfolglos viele andere Therapien versucht. Sie nehmen die alternative Medizin viel zu spät in Anspruch. Wir wollen die Gesundheit erhalten – und müssen Krankheiten heilen. Wir haben zwar keine Statistik erhoben, aber es sind nicht mal 10 Prozent, die sich gleich von uns behandeln lassen.

Was halten Sie von der Erfindung des Stuhls?
DR. SIEGBERT TEMPELHOF: Dem Stuhl ist im Grunde nichts Negatives anzulasten, ich bin dankbar für die wunderbaren Modelle. Wenn sich allerdings ein Mensch entschließt, sein halbes Leben auf einem Stuhl zuzubringen, und die Notwendigkeit, sich zu bewegen, gewissenhaft ignoriert und auch die letzten Bewegungschancen zugunsten sitzender Fortbewegung aufgibt, muss man sich fragen: Liegt das am Stuhl oder am Menschen? Die Dosis ist wie so oft entscheidend. Ein »Stuhlleben«, wenn schon nicht vermeidbar, erfordert ein zusätzliches »Bewe-

---

RÜCKENDECKUNG

Was Ihre Bandscheiben jeden Tag ertragen müssen

Liegen auf dem Rücken	16 kg
Lässig sitzen mit Lehne	43 kg
Bequem sitzen ohne Lehne	73,5 kg
Entspannt stehen	80 kg
Barfuß gehen	85–104 kg
20 kg heben aus der Hocke	272 kg
10 kg heben mit Rundrücken	368 kg
Anheben von 50 kg mit vorgeneigtem Oberkörper	700 kg

(Angaben für einen 70 kg schweren Menschen)

gungsleben«. Denn leider verstärkt das Sitzen vorhandene Muskelschwächen und -dysbalancen. Das enorme Gefahrenpotenzial langer Sitzarien und fehlenden sportlichen Ausgleichs hat sich auch noch nicht bei den Bildungspolitikern herumgesprochen. Lernen, Denken, Konzentration hängen an der Bewegung. Ein Kind lange hinzusetzen, mitunter noch mit verdrehtem Körper (bei der U-Tischstellung im Klassenraum), ist kontraproduktiv für seine Entwicklung. Probleme mit dem Bewegungsapparat sind dann programmiert. Und Probleme mit der geistigen Lebenskraft natürlich auch.

DR. MARTIN MARIANOWICZ: Die Fehlbelastungen durch starres, langes Sitzen führen zu erheblichen Spasmen (Krämpfen) der Schultermuskulatur und des Trapezmuskels. Die dadurch entwickelten Kräfte können eine Vorwölbung der Bandscheibenkerne verursachen und damit Einengungen der Nervenaustrittsöffnungen an der Halswirbelsäule. Das führt irgendwann unweigerlich zu Schmerzen oder sogar Lähmungserscheinungen und Sensibilitätsstörungen.

Wie würde Ihre Gebrauchsanleitung für einen Stuhl aussehen?
WOLFGANG SCHEIBER: Ein Stuhl ist nur dann ergonomisch perfekt, wenn er aus Holz ist, so unbequem, dass Sie bald freiwillig wieder aufstehen – oder wenn Sie in der Sitzhocke darauf sitzen und aufstehen. Dann schult er auch noch die Balance.
▶ Meiden Sie ihn, so oft es geht. Verlassen Sie ihn, wann immer Sie können. Telefonieren funktioniert auch im Gehen.
▶ Setzen Sie sich künftig häufiger in die Hocke. Das Aufstehen trainiert dann gleich Bein- und Rückenmuskulatur.
▶ Wechseln Sie die Sitzunterlage: Sitzball, Kniestuhl, Swopper (ein dynamischer Hocker) bringen Abwechslung in die Bewegungsstarre.
▶ Arbeiten oder lesen Sie am Stehpult. Ihre Vorfahren haben sich mühsam aufgerichtet – und Sie machen das mit Sitzmarathons im Auto, am Schreibtisch und vor dem Fernseher kaputt.
▶ Überlegen Sie sich gleich mal, wo Sie mehr Bewegung in den beruflichen und privaten Alltag bringen können. Sofort einen Zettel nehmen und aufschreiben. Sonst haben Sie das morgen schon wieder vergessen. Wetten, dass …?!

Wie betten Sie sich, Herr Doktor?
DR. SIEGBERT TEMPELHOF: Nicht zu hart. Eine Studie an 300 Patienten mit chronischen Rückenschmerzen zeigt, dass eine mittelharte Matratze Beschwerden deutlich lindert. Steht 1 für sehr hart, 10 für sehr weich, bettet man sich mit 5 bis 6 am besten. Studien zeigen: Zwei von drei Rückenschmerzpatienten schlafen schlecht. Da tagsüber die körperliche und geistige Leistungsfähigkeit gemindert ist, Seele und Körper unzufrieden sind, können Schlafstörungen auch Rückenschmerzen auslösen. Gesunde Dosis: acht Stunden, manche Menschen brauchen sogar zehn. Und zwar in einem guten Bett – gekauft mit fachmännischer Beratung. Übrigens: Für Nackenproblemler ist die Bauchlage nicht gerade ideal – sie überdehnt die Halswirbelsäule.

Auf was legen Sie Ihren Kopf?
WOLFGANG SCHEIBER: Nach einem waagerechten Fall aus großer Höhe hatte ich – trotz Fallschule – eine Bandscheibenvorwölbung im HWS-Bereich. Mein Physiotherapeut empfahl mir ein Kissen aus formbarem Schaumstoff mit einer Wölbung oben und unten. Der Kopf liegt in der Kuhle dazwischen, der Nacken wird durch die Wölbung gestützt. Es hat tatsächlich im Akutstadium super geholfen.

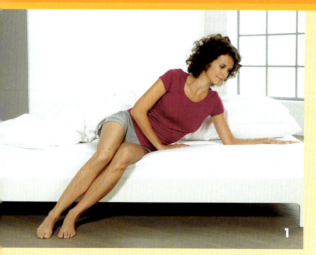

Morgens schmerzfrei aus dem Bett – mit etwas Know-how kein Problem.

DR. MARTIN MARIANOWICZ: 40 mal 80 Zentimeter lautet das Maß, auf das man sich rückengesund bettet. Auf dem kleinen Kissen liegen nur Kopf und Nacken. Dieses Kissen gibt es in vielen Formen. Mit einer niedrigeren Halspartie, einer höheren Kopfpartie für empfindliche Nacken. Die man tunlichst nicht auf eine Nackenrolle betten sollte, weil die die Nervenaustrittspunkte einengt, die Halswirbelsäule überstreckt, wenn sie nicht an den Benutzer angepasst wurde. Es gibt auch Kissen mit einer Bucht, die unten die Schultern ausspart und den Nacken angenehm bettet. Ein Tipp für Flugzeug oder Bahn – damit beim Dösen der Kopf nicht wegkippen kann: Betten Sie Ihren Nacken auf ein schmetterlingsförmiges Kissen mit einer Bucht unten und oben.

Wie kommt man mit Rückenproblemen gut aus dem Bett?

WOLFGANG SCHEIBER: Nicht schnell, sondern langsam – und mit folgender Technik:
- In der Mitte des Betts auf den Rücken legen und die Beine anwinkeln.
- Den Körper zu der Seite drehen, auf der man aus dem Bett steigen will.
- Die Unterschenkel nach draußen schieben und die Füße am Boden absetzen.
- Den Oberkörper mit den Armen nach oben drücken und aufrichten. Der Po fungiert dabei als Drehpunkt. 1

Jetzt sitzt man aufrecht an der Bettkante und kann bequem aufstehen.
Um sich abends ins Bett zu legen, den Bewegungsablauf einfach umkehren.

Der Rücken hängt auch am Kiefer?

DR. SIEGBERT TEMPELHOF: Die Muskeln des Rückens und des Kiefergelenks sind eng mit emotionalen Zentren im Gehirn verbunden, sodass Stress, Krisen, lebensverändernde Situationen nicht nur mit Rückenbeschwerden, sondern auch mit Kiefergelenkbeschwerden und Bissveränderungen einhergehen. Das Kiefergelenk nimmt, weil wir essen müssen, eine sehr wichtige Position im Organismus ein. So kann der Körper Störungen in diesem Bereich auf andere Strukturen wie Muskeln, Bänder, Gelenke ableiten. Das Kiefergelenk hat Verbindungen zum zentralen Nervensystem und ist in besonderer Weise in die Balancehaltefunktionen des Körpers eingebunden. Störungen der Symmetrie

---

RÜCKENDECKUNG

Rückenfreundliche Temperaturen

Um Muskelverspannungen im Schulter- und Nackenbereich zu vermeiden, sollte im Schlafzimmer eine Raumtemperatur von 18 °C und eine Luftfeuchte von 50 Prozent herrschen. Positionieren Sie das Bett möglichst nie an einer Außenwand und halten Sie mindestens 60 Zentimeter Abstand zum nächsten Fenster. Denn auch Zugluft verursacht Rückenschmerzen und muskuläre Verspannungen.

am Kiefer rufen Reaktionen am Becken und an der Wirbelsäule hervor. Diese versuchen durch eine Gegenbewegung (Beckenschiefstand, Skoliose), die Körpersymmetrie wiederherzustellen. Kinder mit Störungen im Zahn-Kiefer-Bereich haben häufig auch Skoliosen der Wirbelsäule. Rückenschmerzpatienten weisen in einem hohen Prozentsatz (je nach Studie bis zu 50 Prozent) auch Fehlfunktionen des Kiefergelenks auf.

Schadet ein kürzeres Bein?
DR. MARTIN MARIANOWICZ: Der Beinlängendifferenz wird zwar gern die Schuld an Rückenschmerzen gegeben, sie hat aber selten etwas damit zu tun. Der Körper ist nicht dumm, die Natur kompensiert vieles. Und: Nicht alles, was man hat, ist auch therapiebedürftig. Mehr als zwei Drittel der Menschen haben ungleich lange Beine, genauso wie die Nasenhälften ungleich sind und die Augen in unterschiedlicher Höhe liegen. Das ist normal. Bis zu einem Zentimeter gleicht das der Körper, die Muskulatur aus. Das Gehirn lernt nämlich im Laufe des Lebens, damit umzugehen. Viele Leute bekommen erst Probleme, wenn sie das Bein künstlich verlängern. Genau das macht dann funktionelle Beschwerden. Ich gebe Betroffenen erst mal einen Silikonkeil, der einen Zentimeter ausgleicht, und lasse sie eine Woche damit laufen. Die meisten kommen zurück und sagen: »Jetzt geht es mir viel schlechter als vorher.« Kein Wunder, die Muskeln haben das vorher wunderbar ausgeglichen. Jetzt zerstört man das Kompensationsgefüge. Ab 1,5 Zentimetern Unterschied sollte man vielleicht eingreifen – aber nur in dem Maße, in dem der Patient das als angenehm empfindet. Sonst ist die Belastung der Gelenke, der Hüfte so groß, dass bleibende Schäden entstehen können. Anders nach einer Hüftoperation: Danach hat man oft Beinlängenunterschiede von ein bis zwei Zentimetern. Die müssen sofort ausgeglichen werden, denn damit umzugehen hat das Gehirn ja nie gelernt.

Verträgt der Rücken den Golfschläger?
WOLFGANG SCHEIBER: Golf und Tennis sind nur dann gut für den Rücken, wenn man die Technik beherrscht, wenn die Muskulatur stabil ist. Wer mehrmals die Woche Golf oder Tennis spielt, muss mit muskulären Dysbalancen – unter- und überforderten Muskeln – rechnen. Diese sollten mit regelmäßigem, gezieltem Ausgleichstraining beseitigt werden.

Warum tut so vielen das Kreuz auf dem Radl weh?
WOLFGANG SCHEIBER: Rund 70 Prozent der Alltagsradler klagen über Schmerzen in Rücken, Nacken, Handgelenken und Po, so das Ergebnis einer Studie der Deutschen Sporthochschule Köln. Und was im Grunde völlig unverständlich ist: 60 Prozent der Befragten unternehmen nichts dagegen. Dabei ist die Ursache meistens eine schlechte Sitzposition. Wäre das Fahrrad optimal an die Anatomie seines Besitzers angepasst, gäbe es keine vergnüglichere Art und Weise, den Rücken zu stärken. Na ja, vielleicht Reiten. Entscheidend für die richtige rückenschonende Sitzposition ist das ergonomische Dreieck, dessen Eckpunkte Pedal, Sattel und Lenker bilden. Eigentlich logisch: Sitzhöhe, Sattelposition, Sattelneigung, Lenkerhöhe, Lenkerneigung und Sitzlänge müssen auf den Fahrer abgestimmt sein. Viele Fahrradhändler bieten vor dem Kauf ein sogenanntes »body scanning« an. Binnen weniger Minuten wird man von Kopf bis Fuß mit einem Lasermodul professionell und berührungslos vermessen. Und nach diesen Maßen sucht man ein Rad aus, das den Rücken schont.

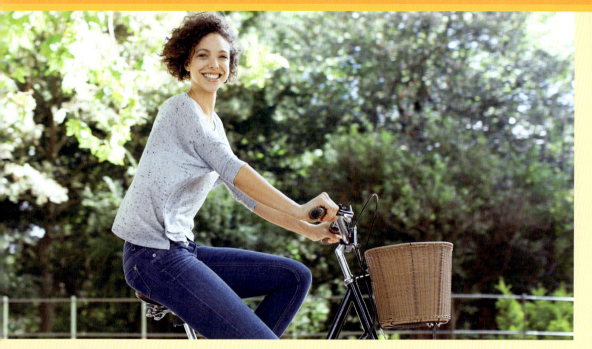

Ob Fahrradfahren dem Rücken guttut, hängt vor allem davon ab, ob das Rad zum Menschen passt. Hier ein paar »Formeln« und Maße:
▸ Die ideale Rahmengröße: Rahmenhöhe (von Sattelklemmung bis Tretlager) = Schrittlänge des Fahrers (Fußsohle bis Schritt) x 0,65.
▸ Sattelhöhe: im Sitzen ein Pedal unten, Ferse draufgestellt = Bein fast durchgestreckt.
▸ Sattelposition: waagerecht. Und: sitzend, Pedale gleich hoch = senkrechte Linie von der Kniescheibe des vorderen Beins bis zur Pedalachse.
▸ Lenker: Abstand Sattelspitze–Lenkerklemmung = Ellbogen bis Fingerspitzen + 2 bis 3 Fingerbreit. Unterarm und Handrücken bilden möglichst eine Gerade, Handgelenke knicken nicht ab, Ellbogen leicht gebeugt. Die Hände an den Griffen entspannt, 1 bis 2 Handbreit seitlich der Schultern.

DR. MARTIN MARIANOWICZ: Stete starke Erschütterung, zu starker Druck auf die Hände oder unnatürliche Knickhaltung der Handgelenke können zu einem Karpaltunnelsyndrom mit Ausstrahlung in Arm und Schulter führen – oft fehlgedeutet als Schulter- oder Ellenbogenschmerz. Häufige ungedämpfte Stöße können den Bandscheiben schaden. Zu wenig Streckung im Bein, ein zu niedriger Sattel kann den Knorpel hinter der Kniescheibe schädigen – und eine Arthrose begünstigen. Ein ungepolsterter Sattel kann zu Knochenhautentzündungen des Sitz- und Steißbeins führen, mit ischiasähnlichen Ausstrahlungen in die Rückseite der Beine. Das alles lässt sich mit einem gut eingestellten Fahrrad vermeiden. Und dann kann man die gesundheitsfördernden Eigenschaften voll nutzen.

Welche Schmerzbremse empfehlen Sie fürs Auto?

WOLFGANG SCHEIBER: Etwa 40 Prozent der deutschen Autofahrer verbringen täglich mehr als eineinhalb Stunden in ihrem Wagen. Wer 20 000 Kilometer und mehr im Jahr auf der Straße unterwegs ist, gilt als Vielfahrer. Und von denen klagt beinahe jeder auf Dauer über Schmerzen in Nacken, Schultern und Rücken, Müdigkeit, Konzentrationsprobleme und Kopfschmerzen. Wer beim Autokauf auf PS-Zahl, Farbe und Alufelgen guckt, aber den Sitz weder unter die Lupe noch den Popo nimmt, kriegt halt seine Quittung in Form von Rückenschmerzen.

Wichtig ist ein ergonomischer Sitz, an dem man Folgendes verstellen kann:
- den Abstand nach vorn
- die Neigung und Länge der Sitzfläche
- die Sitzhöhe
- die Neigung der Rückenlehne
- die Rückenstütze
- die Seitenwangen der Lehne
- das Lordosepolster
- die Höhe und Neigung der Kopfstütze
- die Armlehne

Der Sitz sollte unbedingt eine aufblasbare Lordosestütze haben, die den oberen hinteren Beckenkamm abstützt, dort, wo man leicht ins Hohlkreuz geht. Indem man sie mehr oder weniger aufbläst, kann man die Unterstützung individuell einstellen.

Eine wichtige Säule der chinesischen Medizin ist: Essen & Trinken?

DR. YUEPING YANG: Ja. Essen und Trinken sind eine Form der Therapie. Meist mit präventivem Charakter. Die richtige Ernährung hilft aber auch bei funktionellen Störungen. Um den Rücken gesund zu halten, müssen wir die Niere tonisieren. Schwarz gilt als die Farbe der Niere. Deshalb gelten alle Lebensmittel, die schwarz oder von dunkler Farbe sind, als gut für die Niere. Ganz besonders von Vorteil sind schwarze Bohnen (»Nieren-Bohnen«) und schwarzer Sesam, zu bekommen in jedem Asienladen. Nieren-Fleisch ist Hirsch. Nieren-Früchte sind Esskastanien. Nieren-Öl ist Sesamöl. Nieren-Gewürze: schwarzer Pfeffer und Zimt. Apfelkuchen sollte man mit Zimt würzen und den Cappuccino auch. Gut hilft eine Fleischbrühe. Als Einlage eignen sich ein paar Lauchringe (Lauch ist Yang-tonisierend) oder Flädle (Pfannkuchen, in dünne Streifen geschnitten) und Schnittlauch darüber. Wunderbar ist ein Hirscheintopf mit in Heilkräutern mariniertem Fleisch: Man kocht zuerst 10 Gramm Du Zhong oder Gou Qi Zhi (Seite 135) 20 Minuten lang in 1 Liter Wasser. Dann legt man 1 Kilo Hirschfleisch für 3 bis 4 Stunden darin ein. Nimmt es raus, trocknet es ab – und kocht den Eintopf damit so, wie man's mag.

Auch in der Osteopathie hängt die Niere am Rücken?

DR. SIEGBERT TEMPELHOF: Leben ist Bewegung, alles ist im Fluss. Und das gilt, wie Sie bereits gelesen haben, auch für die Beweglichkeit der Gewebe. Damit die Niere ihre vielen, unglaublich wichtigen Funktionen im Körper erfüllen kann, muss sie im wahren Sinn des Wortes reibungslos funktionieren können. Deshalb schwingt sie, an ihren Versorgungs- und Entsorgungsgefäßen aufgehängt, frei im Bauchraum und wandert etwa 600 Meter pro Tag in kleinen Gleitbewegungen auf und ab. Sie liegt auf dem Hüftbeugemuskel. Haben wir Probleme mit dem Becken oder der Wirbelsäule, reagiert dieser Muskel mit vermehrter Anspannung. Das kann die Schwingung der Niere beeinträchtigen. Sie muss mehr Energie für ihre Gleitbewegungen aufbringen. Das stört sie in ihrer sonstigen Funktion. Sie kann den Körper nicht mehr optimal entgiften. Auch wenn die Rückenschmerzen verschwinden, kann die minderbewegte Niere sie immer wieder aktivieren – bis ein Osteopath das Problem an der Niere angeht und nicht am Rückenmuskel oder Becken. Sobald er die Gewebebarrieren an der Niere manuell auflöst, verschwinden auch die Rückenschmerzen.

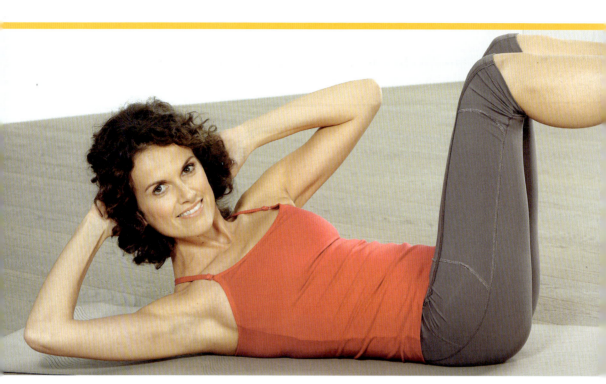

DAS RUNDUM-RÜCKEN-PRÄVENTIONS-PROGRAMM

Sie wollen noch ganz lange fröhlich und ungebeugt durchs Leben streifen? Kein Problem: Einfach Haltung einnehmen – mithilfe der kleinen Haltungsschule lernen Sie, wie Sie richtig heben, tragen, stehen, gehen, sich bücken … Klicks und Tricks für Schreibtischtäter bringen Sie gesund durch den Büroalltag. Dann dehnen Sie noch gegen die Verspannung an – mit der Fünfer-Dehnrunde. Legen sich ein natürliches Rückenkorsett zu – mit cleveren Übungen. Und essen den Rücken fit.

Die kleine Haltungsschule

Im Dezember 2006 stellte die 58 Kilogramm leichte chinesische Gewichtheberin Chen Yanqing in ihrer Gewichtsklasse einen neuen Weltrekord auf. Sie stemmte im sogenannten Reißen eine Hantel mit 111 Kilogramm in die Luft. Im Stoßen schaffte sie sogar 140 Kilogramm. Das ist beinahe das 2,5-Fache ihres eigenen Körpergewichts. Das funktioniert nur, ohne sich das Kreuz zu brechen, wenn man genug Muskeln hat – und die richtige Technik beherrscht. Da kann man schon was lernen. Auch für den Alltag. Fürs Bierkästenschleppen? Für magere 10 Kilo? Genau. Denn wer mit durchgestreckten Knien und rundem Rücken nach vorn gebückt einen 10 Kilogramm schweren Getränkekasten anhebt, mutet seiner untersten Lendenbandscheibe das etwa 40-fache Gewicht zu, 400 Kilogramm. Würde die kleine Chen so ihre Hanteln reißen, bräche sie wahrscheinlich in zwei Teile. Und so ein Getränkekasten hat schon so manche unbewegte Bandscheibe vorfallen lassen. Die richtige Technik beim Bücken, Heben, Tragen und Stehen hilft einfach, den Rücken zu entlasten. Vor allem dann, wenn man viel Zeit damit verbringt.

RICHTIG BÜCKEN, HEBEN, TRAGEN

Wenn man einen Wasserkasten hochhebt, addiert sich für die Wirbelsäule das Gewicht des Kastens zum Gewicht des Oberkörpers. Wer nun die Knie durchstreckt und einen Buckel macht, quetscht seine Bandscheiben keilförmig zusammen. Macht man das immer so, altert die Bandscheibe durch die einseitige Belastung schneller, das Gewebe wird porös. Der Bandscheibenkern hat nicht mehr genug Halt, verschiebt sich dann vielleicht nach hinten und drückt schmerzhaft auf die Nervenfasern des Rückenmarks. Das kann man vermeiden. Einen Gegenstand rückenfreundlich zu heben, beginnt schon, bevor man ihn in der Hand hat. Nämlich dann, wenn man sich nach ihm bückt. Es gibt zwei Möglichkeiten, wie man sich dem Rücken zuliebe bücken kann, auch wenn man nur den Euro am Straßenrand aufheben will. Suchen Sie sich eine aus, die zu Ihnen passt, die Ihrem Rücken guttut. Dr. Tempelhof: »Ein gesundes Muskelsystem kann sich völlig normal bücken, mit rundem Rücken – es sei denn, die Kiste ist schwer. Nur die Menschen, die Schwächen im Muskelsystem haben, laufen dann Gefahr, einen Hexenschuss zu kassieren. Vor allem wenn sie einen Euro aufheben. Denn das tun sie, ohne darüber nachzudenken.«

KREUZVERHÖR **DR. SIEGBERT TEMPELHOF**

Kann man auch Erwachsenen noch eine gute Körperhaltung beibringen?
Natürlich, aber es ist schwieriger als bei Kindern. Denn oft haben wir uns schon in der Kindheit eine falsche Haltung angewöhnt. Haltung ist ein unbewusster Vorgang, der automatisiert abläuft und bewusst nur mit der gesamten Aufmerksamkeit verändert werden kann. Für einen Moment kann man sich problemlos auf eine bestimmte »gute« Haltung konzentrieren, die aber sofort wieder verfällt, wenn man an etwas anderes denkt. Radfahren lernen Sie auch und denken später nicht mehr drüber nach. Genauso müssen bestimmte Bewegungen, das richtige Heben beispielsweise und das Haltungsmuster »Aufrecht durchs Leben gehen«, über längere Zeit hinweg eingeschliffen werden. Erst dann wird diese Bewegung irgendwann unwillkürlich ablaufen, sprich, ohne darüber nachzudenken. Fazit: Man muss aktiv etwas tun, allein das Denken an eine gute Haltung reicht nicht aus. Voraussetzung ist eine ausgeglichene Muskelfunktion. Schwache Muskeln müssen erst auftrainiert werden.

Gibt es Sportarten, die dabei helfen, unsere Haltung zu schulen?
Bestimmte Bewegungsformen wie Tanzen, Tai-Chi oder Qigong helfen wunderbar dabei, diese Haltungsmuster einzuschleifen, weil man dabei die aufrechte Haltung intensiv lernt und trainiert. Und weil man sich schon bald aufrecht hält, ohne darüber nachzudenken. Auch Körperwahrnehmungstherapien wie Feldenkrais und Eutonie helfen (ab Seite 196).

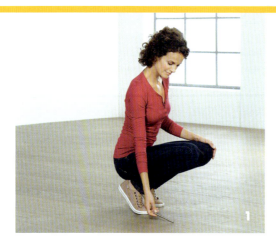 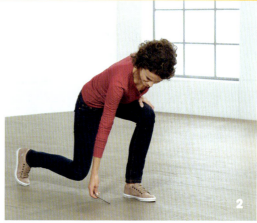

Bücken, ohne zu buckeln

▲ *Ganz normal:* Mit geradem Rücken so weit in die Knie gehen, bis die Hand den Gegenstand greifen kann. Die Füße stehen dabei parallel und schulterbreit auseinander. **1**

▲ *Höchst elegant:* In Schrittstellung die Beine beugen, das vordere Bein etwas mehr belasten. Mit einer Hand am vorderen Oberschenkel abstützen. Der Rücken bleibt gerade. Den Oberkörper nur so weit wie nötig nach vorn neigen, um den am Boden liegenden Gegenstand greifen zu können. **2** Besonders gut für Menschen mit Knieproblemen geeignet. Natürlich sollte man nicht das kranke Knie nach vorn stellen.

Verantwortung für den Rücken tragen

▲ *Beine arbeiten lassen:* Stellen Sie sich möglichst nahe und frontal zu der Kiste, die Sie anheben wollen. Die Füße stehen hüftbreit auseinander.
▶ Mit geradem Rücken leicht nach vorn gebeugt in die Knie gehen. Die Kiste mit beiden Händen greifen. Rumpf-, Gesäß- und Beinmuskulatur anspannen, tief einatmen. **3**
▶ Dann die Kiste langsam und gleichmäßig mithilfe der Beinkraft anheben, statt sie ruckartig nach oben zu reißen. Dabei ausatmen.
▶ Zum Abstellen verdrehen Sie nicht den Oberkörper, sondern gehen ebenfalls mit geradem Rücken wieder in die Knie und setzen die Last langsam ab. Dr. Tempelhof: »Das ist absolut wichtig, denn beim Vorbeugen und bei gleichzeitiger Drehung der Wirbelsäule kann die Bandscheibe Schaden nehmen.«

▲ *Ehrgeiz ablegen:* Ist ein Gegenstand für Sie allein zu schwer, fragen Sie jemanden, ob er Ihnen hilft. Und nutzen Sie Hilfsmittel, eine Sackkarre zum Beispiel.

▲ *Haltung bewahren:* Achten Sie auch während des Tragens auf die richtige Haltung. Der Rücken bleibt gerade. Halten Sie die Last nah am Körper. Ist die Kiste zu schwer, drückt Sie das sonst ins Hohlkreuz. **4**

▲ *Gut kalkulieren:* Auf längeren Transportwegen kann eine leichte Kiste ganz schön zur Last fallen. Nehmen Sie also auf einer Strecke von 20 Metern nur die Hälfte des Gewichts mit, das Sie sich auf einer Distanz von 2 Metern zumuten würden. Als ich in meiner Studentenzeit im Biergarten bedient habe, mögen die anderen gedacht haben, ich sei faul, weil mir zwei Maßkrüge genug waren. Ich bin halt durch die Bänke gejoggt – und das Bier kam genauso frisch an. Na ja, jedenfalls meistens.

▲ *Lasten ausgleichen:* Vermeiden Sie einseitiges Tragen. Das mag der Rücken gar nicht.

BÜCKEN, OHNE ZU BUCKELN | 47

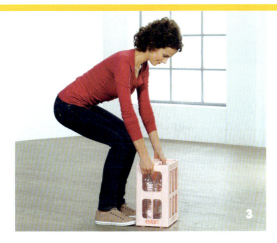

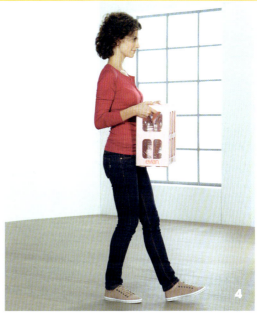

Um der Last entgegenzuwirken, weicht der Oberkörper aus, die Wirbelsäule verbiegt sich zur Seite. Verteilen Sie Ihre Einkäufe lieber auf zwei Taschen, die in etwa gleich schwer sind. Oder benutzen Sie einen Rucksack, der das Gewicht auf beide Schultern verteilt und eng am Körper anliegt. Wenn sich einseitiges Tragen nicht verhindern lässt, wechseln Sie einfach die Seiten – bevor der Körper seine Ermüdungssignale sendet.

▲ *Optimal aufschultern:* Ein Rucksack sollte mit gepolsterten, anatomisch geformten Schultergurten ausgestattet sein. Ein Brustgurt fixiert die Schultergurte in ihrer Position. Mithilfe eines Beckengurtes wird die Last viel besser verteilt. Im Idealfall tragen die Schultern etwa 30 Prozent des Gewichts, die Hüfte übernimmt die restlichen 70 Prozent. Ein gepolstertes Rückenteil optimiert die Drucklastverteilung. Neu: Gummibänder in den Rucksackgurten wirken wie Stoßdämpfer. Das schont die Schultern. Packen Sie schwere Dinge dicht an den Rücken oder in Höhe der Schultern. Der gepackte Rucksack sollte nicht mehr als 15 bis 17 Kilogramm auf die Waage bringen. Oder noch besser: nur 11. Wie der auf Hape Kerkelings Rücken auf dem Jakobsweg.

VIEL WIRBEL

... macht die Studie um die Handtasche der Frau. MP3-Player, Handy, Schlüssel, Beautybox, Erste-Hilfe-Set, Krimi, Brieftasche, Organizer, Zeitung, Pferdeleckerlis, Hundeleine – die XXL-Handtasche lädt zum Sammeln ein ... Da schleppt frau bis zu 5 Kilo auf der Schulter. Gesund ist das offenbar nicht. Forscher um Jane Sadler vom Baylor Medical Center in Garland fanden heraus, dass die Trägerinnen nicht selten unter Nacken- und Schulterschmerzen, unter Kopf- und Rückenschmerzen leiden. Selbst Fälle von Arthritis wurden in der Untersuchung mit dem Tragen einer großen Handtasche in Verbindung gebracht.

Die Mediziner vermuten: Das einseitige Tragen der Mammut-Bags provoziert eine Fehlhaltung, weil die Trägerinnen dabei die Schulter hochziehen – und das verspannt Nacken & Co.

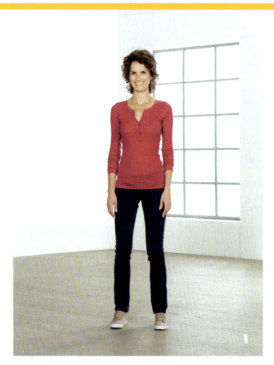 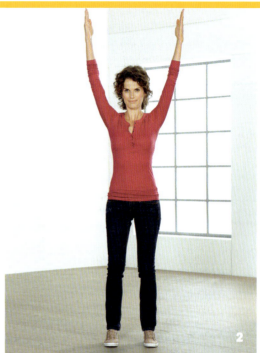

RICHTIG STEHEN

Schauen Sie in einen großen Spiegel, in dem Sie Ihren ganzen Körper sehen. Da wachsen Sie nämlich. Stellen Sie sich aufrecht hin. Schultern zurück, Brust raus, Kopf hoch. Sie verlassen ganz schnell die Alltagshaltung – verkrampft, müde, ohne Spannung, von Sorgen gedrückt, schief … Eigentlich sollten Sie viel häufiger aufrecht im Leben stehen. Wer gerade steht, wirkt gleich viel selbstbewusster.

Gleich mal professionell üben

… mit **WOLFGANG SCHEIBER:**

▸ Stellen Sie sich mit leicht gebeugten Knien hin. Die Füße stehen hüftbreit parallel. Federn Sie für einen Moment leicht in dieser Position.
▸ Dann richten Sie sich gerade auf, sodass die Schultern auf einer Linie liegen und die Brust frei wird. Richten Sie das Becken auf, aber gehen Sie nicht ins Hohlkreuz. Das Körpergewicht verteilt sich gleichmäßig auf das Becken und die Wirbelsäule.
▸ Den Kopf gerade halten und das Kinn eine Spur senken. **1**

Richtig zu stehen kann man überall üben: in der Warteschlange vor der Kasse, an der Bushaltestelle, vor einem Schaufenster beim Stadtbummel. Nur nicht zu lange, das kostet zu viel Energie. (Machen Sie auch mal die Qi-Übung von Seite 146!)

Der nächste Schritt – dynamisch stehen

Wie fürs Sitzen gilt fürs Stehen: Die beste Position ist die, die als Nächstes folgt. Stehen Sie also möglichst dynamisch, wenn Sie lange stehen müssen. Natürlich in einem gesunden Schuh. Das vermeidet, dass Sie ins Hohlkreuz gehen, um die Wirbelsäule vermeintlich zu entlasten. Das bringt gar nichts, sondern sorgt nur erst recht für Rückenschmerzen, weil sich die Bänder durch die zu stark ge-

GLEICH MAL PROFESSIONELL ÜBEN | 49

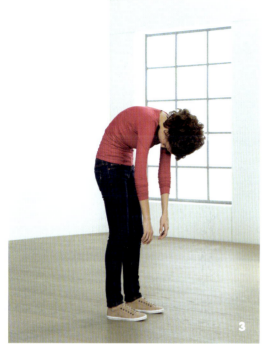

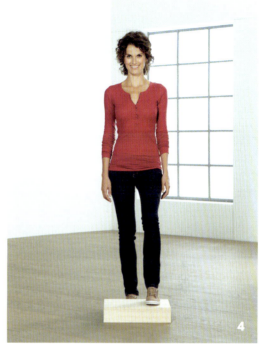

krümmte Wirbelsäule überdehnen. So bringen Sie ganz einfach Bewegung in Ihren Stand:

▲ *Hände hoch:* Aufrecht hinstellen. Arme über den Kopf heben und so weit wie möglich nach oben strecken. Dabei die Bauch- und Rückenmuskulatur anspannen. 10 Sekunden halten, locker lassen, wieder anspannen.
  ▸ Nun die Arme nach unten nehmen und die Übung wiederholen. 5- bis 10-mal. **2**
▲ *Einen Katzenbuckel machen* und dabei ausatmen. Beim Einatmen wieder gerade aufrichten. Rücken- und Bauchmuskeln anspannen. 5- bis 10-mal. **3**
▲ *Copy-Dance:* Wenn Sie das nächste Mal im Büro am Kopierer stehen und warten, gehen Sie einfach auf der Stelle oder wippen Sie auf den Zehen, tanzen, hüpfen, twisten Sie. Schwingen Sie dazu locker mit den Armen. Das entspannt in kurzer Zeit die Muskeln.
▲ *Stufenstand:* Ein Bein auf einer Fußstütze oder einer Kiste abstellen. Steht ein Bein erhöht, richtet sich das Becken automatisch auf und kann weder ins Hohlkreuz nach vorn noch zur Seite wegkippen. Zwischendurch Stellungswechsel – das andere Bein darf nach oben. **4**

RICHTIG GEHEN – ODER DAS KREUZ MIT DEM SCHUH

Im Laufe des Lebens tragen uns die Füße über 120 000 Kilometer weit – dreimal um die Erde. Wenn wir 4 Kilometer am Tag gehen. Nur tun wir das eingezwängt in Schuhe.

Es sei denn, man ist ein Massai-Krieger und läuft sein Leben lang barfuß. Die Massai klagen übrigens nie über Rückenschmerzen. Dr. Tempelhof: »Die Fußmuskulatur gehört zum Stabilisationssystem der tiefen Muskulatur, die uns im Rücken aufrichtet. Durch das Tragen von Schuhen nimmt die Fußsohle viel weniger Reize auf, wir verlieren viel an Wahrnehmungsvermögen und Muskelbalancefähigkeit. Das rächt sich im Rücken.«

Wo drückt der Schuh?

Der richtige Schuh schenkt dem Fuß genügend Bewegungsfreiheit und gleichzeitig genug Halt, um ihn vor dem Umknicken zu schützen. Nur die Hälfte aller Erwachsenen passt in einen Schuh, der »normalbreit« ist. 45 Prozent brauchen die Extrabreit-Version und die restlichen 5 Prozent spazieren nur in einem schmalen Modell bequem. Ein guter Schuh stützt auch die Ferse ab. Diese sogenannte Fersenführung stabilisiert den gesamten Fuß. So geht man sicher, ohne umzuknicken, stabilisiert die Sprunggelenke und beugt Gelenk- und Rückenproblemen vor.
Ein harter, unelastischer Schuh, der dem Fuß nicht gestattet abzurollen, schadet dem Rücken. Rückenfreundlich nennt sich ein Absatz, wenn er nicht höher als 1,7 bis 3 Zentimeter ist. Alle höheren Hacken zwingen die Wirbelsäule ins Hohlkreuz. Mit der Zeit schmerzen nicht nur die Füße, sondern auch der Rücken.

Gymnastik hält die Füße fit

98 Prozent aller Kinder erblicken mit gesunden Füßen das Licht der Welt. Traurig, dass dann mehr als die Hälfte aller Erwachsenen an Fußschäden leidet, die Arthrosen und Haltungsschäden nach sich ziehen können. Dagegen kann man aktiv etwas tun: 10 Minuten Fußgymnastik täglich.
▶ Mit geschlossenen Augen barfuß über ein auf dem Boden liegendes Springseil balancieren – und gleich damit eine Runde springen.
▶ Die Zehen im Wechsel so weit wie möglich spreizen und einkrallen.
▶ Verschiedene Gegenstände mit den Zehen greifen und in einen Korb legen.

Werden Sie zum Barfüßler auf Zeit

Ziehen Sie, wann immer es geht, die Schuhe aus. Laufen Sie barfuß. Das ist natürlich, schickt über die Muskelketten gesunde Informationen ins Kreuz – und ist eine wunderbare Massage.
▶ Schuhe und Socken ausziehen und immer wieder über verschiedene Untergründe wie Rasen, Sand, Teer oder Kiesel gehen. Das kräftigt die Fußmuskeln und die Wirbelsäule.

VIEL WIRBEL

... macht der Barfußschuh. Mit Schuhen barfuß durchs Leben gehen? Funktioniert mit der Masai-Barfuß-Technologie, kurz MBT. Die Masai-Schuhe mit rund geformter Sohle zwingen einen zum ständigen Balancieren. In die Ferse eingearbeitet, sorgt ein weiches Polster für ein Gehgefühl wie auf nachgiebigem Waldboden. Rollt man den Fuß ab, muss man eine Kippkante überwinden, den sogenannten Balancierbereich. Die gesamte Körpermuskulatur wird aktiviert, man nimmt automatisch eine aufrechte und rückenfreundliche Haltung ein, belastet Rücken- und Bauchmuskulatur gleichmäßig. Außerdem zwingt die natürliche Instabilität des Schuhs den Rumpf dazu, den Körper ständig im Lot zu halten. Dabei helfen ihm die kleinen Muskeln in der Nähe der Wirbelgelenke. Sie spannen sich an und entspannen sich wechselweise. So dämpfen sie Erschütterungen der Wirbelsäule durch Schläge ab. Mediziner empfehlen den MBT-Schuh bei unspezifischen Rückenschmerzen, nach einem Bandscheibenvorfall, Hexenschuss sowie bei Skoliose als Therapie- und Trainingsgerät.
Ganz einfach geht es sich in den Masai-Schuhen nicht. Deswegen liegt den 180 bis 200 Euro teuren Schuhen ein Gutschein für ein Gehtraining unter fachkundiger Anleitung bei.

Ergonomisches: Klicks & Tricks für Schreibtischtäter

Was ist Ergonomie? Ganz einfach: die Wissenschaft von der Gesetzmäßigkeit menschlicher Arbeit. Den Begriff gibt es seit 1857. Kluge Köpfe, die sich heute noch damit beschäftigen, möchten die Mensch-Objekt-Beziehung verbessern. Das Objekt ist die Maschine, der Autositz, das Fahrrad, der Stuhl, die Küche, die Computermaus … Ein Ergonom will also all das, mit dem wir umgehen, für uns so gestalten, dass es uns guttut. Dass es uns nicht stresst, dass wir die Nutzung des Objektes nicht mit Schmerzen bezahlen müssen. Vor allem nicht mit Rückenschmerzen. Das gilt natürlich vornehmlich für die Dinge, mit denen wir arbeiten. Damit wir viel leisten können.

> **KREUZVERHÖR   DR. MARTIN MARIANOWICZ**
>
> **Soll man Schmerzen am PC-Arbeitsplatz ernst nehmen?**
> Ja. Erstens können sie von der Wirbelsäule herkommen. Zweitens: Werden solche Schmerzen chronisch, richten sie bleibende Schäden an. Also bitte mit dem Arzt darüber sprechen. Und: Den Betriebsarzt mal den Arbeitsplatz inspizieren lassen.

STUHLPARADE

Ich weiß gar nicht, warum die Menschen, die in mein Büro kommen, immer so breit grinsen. Also so richtig breit. Ich hab nun mal Rückenprobleme, und deswegen stehen an meinem Schreibtisch eben vier Stühle. Ein Bürostuhl zum Lümmeln, ein Kniestuhl, ein Foxter, ein Mi Shu (Seite 53). Und ein grüner Pezziball liegt auch noch da. Na ja, sieht schon ein bisschen aus, als wäre ich ein Stuhlfetischist. Dabei will ich einfach nur dynamisch sitzen. Natürlich steht mein Computer im richtigen Winkel, die Maus ist ergonomisch und das Mauspad hat einen wunderbaren Hügel für den Handballen. Eine Karaffe mit Wasser sorgt dafür, dass ich viel trinke, denn das beugt Rückenschmerzen vor. Genauso wie das Trampolin und das Flexband am Schreibtischfuß. Nur so ertrage ich meinen sitzenden Teil des Lebens.

7 von 10 Schreibtischtätern leiden

Über Verspannungen im Nacken- und Schulterbereich, Schmerzen in Lendenwirbelsäule, Armen und Handgelenken, Karpaltunnelsyndrom, Sehnenscheidenentzündung oder Fingerkribbeln klagen rund 72 Prozent aller Schreibtischtäter. Der Mausarm mutierte binnen kurzer Zeit zur Volkskrankheit. Man hat auch schon eine wissenschaftliche Abkürzung dafür: RSI-Syndrom – mehr darüber ab Seite 53. Und alles, was sich böse an der Hand zeigt, kommt vom Kreuz oder dringt dorthin vor. Leiden tun all die, die sich mit einer unergonomischen Computermaus durch den Arbeitstag klicken, Tastatur und Bildschirm falsch positionieren und falsch auf dem Stuhl sitzend ihre Wirbelsäule zum Rundrücken verbiegen. Und sitzen, sitzen, sitzen. Dabei gibt es mittlerweile a) viele ergonomische Produkte für die 80 000 Stunden, die wir im Laufe unseres Lebens am Schreibtisch fristen. Und b) jede Menge Tricks und Tipps, den Schreibtischalltag rückengesund zu gestalten.

Die richtige Arbeitshaltung

Absolutes Muss ist ein guter, verstellbarer Bürostuhl, der den unteren Rückenbereich stützt.
▶ Mit »Hintern hinten!« nutzen Sie die gesamte Sitzfläche aus und können den stützenden Kontakt zur Rückenlehne in Anspruch

nehmen. Dr. Marianowicz: »Sie vermeiden dadurch unnötigen Druck auf die Bandscheiben.«
▸ Die Kniekehlen haben bis zur Sitzflächenkante drei Fingerbreit Luft.
▸ Man sitzt aufrecht, der Kopf bildet die direkte Verlängerung der Wirbelsäule und ist weder verdreht noch gebeugt.
▸ Die Füße stehen plan am Boden, die Knie bilden einen rechten Winkel. Stellen Sie die Sitzfläche auf die entsprechende Höhe ein.
▸ Die Oberarme hängen seitlich locker nach unten, die Unterarme liegen im rechten Winkel auf der Arbeitsfläche. Ziel ist, dass Sie so nah wie möglich am Körper arbeiten. Je größer der Abstand zwischen Händen und Wirbelsäule, desto größere statische Haltearbeit müssen Sie leisten. Und die schadet dauerhaft Schulter, Nacken und Rücken.

Stuhl & Tisch anpassen

Das klingt bis hier ganz einfach, aber: Ein Sitzzwerg mit kurzem Oberkörper quetscht sich die Oberschenkel ein, wenn die Schreibtischplatte zu dick oder zu niedrig ist. Einem Kurzbeinigen baumeln in dem Moment die Beine in der Luft herum, wenn er die Sitzhöhe dem Schreibtisch anpasst. Darum sollte die Tischplatte frei liegen, Stuhl und Schreibtisch höhenverstellbar sein, damit man die ideale Sitzposition überhaupt einnehmen kann.
▸ *Der ideale Tisch* lässt sich in der Höhe zwischen 68 und 76 Zentimetern variieren.
▸ *Tipp für Kurzbeinige:* Sie haben keinen höhenverstellbaren Tisch? Dann benutzen Sie eine rutschfeste Fußstütze, die mindestens 45 Zentimeter breit und 35 Zentimeter tief sowie in Höhe und Neigungswinkel verstellbar ist.
▸ *Tipp für alle:* Kleben Sie nicht in einer Position. Sondern wechseln Sie dynamisch vom Lümmeln zum Ellenbogen-auf-dem-Tisch-Abstützen. Bringen Sie Bewegung rein. Das fördert die Ernährung der Bandscheibe.

Computer im Blick
▸ Ihre Augen blicken mit einem Abstand von mindestens 50 Zentimetern entspannt auf den Bildschirm, der obere Teil des Monitors liegt auf Augenhöhe. Die ideale Neigung: Wenn Sie auf die Mitte des Bildschirms gucken, sollte die Blicklinie senkrecht auf den Schirm fallen, also neigt sich der untere Teil des Bildschirms leicht zu Ihnen hin. Das entlastet Bandscheiben und Nackengelenke.

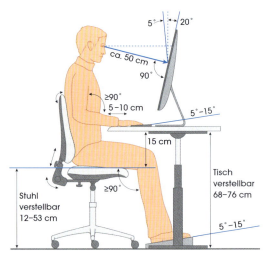

Optimaler Bildschirmarbeitsplatz: Solche Maßarbeit ist gefragt, wenn man sich im täglichen Tippmarathon vor Rückenbeschwerden schützen will.

SCHWERSTARBEIT AM BILDSCHIRM

Ich finde es schon interessant, dass jetzt gerade 19 999 999 andere Menschen auf ihre Tastatur einhacken. Es gibt 20 Millionen Bildschirmarbeitsplätze in Deutschland. Da verrichtet man Schwerstarbeit. Klickt 80 000-mal am Tag mit einem Finger auf eine Taste oder eine Maus. So was steht nicht in unserem evolutionären

Bauanleitungsprogramm, ist nicht codiert in den Genen. Auch mit dem Brett vor dem Bauch hat damals keiner gerechnet. Schauen Sie sich das mal an, wie das aussieht, wenn Sie da auf der Tastatur rumhacken. Ich guck das gerade an – und finde es ehrlich gesagt entwürdigend: Die Ellenbogen passen sich an das kleine Tastenfeld an, dazu klemmen Sie die Schultern zusammen, der Nacken ist verspannt, die Hände knicken in den Gelenken seitlich ab, als würde man gleich Krämpfe kriegen. War mir nie so bewusst … Die unnatürliche Haltung führt zu inneren Reibungen, und das wiederum zu Entzündungen. Also ich bestell mir morgen eine geteilte Tastatur. Mögen noch so viele Besucher breit grinsen …

Das Kreuz mit der Maus

Eigentlich müsste in der Gebrauchsanweisung stehen: »Dieses Gerät fügt Ihnen ernsthafte körperliche Schäden zu, welche Sie nur durch Nichtbenutzung 100-prozentig vermeiden können.« Über 60 Prozent der Menschen, die täglich mehr als drei Stunden mit der Maus arbeiten, haben Probleme im Nacken-Schulter-Bereich.

RÜCKENDECKUNG

Stehpult & Stuhldynamik – interessante Sitzmöbel im Überblick

▶ **Standhaft sein:** Es gibt Schreibtische, die man in ein Stehpult verwandeln kann. Leider eine Seltenheit. Dabei könnte man daran viel mehr leisten. Arbeitsmediziner empfehlen, dem Rücken zuliebe die Hälfte der Zeit zu sitzen und je ein Viertel zu stehen oder zu gehen.

▶ **Pezziball:** Die kunterbunten Plastikbälle fördern dynamisches Sitzen. Man muss ständig die Position verändern, um mit dem Po am Ball zu bleiben. 30 bis 90 Minuten am Stück sind erträglich. Gibt's mit 45 bis 75 Zentimeter Durchmesser, spezielle Stützen stabilisieren den Ball.

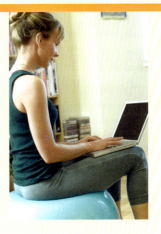

▶ **Kniestuhl:** Fördert die aufrechte Haltung, entlastet die Bandscheiben, belastet die Knie. Das Original mit Kufen zum Wippen gilt als gute Abwechslung zum Bürostuhl, nicht als alleiniges Sitzsystem. Dr. Marianowicz warnt: »Vorsicht bei Knieproblemen! Ist schon der Kniescheibenknorpel angegriffen, fördern hoher Druck und damit mangelnde Nährstoffversorgung eine Arthrose.«

▶ **Mi Shu:** Der über Holzgelenke aufgebaute, konvexe Wippsitz richtet die Wirbelsäule über Akupressurpunkte am Sitzbeinknochen auf, entspannt, mobilisiert und kräftigt die Tiefenmuskulatur. Fördert das Gleichgewicht über ständiges minimales Balancehalten.

▶ **Foxter:** Ein nach allen Seiten beweglicher, kontrolliert gedämpfter Hightech-Hocker, der die Haltung schult, den Geist frisch hält. Momentan mein Liebling (der wechselt natürlich auch dynamisch). Findet auch Dr. Marianowicz ideal.

▶ **Keilkissen:** Das orthopädische Keilkissen von Dr. Alois Brügger (1920–2001) verhilft zur gesunden aufrechten Haltung auf dem Stuhl, weil es das Becken nach vorn kippen lässt.

▶ **Swopper:** Der Sitzhocker ist gefedert und dreidimensional flexibel. Man verändert ganz natürlich ständig seinen Sitz, trainiert die Muskulatur.

Und jeder Vierte klagt über Muskelschmerzen im Arm. Die Wiederholung stereotyper Bewegungen über Jahre hinweg führt zum RSI-Syndrom (Repetitive Strain Injury, Krankheit durch ständig wiederkehrende Belastung) mit Schäden an Muskelfasern, Sehnen, Sehnenscheiden, Nerven und Gelenken – von der Fingerspitze bis ins Kreuz (siehe auch Seite 145).
▸ Um die dauernde unnatürliche Haltearbeit der Schulter-Arm-Muskulatur zu reduzieren, sollte man die Maus nahe am Körper positionieren. Direkt neben der mittig ausgerichteten Tastatur.
▸ Ein ausreichend langes Kabel zwischen Bildschirm und Maus gewährt Bewegungsfreiheit. Noch besser: Eine Funkmaus ohne Kabel wählen.

Von Händen und formvollendeten Mäusen

Die Maus entwickelte sich weiter vom Kästchen über die Nierenform zum Hightech-Mäuserich, den man in Studien mit Infrarotlicht und drucksensitivem Handschuh optimiert hat.
▸ *Die gute Maus* bietet dem Handballen eine große Auflagefläche, hat eine Mulde für den Daumen und eine Unterstützung für den kleinen Finger und den Ringfinger. Damit sie nicht auf die Arbeitsfläche rutschen. Auch die Eingabetasten haben Fingermulden und reichen bis zum mittleren Fingergelenk, damit man den Finger beim Drücken nicht abknicken muss. Das Mausrädchen ist geriffelt. Mit einem 4-Wege-Rädchen kann man neuerdings nicht nur vertikal, sondern auch horizontal scrollen, was beispielsweise das Navigieren in umfangreichen Excel-Listen ungemein erleichtert.
▸ *Rechts- oder Linksklicker*. Kaufen Sie je nach Bedarf eine Rechts- oder Linkshändermaus. Und nehmen Sie die Maus auch mal in die andere Hand.
▸ *Eingabe variieren*. Nutzen Sie häufiger Tastenkombinationen, um Befehle einzugeben. Jeder Mausklick weniger entlastet Sehnen und Muskeln im Hand-Arm-Bereich.
▸ *Gut gestützt*. Der Unterarm liegt auf, den Handballen stützt ein Hügelchen auf dem Mauspad, denn das Gelenk der Hand, die die Maus bedient, sollte weder abknicken noch unnatürlich gedreht werden. Das verhindert, dass sich die Hand mit der Zeit krankhaft verformt. Dr. Marianowicz: »Das ungestützte Bedienen der Maus führt zu Beschwerden im Handgelenk (zum Beispiel zum Karpaltunnelsyndrom), im Ellenbogen und der Schulter.«
▸ *Kleine Hand – kleine Maus*. Große Hand – große Maus. Lassen Sie sich vom Computerfachmann beraten, wie groß Ihre Maus sein sollte. Die Größe hängt vom Abstand zwischen der ersten Handgelenkfalte und der Spitze des Mittelfingers ab.

> **RÜCKENDECKUNG**
>
> **Das Nackenleid mit dem Hörer**
> Vieltelefonierern rät Dr. Marianowicz unbedingt zum Headset. »Wer seinen Kopf telefonierend lange auf die Seite neigt, überdehnt Bänder und Kapseln auf der Gegenseite, und das erzeugt Schmerzen im Nacken und Kopfschmerzen. Und auf der Telefonseite reizt der Druck des Hörers die Nerven der Hand.«

Übungen gegen den Mausarm

Wer viel mit der Maus arbeitet, verkürzt die Muskulatur durch die einseitige Bewegung. Und zwar bis zum Nacken hoch. Davor schützt nur das:
▸ *Unterarme dehnen:* Arm ausstrecken. Handfläche nach außen drehen, sodass der Daumen nach unten zeigt. Nun mit der anderen Hand die Finger Richtung Ellenbogen ziehen, sodass es bis in den Unterarm zieht. Wechseln.

ERGONOMISCHES: KLICKS & TRICKS FÜR SCHREIBTISCHTÄTER

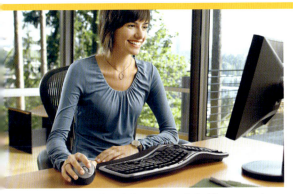

Ergonomic Keyboard: Die ergonomische Tastatur und die integrierte Handballenauflage sorgen für entspannte Handgelenke und Schultern.

▸ *Arme kräftigen:* Ein trainierter Muskel neigt nicht so schnell zur Verspannung. Halten Sie die Arme auf Brusthöhe und ballen Sie 10- bis 20-mal kräftig die Fäuste. Pause. 3-mal wiederholen. Wem das zu leichtfällt, der kann die Übung auch mit einem abgenutzten Tennisball machen. Ein neuer eignet sich nicht, da er zu wenig nachgibt. Übungen, die die vom Mausarm drangsalierte Schulterpartie kräftigen, finden Sie ab Seite 59.

Die ideale Tastatur

Etwa 30 Kilometer am Tag wandern die Finger einer Sekretärin über die Tastatur. Fast ein Marathon. Leistungssport. Kein Wunder, dass sich da von den Fingerspitzen bis ins Kreuz Verschleißerscheinungen einstellen. Vor allem, wenn das übliche Tastaturbrett die Arme an den Körper zwingt, die Handgelenke verdreht … Da gibt's Besseres. Eine Studie von Microsoft zeigt: Ein Ergonomie- Keyboard verbessert Sitz- und Körperhaltung, entspannt die Armmuskulatur. 79 Prozent der Benutzer berichten, dass die Ellenbogen merklich entlastet sind, 90 Prozent spüren die Entlastung der Gelenke. Und 75 Prozent berichten, flüssiger schreiben zu können. Allerdings wirkt sich diese ausgeklügelte Tastatur sogar gegenteilig aus, wenn die anderen ergonomischen Bedingungen nicht stimmen.

▸ *Tastaturblock in Flügelform:* »Bimanuelle Kontrolle« verspricht ein ergonomisches Keyboard, das für die rechte und die linke Hand einen eigenen Tastaturblock hat. Die beiden Blöcke liegen, durch ein V getrennt, wie zwei Flügel da (in einem Winkel von 14 Grad). Das bedeutet: Unterarme und Hände bilden eine Gerade, was auch die Schultern entspannt. Studien zeigen: Das mindert das Risiko einer Sehnenscheidenentzündung.

▸ Eine gute Tastatur unterstützt zudem die entspannte Handhaltung durch eine 5 bis 10 Zentimeter tiefe, integrierte *Handauflagefläche,* auf der man pausiert. Während des Tippens schweben Hände und Handgelenke besser frei über der Tastatur. So erreichen die Finger weiter entfernte Tasten, ohne sich strecken zu müssen.

▸ *Füßchen hinten* sind übrigens Nonsens. Da knicken die Handgelenke ab. Gut ist ein dreidimensional geschwungenes Gehäuse, das zum Zentrum hin ansteigt und auf dem man Sondertasten, die man häufig braucht, blitzschnell erreichen kann.

▸ *Ergonomische Tastenbelegung*: Das Dvorak-Tastaturlayout wurde schon in den 1930er-Jahren in den USA entwickelt. Es berücksichtigt die

RÜCKENDECKUNG

Das Gütesiegel

Der Bundesverband der deutschen Rückenschulen und das Forum Gesunder Rücken – besser leben haben ein Siegel für rückengerechte Produkte entwickelt. Die helfen, Rückenschmerzen zu vermeiden. Öko-Test befand es für »sehr gut«! Es gibt Käufern eine seriöse Orientierungshilfe bei Bürostühlen, Fahrrädern, Gartengeräten, Autositzen, Bettsystemen, Rückenstützbandagen und vielem mehr. Infos unter www.agr-ev.de

Physiologie der Hand – zum Beispiel so, dass nur starke Finger häufig vorkommende Buchstaben tippen. Man schreibt schneller, ermüdet weniger. Auf die Dvorak-Tastatur kann man übrigens heute ganz einfach mit jedem Betriebssystem umschalten. Im Netz finden Sie Treiber für »Deutsches Tastaturlayout Dvorak Typ II« für Windows und Mac. Nur die Tastenkappen müssen noch umgesteckt werden.

Häufige, kurze Pausen einlegen

▶ Die wichtigste Regel: Häufige, kurze Pausen vermeiden Dauerschäden an Muskeln, Sehnen und Gelenken. Idealerweise arbeiten Sie 50 Minuten, dann legen Sie 10 Minuten Pause ein. Der Erholungswert einer Pause sinkt übrigens mit zunehmender Dauer. Das heißt, mehrere kurze Pausen sind erholsamer als wenige längere.

Rücken, streck dich!

Dauersitzungen und Stress lassen den Muskel hart werden. Da können Sie ganz einfach vorbeugen, indem Sie immer mal wieder die folgende kleine Fünfer-Dehnrunde absolvieren. Das kostet Sie nur zwei Minuten – und schenkt sooo viel. In den regelmäßig gedehnten Muskel zieht der Schmerz nicht ein, Verspannungen haben in diesem Muskel keine Chance. Und: Eine kleine Dehnrunde erfrischt Körper und Geist.

DER WEG ZUM DEHNREFLEX

Wolfgang Scheiber stellt Ihnen hier seine besten Dehn- und Mobilisationsübungen vor: für jeden Tag, für zwischendurch, einfach im Sitzen. Wenn Sie sie regelmäßig üben, bildet sich in Ihrem Kopf ein Reiz-Reaktions-Muster, das jeder Verspannung vorbeugt. Sobald der Körper auch nur einen Anflug von Verspannung spürt (Reiz), fordert er seine Dehnübung ein (Reaktion). Zieht es im Nacken, ziehen Sie automatisch den Kopf rüber … Sie haben einen Dehnreflex etabliert.

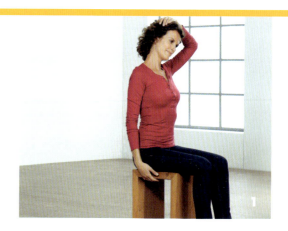

So geht's

▶ Erst leicht, nicht ruckartig dehnen, bis es anfängt zu ziehen, dann die Dehnung verstärken – das Ziehen dürfen Sie ruhig richtig spüren, sonst hilft's nicht. 10 bis 15 Sekunden halten! Noch einmal – und dann die Seite wechseln.
▶ Ein Durchgang zwei- bis dreimal am Tag wäre ideal. Machen Sie ein Ritual daraus: Suchen Sie sich einen festen Übungszeitpunkt – zum Beispiel nach dem ersten Telefonat morgens; mittags, sobald Sie den Schreibtischstuhl wieder belegen; abends, wenn die »Tagesschau« läuft.

1 Kopf rüber

Dehnt die Hals- und Nackenmuskulatur.
▶ Setzen Sie sich aufrecht hin. Brustbein nach vorn oben anheben. Schultern nach hinten unten ziehen. Kinn etwas in Richtung Kehle ziehen. Halten Sie sich mit der rechten Hand an der Sitzfläche fest.
▶ Nun neigen Sie den Kopf langsam so weit wie möglich zur linken Schulter. Dann legen Sie sacht zur Verstärkung die linke Hand auf den Kopf. 15 Sekunden halten. **1**
▶ Dann machen Sie die Übung zur anderen Seite. Und wiederholen beide Seiten.

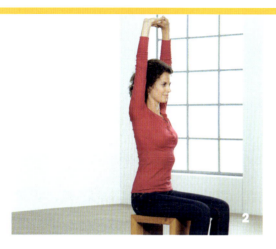
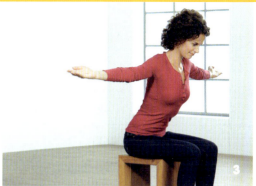
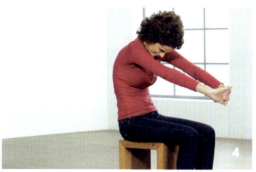
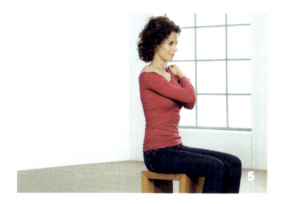

2 Hände hoch

Dehnt die Oberkörpermuskulatur, insbesondere die Stützmuskulatur.
▸ Strecken Sie die Arme lang nach oben. Die Hände sind dabei verschränkt und nach außen gedreht. 15 Sekunden halten. **2**
▸ Lockern, noch einmal.

3 Brust raus

Dehnt den Brust-Schulter-Gürtel.
▸ Halten Sie den Oberkörper gerade und leicht nach vorn geneigt. Heben Sie die Arme seitlich auf Schulterhöhe an. Die Handflächen zeigen nach oben.
▸ Nun die Arme langsam nach hinten führen, der Oberkörper bleibt in Position. 15 Sekunden halten. **3**
▸ Lockern, noch einmal.

4 Rücken rund

Dehnt den oberen Rückenbereich.
▸ Senken Sie das Kinn auf die Brust. Verschränken Sie die Hände und drehen Sie sie nach außen.
▸ Schieben Sie die Arme ganz lang schräg nach vorn unten. Der Rücken rundet sich. 15 Sekunden halten. **5**
▸ Lockern, noch einmal.

5 Kinn zurück

Für eine korrekte Kopfhaltung.
▸ Sitzen Sie gerade und spannen Sie den Bauch an. Legen Sie die Hände über Kreuz auf die Schultern. Blick geradeaus richten.
▸ Nun ziehen Sie Ihren Kopf gerade nach hinten – wie bei einer Schublade. 15 Sekunden halten. **5**
▸ Lockern, noch einmal.

Der simple Weg zum natürlichen Rückenkorsett

Vier Dinge braucht ein gesunder Rücken: Flexibilität. Balance. Kraft. Leistung. Und das kann man trainieren. »Ganz einfach!«, sagt Wolfgang Scheiber. Er entwickelte dieses clevere Trainingsprogramm mit einer guten Prise Motivation – für das Sie nur 10 bis 15 Minuten brauchen.

GUT ZU WISSEN

▶ Ihr Training besteht aus fünf Übungen. Machen Sie nonstop so viele Wiederholungen pro Übung, wie Sie ohne Pause schaffen.
▶ Manche Übungen werden Sie anfangs noch nicht sehr oft wiederholen können. Aber: Ihr Körper nimmt diese Herausforderung gerne an – und Sie gewinnen an Muskelleistung, was immer mehr Wiederholungen möglich macht. Sie glauben gar nicht, wie das motiviert.
▶ Ihr Trainingsziel: Sie können eines Tages jede Übung 20-mal wiederholen.

Übungen für Anfänger und Fortgeschrittene

▶ Mit Ausnahme von Übung 3 gibt es jeweils eine Fortgeschrittenen-Variante. Beginnen Sie aber immer mit der Basisübung. Erst wenn Sie diese mit 20 Wiederholungen korrekt ausführen können, probieren Sie ab dem nächsten Training die Fortgeschrittenen-Variante.
▶ An der Fortgeschrittenen-Variante arbeiten Sie, bis Sie 20 Wiederholungen spielend hinbekommen – und dann probieren Sie, die Übungen mit Gewichten zu machen (siehe Kasten).
▶ *Wichtig*: Achten Sie immer darauf, die Übungen korrekt auszuführen. Fünf korrekte Ausführungen sind effektiver als zehn unkorrekte.

Lesen Sie an den ersten Trainingstagen, bevor Sie die Muskeln in Aktion bringen, immer noch mal die Übungsbeschreibung durch.
▶ Ideal wäre, wenn Sie mit jemandem zusammen trainieren – und gegenseitig auf korrekte Haltung und Ausführung gucken. Das macht auch wesentlich mehr Spaß.

Wie oft tut's dem Muskelkorsett gut?

Immer wieder wird gefragt: Was ist besser, täglich ein kleines Trainingsprogramm oder zwei- bis dreimal pro Woche ein umfangreiches Training?
▶ Ganz klar: Wenn Sie sich bislang sportlich nicht betätigt haben, dann tun Sie besser täglich etwas – und machen die fünf Kräftigungsübungen in einem Durchgang. Klar: Wenn Sie Lust haben, dürfen Sie natürlich auch einen zweiten Durchgang anhängen …
▶ Wenn Sie nur zwei- bis dreimal die Woche Zeit für ein Training haben, dann absolvieren Sie zunächst alle fünf Übungen der Reihe nach einmal und notieren Ihre erzielten Wiederholungen – am besten in einen Trainingsplan. Gleich im Anschluss machen Sie noch einen zweiten Durchgang – auch hier wieder pro Übung so viele Wiederholungen, wie Sie schaffen. Natürlich werden es jetzt weniger sein,

---

RÜCKENDECKUNG

Gewichte für Fortgeschrittene
Alle Übungen können Sie anspruchsvoller gestalten, wenn Sie dabei ein Gewicht in der Hand halten. Besorgen Sie sich also ein Hanteltrainingsset im Sportgeschäft – oder holen Sie sich ein paar Flaschen aus dem Keller. Flaschen können Sie nach und nach mit immer mehr Wasser füllen und so das Gewicht optimal regulieren.

DER SIMPLE WEG ZUM NATÜRLICHEN RÜCKENKORSETT | 59

weil Ihr Körper ja schon Energie verbraucht hat und die Muskeln etwas ermüdet sind. An Tagen, an denen Sie sich gut fühlen, schaffen Sie vielleicht noch einen dritten Durchgang.
▶ Wenn Sie einen zweiten (oder dritten) Übungsdurchgang machen, sollten die Trainingstage nicht hintereinander liegen. Ihr Körper braucht nach jedem intensiven Training eine Pause. Ist die Regenerationsphase zu kurz, kann das die Muskelleistung sogar wieder mindern.
▶ Egal ob Sie das Training täglich absolvieren oder nur zwei- bis dreimal die Woche, auf jeden Fall sollten Sie die Trainingszeiten im Vorfeld exakt festlegen. Falls Sie einen prall gefüllten Terminplan haben, dann macht es Sinn, die Trainingstermine fix in den Terminplaner einzutragen.

IMMER AUF- UND ABWÄRMEN

Vor und nach den Kräftigungsübungen führen Sie bitte immer die fünf Dehn- und Mobilisationsübungen von Seite 56f. aus.

FÜNF ÜBUNGEN FÜR EINEN STARKEN RÜCKEN

1 Kniebeuge

Kräftigt die Beinmuskulatur und aktiviert das Herz-Kreislauf-System.
▶ Stellen Sie sich aufrecht hüftbreit hin, die Hände hängen locker seitlich herab.
▶ In die Kniebeuge gehen, dabei den Po nach hinten schieben. Zugleich die Arme nach vorn hochheben, im Idealfall über Kopfhöhe, und einatmen. Die Knie bleiben oberhalb der Füße, also nicht zu weit nach vorn schieben. **1a**
▶ Ausatmend wieder aufrichten.

Kniebeuge für Fortgeschrittene

▶ Im hüftbreiten Stand in die Kniebeuge gehen und dabei den Po nach hinten schieben. Zugleich die Arme nach vorn hoch bis über den Kopf führen und einatmen.
▶ Ausatmend wieder aufrichten und das linke Knie so weit wie möglich anheben. **1b**

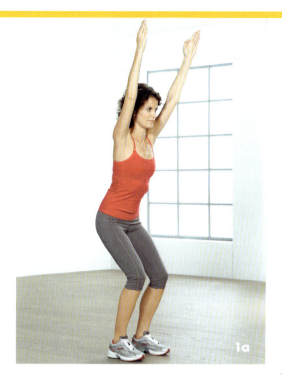
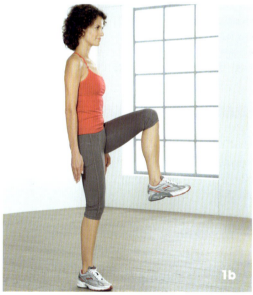

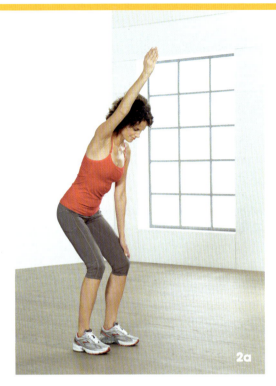

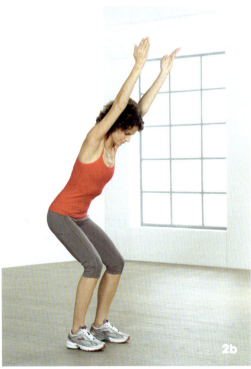

▸ Bei der nächsten Wiederholung das rechte Knie anheben. Diese Übung ist anstrengend und stellt auch gewisse Ansprüche an die Koordination. Deshalb anfangs nur langsam ausführen.

2 Armheber

Kräftigt die Rückenmuskulatur.

▸ Die Füße hüftbreit hinstellen, Knie leicht beugen und den Oberkörper etwa 45 Grad nach vorn neigen. Die Hände mit den Daumen nach innen auf den Oberschenkeln aufstützen. Den Lendenbereich ganz lang ziehen.

▸ Den rechten Arm so weit wie möglich nach oben anheben und dabei das Handgelenk so drehen, dass die Handfläche nach oben zeigt. Der Arm liegt seitlich am Kopf an, die Schultern bleiben tief. **2a** 2 Sekunden lang halten. Der Lendenbereich muss durchgedrückt bleiben. Ziehen Sie gedanklich den Rücken möglichst lang.

▸ Den Arm wieder zur Ausgangsposition zurückführen. Seitenwechsel. Tipp: Beginnen Sie die Übung mit Ihrer schwächeren Armseite.

Beidseitiger Armheber

▸ Ausgangshaltung wie oben.

▸ Beide Arme gestreckt so weit wie möglich nach oben anheben und in dieser Position 2 Sekunden verweilen. **2b** Falls Sie schon mit Gewichten üben: Nehmen Sie für diese Übung nur ein leichtes. Und: Lendenbereich durchgedrückt halten und Rücken lang machen.

3 Pendel

Kräftigt die Rücken- und Beinmuskulatur, schult die Koordination.

▸ Das rechte Knie so weit wie möglich anheben. Das Standbein leicht beugen. Die

DER SIMPLE WEG ZUM NATÜRLICHEN RÜCKENKORSETT | 61

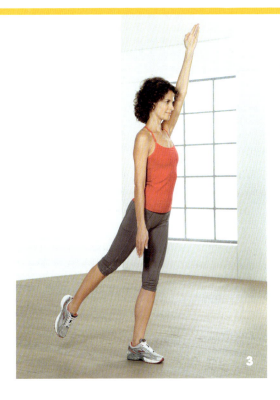

Arme hängen locker nach unten. Während der gesamten Übung bleibt der Oberkörper gerade und das Brustbein nach oben gerichtet.
▶ In einer langsamen Bewegung das rechte Bein gewinkelt am linken Bein vorbei nach hinten führen. Gleichzeitig den linken Arm gestreckt nach oben führen. **3**
▶ Diese Bewegung so oft wie möglich wiederholen. Dann wechseln.
Beginnen Sie am darauffolgenden Trainingstag mit der anderen Seite. Falls Sie anfangs Gleichgewichtsprobleme haben, legen Sie eine Hand locker auf eine Stuhllehne.

4 Einarmiger Bandit

Kräftigt die Rückenmuskulatur.
▶ Auf den Bauch legen, die Füße schulterbreit aufstellen und die Zehenspitzen auf den Boden drücken, sodass die Knie vom Boden abheben. Po anspannen. Arme nach

---

KREUZVERHÖR **DR. WOLFGANG SCHEIBER**

An seinem Rückenkorsett muss man ja arbeiten – das wächst nicht von selbst. Wie motiviere ich mich, regelmäßig dranzubleiben?
Natürlich zuerst einmal mit dem Trainingserfolg. Tragen Sie Ihre Fortschritte schwarz auf weiß in einen Trainingsplan ein – also die Wiederholungen, die Sie pro Übung geschafft haben. Und nach jeder Woche vergleichen Sie die aktuellen Wiederholungszahlen mit denen des ersten Trainingstages. Sind Sie von einer Anfänger- auf eine Fortgeschrittenenübung gesprungen, dann dürfen Sie Ihre Wiederholungszahl mit 2 multiplizieren. Oder sogar mit 3 oder 4, wenn Sie die Übung mit Gewichten durchgeführt haben.
Wichtig ist auch, sich immer wieder zu fragen: Wie fühle ich mich durch mein Training? Und das gleich mal zu bewerten. Zeichnen Sie sich eine Befindlichkeitsskala von »ganz schön mies« = 0 bis »supergut« = 10. Und da tragen Sie einmal pro Woche die aktuelle Befindlichkeit ein. Sie werden erstaunt sein, wie sich Ihre allgemeine Stimmung durch das regelmäßige Training kontinuierlich verbessert.
Ebenfalls hilfreich ist die Frage: Was bringt mir das Training denn? Welche Vorteile spüre ich jetzt im Alltag? Einfach mal auflisten – denn da kann eine ganze Menge passieren. Wachen Sie morgens weniger steif auf? Ist die Einkaufstüte plötzlich leichter? Zwickt das Herumstehen nicht so schnell im Kreuz? Oder lächelt Ihr Partner Sie häufiger an, weil Sie besser drauf sind?

---

vorn strecken, die Handflächen zeigen nach unten. Das Kinn zum Kehlkopf heranziehen.
▶ Den linken Arm anheben, dabei die Handfläche nach oben drehen. Zusätzlich

den rechten Fuß etwa 10 Zentimeter anheben, das Bein bleibt gestreckt. **4a**
2 Sekunden halten, dann Seitenwechsel. Während der gesamten Übung bleibt das Kinn zum Kehlkopf gezogen, der Po angespannt und die Knie durchgedrückt!

Zweiarmiger Bandit

▸ Ausgangshaltung wie oben.
▸ Beide Arme gleichzeitig für 2 Sekunden anheben, dabei die Handfläche nach oben drehen. **4b** Die Zehenspitzen drücken kräftig gegen den Boden. Während der gesamten Übung bleibt das Kinn zum Kehlkopf angezogen und der Po angespannt!

5 Mini-Crunches »light«

Kräftigt die Bauchmuskulatur.
▸ In Rückenlage ein Bein nach dem anderen angewinkelt anheben, sodass die Oberschenkel senkrecht, die Unterschenkel parallel zum Boden sind. Die Zehen in Richtung Knie ziehen. Den Kopf bequem in die linke Hand legen, das Kinn an den Kehlkopf heranziehen.
▸ Den rechten Arm nach vorn am Oberschenkel vorbeiführen und die Schulter vom Boden abheben. Dabei ausatmen. **5**
▸ In die Ausgangsposition zurückkehren, einatmen. Der Kopf bleibt während der gesamten Übung locker in der Hand liegen. Den Lendenbereich gegen die Unterlage drücken.

Mini-Crunches »medium«

▸ Ausgangshaltung wie oben.
▸ Beide Arme parallel zum Boden anheben und so weit wie möglich nach vorn führen. Lendenbereich gegen die Unterlage drücken. Schultern anheben. Dabei ausatmen.
▸ In die Ausgangsposition zurückkehren, einatmen und »abwärmen« (Seite 59)!

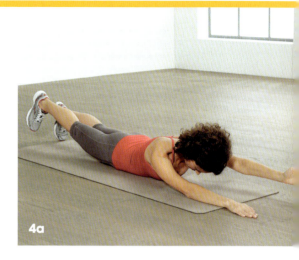
4a

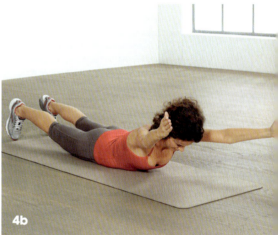
4b

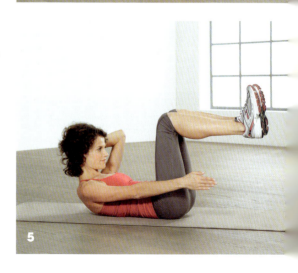
5

Dieser Sport tut dem Rücken gut

SPORTART	NUTZEN & RISIKEN	GUT ZU WISSEN
Aquafitness A	▸ Bei Rückenbeschwerden besonders geeignet. ▸ Der Auftrieb des Wassers entlastet die Wirbelsäule. ▸ Baut gelenkschonend die Rumpfmuskulatur auf.	▸ Ideal für Anfänger: Aquawalking oder Aqua-Wirbelsäulengymnastik unter fachmännischer Anleitung.
Eislaufen F	▸ Schult Koordination und Gleichgewicht. ▸ Das Mitschwingen der Arme trainiert die Rumpfmuskulatur, die Ihre Wirbelsäule aufrecht hält. ▸ Gelenkschonend. ▸ Verletzungsgefahr durch Stürze.	▸ Achten Sie auf Funktionskleidung, die die Feuchtigkeit von innen nach außen leitet, um eine Unterkühlung des Rückens zu vermeiden.
Inlineskating F	▸ Schult Koordination und Gleichgewicht. ▸ Das Mitschwingen der Arme trainiert die Rumpfmuskulatur, die Ihre Wirbelsäule aufrecht hält. ▸ Gelenkschonend. ▸ Verletzungsgefahr durch Stürze.	▸ Achten Sie auf Funktionskleidung, um eine Unterkühlung des Rückens zu vermeiden.
Joggen/Laufen F	▸ Der Wechsel zwischen An- und Entspannung versorgt die Bandscheiben mit Nährstoffen. ▸ Trainiert die Rückenmuskulatur im Lendenwirbelbereich. ▸ Fettverbrennender Ausdauersport, der überflüssige Kilos schmelzen lässt.	▸ Für übergewichtige Menschen nicht geeignet, da es die Gelenke zu sehr belastet. Starten Sie mit oder ohne Stöcke walkend. ▸ Wichtig: gute Schuhe! Sonst schaden Sie Ihrem Rücken. ▸ Mit Funktionskleidung kühlt der Rücken nicht aus!
Krafttraining A	▸ Ausgewogenes Muskeltraining kräftigt Muskeln, Sehnen und Bänder. ▸ Viele Rücken- und Gelenkbeschwerden lassen sich durch Krafttraining lindern. ▸ Krafttraining erhöht den Grundumsatz, die energiezehrende Muskelmasse wächst. Bald hat die Wirbelsäule weniger Pfunde zu tragen.	▸ Natürlich können Sie Ihre Muskeln auch zu Hause trainieren, Anfänger sollten sich jedoch von einem Physiotherapeuten oder Sportlehrer individuell abgestimmte Übungen zeigen lassen.
Pilates F	▸ Stärkt den gesamten Körper, ausgehend von der Körpermitte. ▸ Hilft, Rückenproblemen vorzubeugen.	▸ Ein gut ausgebildeter Trainer ist zum Erlernen der richtigen Technik unerlässlich.
Qigong A	▸ Hilft zu entspannen, fördert die geistige Ruhe. Lockert Muskeln, Sehnen und Gelenke. ▸ Positive Wirkung bei chronischen Schmerzen im Bereich der Wirbelsäule.	▸ Die langsamen, sanften Übungen sind auch für ältere Menschen geeignet. ▸ Möglichst in einem Kurs lernen!

A für untrainierte Anfänger gut geeignet   **F** für Fortgeschrittene in Sachen Fitness

64 | DAS RUNDUM-RÜCKEN-PRÄVENTIONSPROGRAMM

SPORTART	NUTZEN & RISIKEN	GUT ZU WISSEN
Radfahren A	▸ Stärkt die Rückenstrecker. ▸ Die Wirbelsäule wird leicht entlastet. ▸ Gelenkschonend, daher gut für Übergewichtige.	▸ Wichtig: Mit geradem Rücken leicht nach vorn gebeugt sitzen. ▸ Optimal: ein gefedertes Rad.
Reiten F	▸ Um sich auf dem Pferderücken aufrecht zu halten, ist die aktive Arbeit der Rumpfmuskulatur gefragt. ▸ Reiten schult Haltung, Koordination und Balance. ▸ Verletzungsgefahr durch Stürze.	▸ Kostspieliges und zeitintensives Hobby.
Schwimmen F	▸ Rückenschwimmen und Kraulen – mit präziser Technik – schonen die Halswirbelsäule mehr als Brustschwimmen.	▸ Eine gute Schwimmtechnik ist nicht ganz leicht zu erlernen.
Skilanglauf A	▸ Harmonische, gelenkschonende Bewegungen trainieren beinahe alle Muskelgruppen des Körpers. ▸ Durch die Gleitbewegungen rotiert die Wirbelsäule, die tiefen Rückenmuskeln sind gefordert. ▸ Lässt überflüssige Pfunde von den Hüften gleiten, die Ihren Rücken belasten.	▸ Lernen Sie die richtige Technik bei einem Skilehrer. ▸ Auch für ältere Menschen geeignet. ▸ Mit Funktionskleidung kühlt der Rücken nicht aus!
Tai-Chi A	▸ Weiche, fließende Bewegungen fördern eine aufrechte Haltung, entspannen den Körper. ▸ Fördert Beweglichkeit und Körperbewusstsein. Darum: bei Rückenproblemen besonders sinnvoll.	▸ Tai-Chi eignet sich für alle Alters- und Fitnessstufen.
Tanzen A	▸ Gerade bei Rückenbeschwerden eine gute Möglichkeit, körperlich aktiv zu sein. ▸ Schult Haltung, Körperwahrnehmung, Koordination. ▸ Hilft, Stress abzubauen, der den Rücken belastet. ▸ Tanzen bietet für jede Altersstufe etwas Passendes.	▸ Bis ins hohe Alter geeignet. ▸ Viele Tanzschulen bieten Anfängerkurse an, in denen man herausfinden kann, welchen Stil man bevorzugt.
Trampolin A	▸ Schult Gleichgewicht und Koordination. ▸ Beugt gelenkschonend Osteoporose vor. ▸ Stärkt alle Knochen, Muskeln und Gelenke. ▸ 20 Minuten auf der Sprungmatte sind so effektiv wie 30 Minuten joggen.	▸ Geeignet für jedes Alter. ▸ Wichtig: ein gutes Gerät mit cleverem Federsystem, sonst beschwert sich Ihr Rücken bald. (Buchtipp Seite 216)

A **für untrainierte Anfänger gut geeignet**   F **für Fortgeschrittene in Sachen Fitness**

DIESER SPORT TUT DEM RÜCKEN GUT | 65

SPORTART	NUTZEN & RISIKEN	GUT ZU WISSEN
Vibrationstraining mit dem Flexi-Bar oder mit seitenalternierender Vibration (Galileo) A	▸ Galileo und Flexi-Bar kräftigen Bein-, Rumpf- und Tiefenmuskulatur. ▸ Übungen mit dem Flexi-Bar lösen Verspannungen in Nacken und Schulter. ▸ An den menschlichen Gang angepasste Frequenzen regen beim Galileo-Training die Knochenbildung an und beugen so Osteoporose vor.	▸ Für das Vibrationstraining auf dem Galileo braucht man eine fachlich versierte Einweisung. ▸ Für das Training mit dem Flexi-Bar empfiehlt sich ein Kurs im Fitnessstudio oder eine Anleitung per Video/DVD.
Walking/ Nordic Walking A	▸ Nordic Walking ist besonders bei Rückenproblemen empfehlenswert, da der gezielte Einsatz der Arme die Rumpfmuskulatur kräftigt. Die rhythmischen Armbewegungen entspannen verkrampfte Schulter- und Nackenmuskeln. ▸ 90 Prozent Ihrer Muskulatur sind gefordert, wenn Sie am Stock im flotten Schritt walken. ▸ Gelenkschonende Alternative zum Joggen – deswegen auch für übergewichtige Menschen geeignet.	▸ Als Einsteiger sollte man die richtige Technik in einem Kurs lernen. ▸ In den Genuss all dieser Vorteile kommen Sie nur dann, wenn Sie die richtige Technik beherrschen.
Wandern A	▸ Gehen ist die natürliche Art, sich fortzubewegen, es fordert die Rückenmuskeln und mobilisiert die Wirbelgelenke. ▸ Gelenkschonende Methode, um den Rücken zu stärken. ▸ Bewegung in der Natur befreit von den Sorgen des Alltags, von all dem Ballast, den Sie auf den Schultern tragen.	▸ Geeignet für Jung und Alt, für Trainierte und Untrainierte. ▸ Es muss ja nicht immer gleich eine Bergwanderung sein. Bauen Sie täglich einen 30-minütigen Spaziergang in Ihren Alltag ein.
Wirbelsäulengymnastik A	▸ Gezieltes Training für den Rücken. ▸ Kräftigt Rücken- und Bauchmuskulatur.	▸ Belegen Sie einen Kurs in einem gesundheitsorientierten Fitnessstudio, beim Sport- oder Kneippverein oder an der Volkshochschule.
Yoga A	▸ Verbindet körperliche Aktivität mit meditativen und spirituellen Elementen. ▸ Hilfreich, um Stress abzubauen. ▸ Trainiert Körperhaltung, Beweglichkeit und Kraft und eignet sich hervorragend, um gegen Rückenbeschwerden anzugehen.	▸ Geeignet für jedes Alter. Wichtig ist eine Anleitung durch einen zertifizierten Yogalehrer. ▸ Vorsicht ist geboten, wenn Sie unter akuten Rücken- und Gelenkbeschwerden leiden.

A für untrainierte Anfänger gut geeignet   **F** für Fortgeschrittene in Sachen Fitness

Essen Sie Ihren Rücken fit – mit 12 essenziellen Basics

Knochen, Gelenke, Bandscheiben und Muskeln haben Appetit auf Vitalstoffe. Wer nicht gesund isst oder Rückenprobleme hat, sollte mit seinem Arzt über eine ausgeklügelte Nahrungsergänzung sprechen. Die wirkt oft wie Medizin.

1 *Essenzielle Fettsäuren schützen vor Entzündungen*, zum Beispiel vor Rheuma. Chronische Entzündungen schädigen im Laufe der Zeit Knorpel, Gelenke und Knochen. Einfach ungesättigte Fettsäuren stecken vor allem in Haselnüssen, Sesam, Olivenöl, Rapsöl und Avocado. Auch die lebensnotwendigen Omega-3-Fettsäuren schützen die Gelenke vor Rheuma, indem sie die entzündungsfördernde Wirkung von Arachidonsäure aus tierischen Lebensmitteln hemmen. Essen Sie zweimal pro Woche fetten Seefisch (Makrele, Hering, Lachs), verwenden Sie Raps-, Lein- und Walnussöl.

2 *Vitamin D stärkt die Knochen und stoppt den Verschleiß der Gelenke.* Es steuert die Aufnahme des Knochenbausteins Kalzium im Dünndarm. Arthrosekranke erhöhen durch Vitamin-D-Mangel das Risiko, dass die Arthrose weiter fortschreitet, um den Faktor 3 bis 4. Tagesbedarf: 5 bis 10 Mikrogramm – 2 Eier und 200 Gramm Fisch liefern ihn beispielsweise. Oder ein Spaziergang an der Sonne.

3 *Vitamin E feit gegen oxidativen Stress und Entzündungen.* Alpha-Tocopherol heißt die Form des Vitamins E, die der Körper am besten aufnehmen kann. Das Antioxidans schützt die Muskelfasern vor oxidativem Stress, sie erholen sich nach dem Training schneller und wachsen. Und Vitamin E schützt die Gelenke: Wer sich gut damit versorgt, senkt sein Risiko, an einer chronischen Polyarthritis zu erkranken. 2 Esslöffel Olivenöl im Salat und 20 Gramm Haselnüsse decken den Minimalbedarf von 15 Milligramm pro Tag. Vitamin E verabreicht der Arzt hoch dosiert gegen Entzündungen.

4 *Muskeln und Gelenke brauchen B-Vitamine.* Die B-Vitamin-Gruppe ist am Stoffwechsel der Hauptnährstoffe Eiweiß, Fett und Kohlenhydrate beteiligt. Ohne B-Vitamine geht den Muskeln, auch den stabilisierenden Tiefenmuskeln, die Energie aus. Arthritispatienten haben häufig einen Vitamin B5-Mangel. Die Gabe von hoch dosiertem Vitamin B5 kann Gelenkschmerzen lindern. Wer gerne Hülsenfrüchte, Nüsse, Vollkornprodukte, Eier und Fisch isst, versorgt den Rücken gut mit dem Vitaminkomplex.

5 *Vitamin C für starke Knochen und Gelenke.* Wer sich gut mit Vitamin C versorgt, sorgt auch für eine hohe Knochendichte. Raucher mit Vitamin-C-Unterversorgung erhöhen das Hüftfrakturrisiko um den Faktor 3. Täglich 1 Gramm schützt. Eine gute Vitamin-C-Versorgung lindert auch entzündliches Gelenk-

---

RÜCKENDECKUNG

Viel trinken!
Die Bandscheiben mögen's nass. Ausreichend trinken heißt die Devise für gesunde Bandscheiben bis ins hohe Alter. Nur mit viel Flüssigkeit werden die Puffer zwischen den Wirbeln gut mit Nährstoffen versorgt. Und außerdem zeigen Studien: Wer stündlich ein Glas Wasser trinkt – etwa 2 Liter pro Tag –, dämpft Schmerzen.

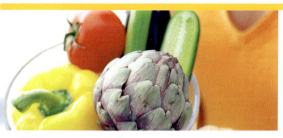

Ein gesunder Rücken braucht Pflege von innen – sprich: alle Vitalstoffe von Bor bis Zink.

rheuma. Topgehalte des Antioxidans stecken in Paprika, Brokkoli, Hagebutten, Sanddorn und Zitrusfrüchten. Wer nicht fünfmal am Tag frisches Obst und Gemüse isst, sollte sich ein hochwertiges Vitaminpräparat empfehlen lassen.

6 *Bor schützt vor Osteoporose.* Bormangel erhöht die Kalzium- und Magnesiumausscheidung über den Urin. 3 Milligramm täglich beugen brüchigen Knochen vor. Ein Apfel, eine Birne oder eine Tomate decken bereits den Tagesbedarf.

7 *Fluorid stärkt nicht nur den Zahnschmelz.* Das Spurenelement macht auch die restlichen Knochen im Körper hart und widerstandsfähig. Hoch dosiert aktiviert es die Osteoblasten, die knochenaufbauenden Zellen, und wird deshalb auch in der Osteoporosetherapie eingesetzt. Ohne ärztliche Anordnung sollten Sie täglich nicht mehr als 1,5 Milligramm zu sich nehmen. Steckt in Butter, Garnelen, Rinderfilet und schwarzem Tee.

8 *Kalzium entkrampft den Muskel und schützt den Knochen vor Osteoporose.* 1,2 g Kalzium am Tag helfen, schmerzhafte Muskelkrämpfe zu vermeiden – und bauen den Knochen auf. Je mehr man davon bis zum 35. Lebensjahr ins Skelett einlagert, desto geringer ist das Risiko, an Osteoporose zu erkranken. 1 Gramm steckt in 880 g Brokkoli, Fenchel, Spinat oder 110 g Hartkäse oder 850 g Magermilch oder 750 g Joghurt, 440 g Grünkohl oder Gartenkresse, 330 g Sojabohnen. Es ist nicht einfach, genug aufzunehmen! Hier muss man täglich Milchprodukte mit Gemüse kombinieren.

9 *Magnesium feit Nerven und Muskulatur gegen Stress und stabilisiert den Knochen.* Deshalb Mineralwasser mit einem Magnesiumgehalt von über 200 Milligramm pro Liter trinken – und häufiger zu Weizenkeimen, Sonnenblumenkernen, Nüssen, Haferflocken und Vollkorn greifen. Alkohol ist mit Vorsicht zu genießen. Er ist ein Magnesiumräuber. Zu wenig Magnesium bedeutet zu wenig aktives Vitamin D, das führt dazu, dass sich nicht genug Kalzium im Knochen einlagert.

10 *Mangan stimuliert die Knochenbildung im Körper.* Die Knochen von Osteoporosepatienten weisen geringere Mangangehalte auf als die von Gesunden. Tägliche Zufuhrempfehlung: 2 bis 5 Milligramm. Eine Portion Hülsenfrüchte, Hirse, Haferflocken oder Weizenvollkornbrot decken den Tagesbedarf.

11 *Selen gegen Rheuma.* Täglich 100 Mikrogramm Selen können Entzündungen in den Gelenken beruhigen. Der Selenbedarf ist nicht leicht zu decken. Liegt am Gehalt im Boden. Unser Weizen liefert ein Zehntel des amerikanischen Weizens. Sie brauchen 100 g Hering oder Thunfisch, 300 g Fleisch oder 3 große Eier, 30 g Pistazien oder Kokosnuss, 150 g Sojabohnen.

12 *Zink lässt Muskeln wachsen und erhält die Knochendichte.* Den Zinkbedarf von 15 Milligramm pro Tag deckt man mit 200 Gramm Geflügel plus 3 Scheiben Hartkäse, einer Handvoll Nüssen, 3 Esslöffeln Haferflocken. Am besten erhält man die Knochendichte, wenn man Osteoporosepatienten Kalzium plus Zink (1 Gramm plus 15 Milligramm) gibt, so Studien.

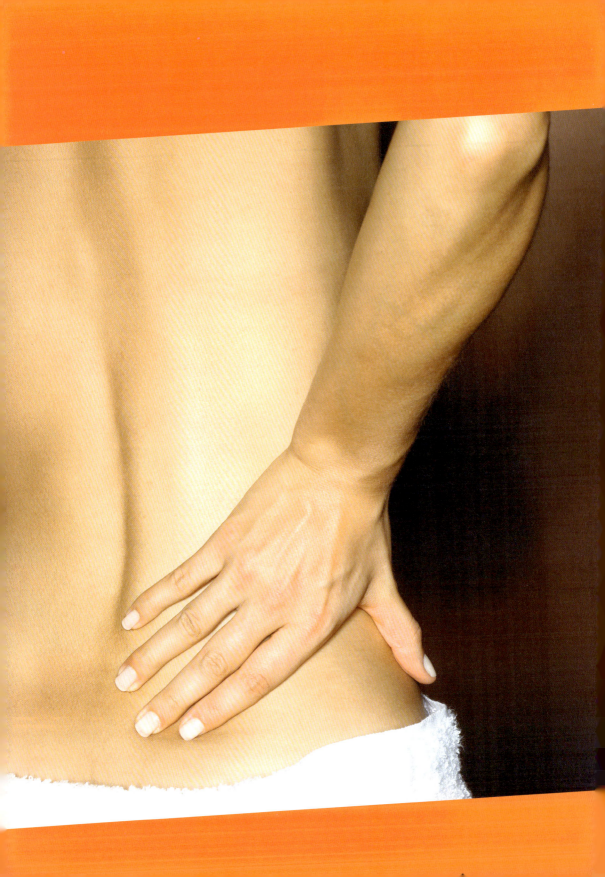

DAS KREUZ MIT DEM KREUZ

Rückenschmerzen sind gutartig. Sie nisten sich zwar im Gehirn ein, können aber wieder verlernt werden. Wie spürt man die wahre Ursache der Beschwerden auf? Und welcher Therapieplan ist der klügste? All das lesen Sie in diesem Kapitel. Und aktiv werden Sie im Rückenschmerz-ade-Programm ab Seite 138 – mit Rücken-Braining, Qi-Atmung und Qigong.

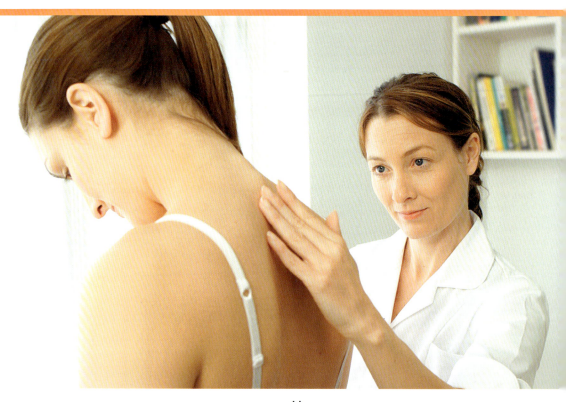

»ICH HAB RÜCKEN!« – WAS TUN?

Hape Kerkeling kennen Sie. Oder? Einer der besten Comedians der Welt. Wenn nicht, dann gucken Sie einfach mal ein kleines Video im Internet an unter www.youtube.com. Dort sagt er auch einen seiner legendären weisen Sätze: »Isch hab Rücken!« Das kennen wir doch alle. Da bückt man sich nach einem Euro, und der rächt sich im Kreuz. Nach der siebten Umzugskiste kann man sich kaum noch rühren und trägt ab dann lieber nur noch die Verantwortung. Der Stress im Job manifestiert sich im Nacken, morgens kommt man plötzlich nicht mehr aus dem Bett, in den Job … Entweder man bleibt im Bett oder macht sich auf zum Arzt und sagt: »Ich hab Rücken.« Oder: Man bewegt sich wie Hape Kerkeling auf eine Reise zu sich selbst, erwandert als Pilger den Jakobsweg – und findet die wahre Ursache. Das tut der Arzt nämlich in den seltensten Fällen. Außer: Sie helfen ihm auf die Sprünge, wissen selbst ein wenig Bescheid über Ursachen und Symptome von Rückenschmerzen.

FAST JEDER HAT »RÜCKEN«

Der Rückenschmerz hat viele Gesichter: dumpf oder stechend, immer da oder immer mal wieder, er plagt des Nachts oder tagsüber, akut oder chronisch, leise oder unerträglich. Er sitzt im Nacken oder wütet im Lendenbereich … Der Schmerz sucht sich auch junge Rücken: Jeder vierte Mann unter 30 hat in den letzten sieben Tagen Schmerzen im Rücken gehabt. Bei Frauen sind es sogar 35 Prozent. Und das Leiden beginnt immer früher. Dr. Marianowicz: »Meine jüngste Patientin mit schwerem Bandscheibenvorfall ist 12 Jahre alt.« Dr. Tempelhof: »Immer häufiger klagen Kinder über Rückenschmerzen.« Experten sprechen von der Seuche des 21. Jahrhunderts – kein Schmerz taucht so häufig auf wie der chronische Rückenschmerz. Und er schafft unsäglich viel Leiden.

Der unspezifische Schmerz

Wenn Sie nun Ihren Schmerz zum Arzt tragen, sagt der im Grunde auch nichts anderes als: »Ja, Sie haben Rücken.« Das klingt nur ein bisschen komplizierter. Zum Beispiel so: »Möglicherweise haben Sie eine LWS-Diskusprotrusion.« Und das Verrückte daran ist: In 85 Prozent der Fälle findet der Arzt keine spezifische Krankheitsursache – keine durch einen Bandscheibenvorfall oder zu engen Spinalkanal gereizte Nervenwurzel. Es gibt in 85 Prozent der Fälle kein medizinisch messbares, objektives Verfahren, das zu einer eindeutigen Diagnose führt, geschweige denn zu einer Behandlung. Eine Infektion kann man im Blut messen – und mit Antibiotika behandeln. Einen Knochenbruch sieht man auf dem Röntgenbild – und man gipst ihn ein. Und beim Rücken?

WO KOMMT ER HER?

Nirgendwo im Körper läuft so viel Information über Nerven wie im Rücken. Im Rückenmark bündelt sich das wichtigste informationsverarbeitende System des Körpers: das zentrale Nervensystem. Alle Organe schicken ihre Botschaften in den Rücken – auch das Gehirn. Treffen nun Stress oder eine leichte Depression auf eine kleine Instabilität im Wirbelbereich, dann verkrampft sich die Muskulatur, verschiebt sich das sensible Gefüge, reizt das Nerven, tut das höllisch weh. Auch ohne dass sich im Röntgenbild etwas zeigt. Das nennt der Arzt dann »unspezifischen Rückenschmerz«. Und dafür kennt man jede Menge mögliche Ursachen: viel sitzen, zu wenig Bewegung, Fehlhaltungen, Rauchen, Stress, Unzufriedenheit mit dem Job, Übergewicht, Depressionen. Nun ist es völlig egal, ob dieser Schmerz eine sichtbare Ursache, eine vorgefallene Bandscheibe hat – oder man nur vermuten kann, dass das Zusammentreffen von Stress und schwacher Muskulatur ihn auslöst. Man muss etwas gegen ihn tun. Weil er, so warnt Dr. Tempelhof, in »10 bis 60 Prozent der Fälle, je nach Studie, chronisch wird«.

VIEL WIRBEL

… machen diese Zahlen zu Rückenschmerzen vom Deutschen Grünen Kreuz: 21,6 Prozent der Frauen und 15,5 Prozent der Männer leiden unter chronischen Rückenschmerzen, 69 Prozent der Bevölkerung schmerzt der Rücken gelegentlich. 90 Prozent der Rückenschmerzen bessern sich bald, 10 Prozent chronifizieren. 25,8 Prozent aller Krankheitstage gehen auf Muskel- und Skeletterkrankungen zurück, die meisten davon sind Rückenschmerzen.
Schätzungsweise 20 bis 25 Milliarden Euro direkte und indirekte Kosten verursachen Rückenbeschwerden.

EIN FALSCHES BILD VOM SCHMERZ

In den 80er-Jahren des 20. Jahrhunderts nahmen Rückenschmerzen rapide zu. Nicht etwa weil man in dieser Zeit mehr Arbeitszeit absitzen musste, sich weniger bewegte, highere Heels die natürliche Fortbewegung behinderten, eine neue Matratzenmode aufkam … nein. Warum dann? Ganz einfach: Es wurde geröntgt auf Teufel komm raus. Moderne Verfahren wie die Computer- und Magnetresonanztomografie revolutionierten die Diagnose. Landauf, landab fotografierte man Wirbel und Bandscheiben. Denn nur Schmerzen, die man sehen kann, zählen. Und mit den modernen technischen Verfahren kann man einfach mehr sehen. Leider lässt sich das Röntgenbild nur selten mit den vorhandenen Symptomen in Einklang bringen. Die Bandscheibe wölbt sich im Lendenbereich vor, der Schmerz aber sitzt im Nacken. Die Wirbelsäule sieht jungfräulich aus, ihr Besitzer jedoch leidet Höllenqualen. Und Patienten mit völlig degenerierten Wirbeln laufen schmerzfrei durchs Leben.

Futter für Beschwerden

Ganz natürlich erwarten Sie vom Arzt eine schnelle Diagnose – und genau soll sie auch sein. Nur: In 85 Prozent der Fälle hat der Arzt keine Ahnung, warum der Rücken schmerzt. Weil Sie aber »wissen wollen«, lässt man das technische Auge auf Sie los. Macht ein Röntgenbild, eine Computer- oder Magnetresonanztomografie. Irgendeine Veränderung sieht man dort immer. Die Wirbelsäule ist krumm. Die Wirbel nutzen sich im Laufe des Lebens ab: Verschleiß! Manche Bandscheibe steht ein bisschen vor. Das ist normal. Dr. Marianowicz: »All das geht einfach auf das Konto Leben.« Und normalerweise macht all das keine Beschwerden. Ein 30-Jähriger hat mit einer Wahrscheinlichkeit von 75 Prozent Einrisse

> **KREUZVERHÖR   DR. MARTIN MARIANOWICZ**
>
> **Die Zeit heilt alle Wunden?**
> Natur und Zeit sind die besten Freunde und Heiler des Rückens. Man muss sie ihm nur geben. Für den Neurochirurgen ist die Zeit der größte Feind. Gibt er sie seinem Patienten, kann er nicht operieren. Müsste man hierzulande drei Monate auf eine Bandscheiben-OP warten, würden sich 85 Prozent der Patienten nicht mehr operieren lassen. Weil inzwischen die Selbstheilung des Körpers eingesetzt hat.

in der Bandscheibe. Geht er wegen eines Hexenschusses zum Arzt, hat er noch das Gefühl: »Nach einer Spritze geht's mir besser.« Sieht er auf dem Röntgenbild einen Riss, denkt er: »Marode. Kaputt. Nicht mehr zu retten!« Dr. Marianowicz: »Mit unnötigen Röntgendiagnosen machen wir gesunde Patienten krank.« Psychologe Wolfgang Scheiber: »Und zwar chronisch. Der akute Schmerz, der normalerweise in ein paar Tagen verschwinden würde, brennt sich im Gehirn sein Programm ein. Funkt ewig weiter: leide, leide, leide.« Auch wissenschaftliche Studien deckten auf: Wer sein Leiden auf dem Röntgenbild mit eigenen Augen sieht, leidet mehr und länger.

Die Folge: Sie haben chronisch Rücken

Die Diagnose macht Angst – und nimmt die Furcht vor dem Skalpell: »Ich bin krank! Da muss man doch operieren.« Dann lassen Sie sich operieren. Kriegen Narben. Und dann tut's erst recht weh – chronisch. Tun Sie das also erst mal nicht. Es sei denn, es ist wirklich notwendig (Seite 211). Neun von zehn Rückenleiden kann man mit »konservativen« Methoden effektiv behandeln: mit Bewegung. Mit Massagen. Mit einer guten Schmerztherapie, die auch Techniken der Verhaltenstherapie integriert. Mit spezifischem Rückentraining – denn eine Schonhaltung führt zu mehr Schmerzen. Und Schmerzen haben die hinterhältige Angewohnheit, im Gehirn ein Ich-bleib-auf-alle-Fälle-da-Programm zu installieren. Dazu gleich mehr.

Rückenschmerzen sind gutartig

Eigentlich ist das ja eine gute Nachricht: In 85 Prozent der Fälle hat man Schmerzen ohne einen ernsten Hintergrund. Das heißt: Sie bedrohen unser Leben nicht. Sie tun halt weh. Das muss man sich vor Augen führen. Denn das ist wichtig, um diesen lästigen Begleiter da im Kreuz loszuwerden. Er ist ja da. Auch wenn ihn kein technisches Auge im Rücken sieht. Dass er trotzdem da ist, dass man nicht verrückt ist, das kann das technische Auge heutzutage im Gehirn sehen.

Die Diagnose »Ja, Sie haben Rücken« ...

… hilft Ihnen nur weiter, wenn Sie sich dann die folgenden fünf Fragen stellen. Warum, das lesen Sie auf den nächsten Seiten.

▶ Ich hab Rücken. Halte ich das aus?
▶ Wie lange halte ich das aus?
▶ Schaffe ich es, mit der richtigen Verhaltens- und Schmerztherapie meinem Körper so viel Zeit zu geben, dass er sich selbst heilt?
▶ Wie sieht es ganz ehrlich mit meiner Stimmungslage aus? Stecke ich in einer Krise im Job, in der Partnerschaft, im Leben, die einen akuten Rückenschmerz chronisch werden lässt?
▶ Bin ich bereit, Energie, Hoffnung, Zeit – mitunter auch etwas Geld – in Therapien zu investieren, die mir langfristig helfen?

Die Gesellschaft springt uns ins Kreuz

Die Röntgengeschichte zeigt, welch große Rolle die Seele spielt. Wir leben in einer Gesellschaft, in der nur ganz selten das Rückgrat gestärkt wird. Die Hauptursache für das Kreuz mit dem Kreuz – neben Bewegungsmangel und Sitzmarathon – ist, dass vielen Menschen heute einfach der Stress im Nacken sitzt, dass sie ständig Probleme schultern müssen, nur hartnäckig vorankommen – und Halsstarrigkeit in vielen Lebenssituationen notwendig ist. Stress und psychische Überlastung führen zur Verspannung und Fehlhaltung. Und das macht langfristig chronisch rückenkrank.

VIEL WIRBEL

… macht der »sekundäre Krankheitsgewinn«. Rückenschmerzen stehen an erster Stelle aller Krankschreibungen. Merkwürdigerweise heilt ein krankgeschriebener Rücken langsamer als einer, der trotz Schmerzen weiterarbeitet.

Die Erklärung der Psychologen: Es ist ja nicht so, dass man seine Lage ausnutzen will, sich krankschreiben lassen will. Trotzdem gibt es das psychologische, unbewusste Phänomen: Wer für seine Schmerzen »belohnt« wird, sei es mit einer Krankschreibung oder auch mit viel Mitleid und Fürsorge, der hat ein bisschen weniger einen Grund, schnell gesund zu werden. Hinzu kommt, so Wolfgang Scheiber: Jemand, der krankgeschrieben wird, kann sich auf seine Schmerzen konzentrieren, nimmt sie stärker wahr, weil die Ablenkung durch die Arbeit fehlt. Und er führt letztlich den Schmerzen mehr Energie zu.

Der Schmerz und sein Pfad ins Gehirn

Überall im Körper haben wir kleine Rezeptoren für Schmerz, und die senden ihre Botschaft direkt ins Gehirn. Von der Brandblase am Finger genauso wie vom gereizten Nerv an der Bandscheibe. Das kann man im Magnetresonanztomografen sehen – damit blicken die Forscher ins Gehirn.

SCHMERZ-GEDÄCHTNIS-SPUREN

Gehirnforscher machten einen Versuch mit Schimpansen. Diese trainierten über mehrere Wochen eine Greifbewegung, die 90 Minuten lang dauernd wiederholt werden musste. Solche Dinge tun wir auch. Mitunter viel länger. Wir hacken auf der Tastatur herum, greifen ständig zu evolutionär nicht vorgesehenen Dingen wie der Computermaus. Schon nach zwei Wochen zeigten sich bei den Schimpansen die ersten motorischen Störungen aufgrund der monotonen Bewegung. Die Affen machten Fehler, rutschten mit den zitternden Fingern ab. Nach wenigen Monaten schon sah man auf Kernspinaufnahmen deutliche Schmerz-Gedächtnis-Spuren im Gehirn dieser Affen. Das passiert auch in unserem Kopf. Schmerz trampelt sich einen Pfad. Und das ist das Spezialgebiet von Wolfgang Scheiber. Der Psychologe lässt mit seinen Rücken-Braining-Techniken Gras über den Schmerzpfad wachsen. Mehr darüber im Praxisteil ab Seite 139.

Es gibt nicht das Schmerzzentrum

Wenn wir Schmerz wahrnehmen, funken unterschiedliche Gehirnzentren. Dr. Tempelhof: »Und diese sind ganz klar vom Seelenleben, von unseren Emotionen beeinflusst. Ist man abgelenkt, emotional erregt, fühlt man den Schmerz weniger. Genauso wie Gefühle, Vorstellungen, Ängste, Sorgen Schmerzen im Körper hervorrufen können.« Auch das sieht man heute im Kernspin. Dr. Tempelhof: »Suggeriert man gesunden Freiwilligen unter Hypnose Schmerzen, kann man eine rege Aktivität in den schmerzverarbeitenden Regionen feststellen. Diese Menschen empfinden also nur aufgrund ihrer Vorstellung Schmerz.« Das klingt schlimm, hat aber auch ein Gutes. Denn mittels Hypnose, Entspannungs- oder Ablenkungstherapien kann Schmerz »weggedacht« oder verändert werden.

Das Gehirn wächst – und schrumpft

Wenn unser Gehirn etwas lernt, dann wächst es in bestimmten Regionen. Es lernt, dass das rechte Pedal die Bremse drückt. Es lernt, den Faden in die Nadel zu fädeln, die Tasten auf dem Klavier zu finden. So sind die Regionen für das Bewegen der Finger bei einem Klavierspieler viel größer als bei einem Fußballer. Der wiederum hat eine dicke Region für seine Beine. Das Gehirn ist also plastisch, denn lernenderweise können sich einzelne Bereiche vergrößern. Und auch hier gilt der Satz: Use it or lose it. Gebrauch es oder verlier es. Hirnareale, die nicht genutzt werden, schrumpfen. Der Gipsarm macht die Region, die für die Nervenimpulse des Arms zuständig ist, kleiner. Trägt man ein Korsett, das den Rückenmuskeln die Eigenaktivität nimmt, schrumpft der Bereich für den Rücken. Und hat man Schmerzen, schrumpft das gesamte Gehirn um sage und schreibe 11 Prozent, weil man den ganzen Körper weniger benutzt. Diese Anpassungsfähigkeit des Gehirns nennt man Neuroplastizität.

DAS GEHIRN BEHANDELT SCHMERZ BEVORZUGT

Jede Erfahrung speichern wir also im Gehirn ab, je stärker, je bedrohlicher sie ist, umso intensiver: Haben wir uns einmal an der Herdplatte verbrannt, hat das Gehirn das als »ganz wichtig«

DER SCHMERZ UND SEIN PFAD INS GEHIRN | 75

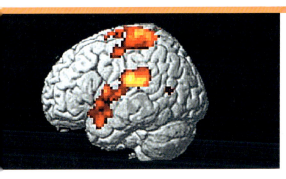

Im Gehirn findet man nicht das eine Schmerzzentrum. Viele verschiedene Regionen funken mit, wenn zum Beispiel die Bandscheibe auf den Nerv drückt.

abgespeichert – und wir werden künftig die Hand ganz schnell in Sicherheit bringen, ohne darüber nachzudenken. Jeder Schmerz, auch ein kleiner, ist etwas Bedrohliches. Deshalb wird er mit Priorität abgespeichert, drückt Stempel für Stempel ins Gehirn und wird von immer mehr Nervenzellen im Gehirn vertreten. Verschwindet er nicht bald, wird er chronisch.

Es bildet sich ein Schmerzgedächtnis

… ganz schnell, ganz leicht. Darum soll man Schmerzen auch nicht lange aushalten. Denn genau das hat einen folgenschweren Nachteil: Mehr Nervenzellen für einen Schmerz heißt, ein und derselbe Schmerzreiz wird bald stärker verarbeitet. Stärker empfunden. Der Schmerz wächst mit der Zeitspanne, über die man ihn aushält. Nistet sich im Kopf ein – und verlässt ihn nicht mehr. Die international bekannte Schmerzforscherin Prof. Dr. Herta Flor, Universität Mannheim: »So kann man auch erklären, warum man bei chronischen Schmerzpatienten vor Ort häufig gar nichts mehr findet. Die Bandscheibe ist völlig verheilt, es sieht alles gut aus – und trotzdem hat der Patient Schmerzen. Das hängt damit zusammen, dass das Nervensystem sensibler geworden ist. Schmerz entsteht im Gehirn und nicht dort, wo es wehtut.« Schiebt man einen Patienten in den Magnetresonanztomografen, sieht der Wissenschaftler, dass ein und derselbe Schmerzreiz bei Gesunden sehr viel weniger Aktivierung im Gehirn auslöst als beim chronisch schmerzkranken Patienten. Bei ihm funken mehr Nerven. Schmerz entsteht also nicht, wie wir gemeinhin annehmen, dort, wo wir ihn fühlen, in der Hand oder im Fuß, sondern Schmerz entsteht immer im Gehirn. Das erklärt auch den Phantomschmerz, den ein amputiertes Glied hinterlassen kann.

Aufmerksamkeit nährt den Schmerz

Der eine empfindet einen Hexenschuss als starken Schmerz, der ihn bewegungsunfähig ans Bett fesselt, während ein anderer mit zusammengebissenen Zähnen noch einen Halbmarathon läuft. Wie stark man Schmerz empfindet, hängt von den Genen ab – aber auch von unserer Erfahrung. Hat uns jemand als Kind beim Spielen aufs Kreuz gelegt und Mama die Tränen mit viel Brimborium, Eis und Küssen getrocknet, spurte sich in unserem Gehirn ein: Schmerz bedeutet positive Zuwendung. Schmerzen schenken mir Aufmerksamkeit, und daraus entwickelt sich später dann viel leichter chronischer Schmerz. Weil das Gehirn ihn willkommen heißt.

Ablenkung lässt den Schmerz schwinden

Professor Herta Flor fand heraus: Hat man einen fürsorglichen Partner, löst ein Schmerzreiz dreimal so große Ausschläge im Gehirn aus wie bei jenen, die das Leiden des Partners nicht mit steter sorgenvoller Aufmerksamkeit nähren. Wer wirklich helfen will, der zeigt seine Fürsorge in Form von Ablenkung. Denn wer dem Schmerz Aufmerksamkeit schenkt, ihn gar fokussiert, gibt ihm immer mehr Raum im Gehirn, immer mehr Macht. Die gute Nachricht: Man kriegt ihn auch wieder klein. Wie das geht, erklärt Ihnen nun Frau Prof. Flor.

GASTKOMMENTAR   **PROF. DR. HERTA FLOR**

GENUSSTRAINING GEGEN SCHMERZEN

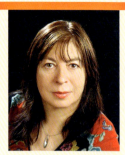

Die international bekannte Schmerzforscherin Prof. Dr. Herta Flor, Universität Mannheim, lindert Schmerzen per Genusstraining.

Wie bringt man den Schmerz zum Schwinden?

Die Idee ist ja eigentlich klar. Wenn im Gehirn Veränderungen durch Lernen entstehen, dann kann man sie mit Lern- und Trainingsverfahren auch wieder rückgängig machen. Wir machen ein ganz einfaches Verhaltenstraining. Wir wollen die betreffende Hirnregion, die sich durch Schmerz ausgeweitet hat, wieder verkleinern. Man schickt als Gegenstimulation Impulse ins Gehirn, die nichts mit Schmerz zu tun haben. So versucht man, Areale zu stärken, die mit der Verarbeitung von positiven Reizen zu tun haben, und die Areale, die mit dem Schmerz zusammenhängen, zu reduzieren. Im Gehirn ist alles miteinander vernetzt. Also versucht man, die Vernetzung »Alltagsaktivität – Schmerzreiz« rückgängig zu machen.

Was machen Sie genau?

Bei chronisch Rückenschmerzkranken drehen sich ganz viele Dinge im Leben nur noch um den Schmerz. Der Partner ist besonders aufmerksam, wenn man Schmerzen hat. Man geht nicht mehr spazieren, man geht nicht mehr essen, weil man nicht mehr lange genug sitzen kann. Man entwickelt Schonhaltungen. Man vernachlässigt soziale Aktivitäten. Viele Patienten liegen den Großteil des Tages, bewegen sich gar nicht mehr. Die Idee ist, alles umzudrehen in eine positive Richtung, um Aktivität auf- und Medikamente abzubauen. Alles, was negativ mit dem Schmerz verknüpft ist, versucht man mit Positivem zu verknüpfen. Das ist ein Genusstraining.

Ein Beispiel bitte!

Nehmen wir das Beispiel »körperliche Bewegung«: Die Leute haben gemerkt, dass es wehtut, wenn sie sich bewegen. Darum hören sie auf, sich zu bewegen. Und dadurch wird das Sich-nicht-Bewegen immer positiver erlebt. Man verliert Muskelmasse, man fühlt sich schlapp. Man wird depressiv. Leidet noch stärker unter den Schmerzen.

Mit Ihrem Genusstrainings-Programm bewegt man sich nur ein bisschen und hört immer auf, bevor der Schmerz kommt ...

Genau. Und man belohnt sich für diese Bewegung. So wird die Bewegung nicht mit Schmerz verknüpft, sondern mit positiven Dingen. Dann steigt die Motivation, sich zu bewegen. Man kann sein Pensum jeden Tag ein bisschen erhöhen. So wird die Assoziation »Bewegung und Schmerz« im Gehirn langsam gelöscht – und wird ersetzt durch die Assoziation »Bewegung ist was Positives«.

Wie soll man prinzipiell mit Schmerz umgehen?

Akute Schmerzen sollten immer sofort behandelt werden. Beim chronischen Schmerz darf man nicht in Depression und Hilflosigkeit versinken. Und man muss aufpassen, dass sich in der eigenen Umgebung nicht alle Aufmerksamkeit auf den Schmerz konzentriert. Man muss für sich selbst Methoden finden, wie man den Schmerz positiv beeinflussen kann. Ablenkung, Bewegung. Belohnung. Nicht passiv sein und darauf warten, dass der Arzt hilft, sondern aktiv dem Schmerz Paroli bieten.

Häufigste Ursache: ein Fehler im System

Stellen Sie sich gleich mal vor einem Spiegel auf das rechte Bein. Und dann auf das linke. Schwanken Sie auf einem Bein mehr? Kippen Sie mit dem Oberkörper mehr zur Seite des Beins, auf dem Sie stehen, um das Gleichgewicht zu halten? Senkt sich die Hüfte auf dem angehobenen Bein ab? Woran liegt das? Zum Beispiel an einer falschen Fußstellung. Die sich in den Po fortpflanzt. Der Glutealmuskel ist dann auf der Standseite schwächer und kann den Körper nicht mehr im Gleichgewicht halten. Was macht der Körper, um das zu kompensieren? Er spannt die Schultermuskulatur verstärkt an, um das Defizit des Pomuskels auszugleichen. Kommt nun Stress dazu, auch in Form von Sorgen, spannt sich das Ganze noch mehr an. Die ständige Anspannung im Schulterbereich führt dann irgendwann zu Schmerzen.

Was tun, Dr. Tempelhof?

»Wir müssen den Beckengürtel und die Füße stabilisieren. Die überangespannte Muskulatur im Schulterbereich versucht, Stabilität zu schaffen, verschlimmert aber die Gesamtsituation. Die Fortbewegungshälfte unseres Körpers – Füße, Beine, Becken – muss in der Wahrnehmung geschult und stabilisiert werden. Unser Oberkörper hat gewichtige andere Aufgaben und darf nicht zum Ausgleich von Muskelschwächen dienen.« So kann also ein schwacher Pomuskel in der Schulter zwicken. Den kann übrigens auch der Stuhl schwächen.

SYSTEMFEHLER DES KÖRPERS

Der Rücken hängt nicht isoliert irgendwie an uns herum. Er hängt mitten im System – und kriegt von Kopf bis Fuß die kleinen Systemfehler mit. Dr. Tempelhof: »Der Abrollvorgang über den Fuß ist ein sensibles Dämpfungssystem, das sich über Muskelketten und Gelenke nach oben fortpflanzt. Wenn man geht und der Abrollvorgang nicht richtig funktioniert, mündet das in der Regel in Rückenschmerzen. Fuß und Rücken haben eine ganz wichtige Beziehung zueinander. Wie der Fuß wahrnimmt, so wird die Rückenmuskulatur gesteuert.« Und im Schuh, vor allem im hochhackigen, nimmt der Fuß nur selten Gesundes wahr.

KREUZVERHÖR   DR. MARTIN MARIANOWICZ

Die Zeit heilt alle Wunden?
Welche Haltungsfehler sind die häufigsten?
Abweichungen von der physiologischen S-Krümmung findet man vor allem in Form des Hohlkreuzes, der zu starken Krümmung. Oder auch im flachen Rücken, mit der kaum gekrümmten Wirbelsäule. Auch hängende Schultern, hängender Kopf durch eine zu starke Krümmung des oberen Abschnitts der Wirbelsäule tauchen oft auf.

Und die Folgen?
Ein Haltungsfehler muss nicht sofort Beschwerden machen. Er kann aber über die Jahre bestimmte Muskeln schwächen und das System Wirbelsäule an einigen Stellen überlasten. Bandscheiben oder Wirbel leiden darunter. Das kann zu chronischen Rückenschmerzen führen. Muss aber nicht, weil die Natur viel ausgleicht, wenn man sie unterstützt.

Wie kann man vorbeugen?
Viel Sport treiben. Dysbalancen ausgleichen. So früh wie möglich die gute Haltung schulen. Leider sitzen Kinder ständig am Computer, statt sich zu bewegen.

Vom Systemfehler zum Bandscheibenvorfall

Bewegung ist ein harmonisches Zusammenspiel von Muskeln, Gelenken, Sehnen und Bändern. Eine Skoliose (Wirbelsäulenverkrümmung), eine Arthrose im Knie, ein Beckenschiefstand, ein kürzeres Bein, ein falsch abrollender Fuß reichen – und man kann diesen harmonischen Ablauf nicht mehr erzeugen. Alles, was in diese Harmonie eingreift, führt zu einer Fehlsteuerung des ganzen Systems. Es führt zu Dysbalancen in der Muskulatur: Manche Muskeln schwinden, weil sie im gestörten System nicht mehr zur Mitarbeit herangezogen werden, andere Muskeln übernehmen die Aufgabe und werden ständig überbelastet. Das führt zu Verspannungen, Hartspann, Triggerpunkten (Seite 110). Und diese können langfristig auch dazu führen, dass die Wirbelsegmente mit Bändern und Bandscheiben Schaden nehmen.

Muskelketten – das Dominospiel des Körpers

Wenn uns jemand einen Ball zuwirft, reagiert unser ganzer Körper synchron, um den komplexen Vorgang »Fangen« durchführen zu können. Unser Nervensystem ist aber viel zu langsam, um das Fangen berechnen und koordinieren zu können. Also greifen wir auf meist schon in der Kindheit gelernte motorische Programme zurück. Dr. Tempelhof: »Diese Programme fordern bestimmte Muskelketten. Doch der ganze Körper muss mitreagieren, um gegen die Schwerkraft das Gleichgewicht zu halten. Die Veränderung eines Teiles ruft immer eine Reaktion des gesamten Systems hervor. Eine Muskelkette reagiert immer nur so gut, wie sich ihr schwächstes Glied verhält. Und das kann wie ein Dominostein eine ganze Muskelkette in Mitleidenschaft ziehen.«

Wo sitzen die Fehler im System?

▸ Entzündungen, Gelenkprobleme, schlechte Haltung oder ungünstige Skelettstellungen können das System stören.

▸ Wirbelblockierungen, Verklebungen des Bindegewebes oder Bewegungsstörungen der inneren Organe können das Verhalten der Muskulatur negativ verändern.

▸ Meist stimmt aber etwas nicht mit der Tiefenmuskulatur, unserem Stabilisationssystem, das für die Aufrichtung der Wirbelsäule und unsere Haltung gegen die Schwerkraft sorgt. Dazu gehören spezielle Muskeln des Rückens, des Bauches, Beckenbodens und Zwerchfells, des Fußes und des Schulterblatts.

▸ Es gibt Muskelgruppen, die dazu neigen, schwach zu werden – meistens die Strecker, die uns aufrecht halten. Andere verkürzen sich leicht und verspannen sich dadurch, oft die Beuger, die zu wenig gestreckt werden (Seite 28).

▸ Es kommt aber auch immer darauf an, wie Sie mit den Muskeln umgehen. Ob Sie sie durch schlechte Haltung, harte Arbeit, extremen Sport überbelasten.

▸ Aber auch besondere Stresssituationen, emotionale Belastungen können die Muskulatur zu stark anspannen. Wichtig ist, so Dr. Tempelhof: »Schmerz und Lokalisation der Störung sind keineswegs immer identisch. So können etwa Schmerzen in der Lende durch eine Störung im Fuß verursacht sein, durch eine Störung am Wadenbeinköpfchen oder im Bereich der hinteren Oberschenkelmuskulatur, aber auch im Bereich der oberen Halswirbelsäule …«

SYSTEMFEHLER DER SEELE

Der Mensch ist entspannt aufgespannt an seinem Skelett. Kein Knochen, kein Gelenk stört das andere. Stets ist der natürlich leichte Körper bereit, mit hundertprozentigem Muskeleinsatz zu reagieren. Zumindest solange er mit der Natur lebt. Oder nicht älter als drei Jahre ist. Ein Kleinkindkörper ist im Grunde perfekt. Der Zeh passt in den Mund. Ein Kind nutzt, sich von A nach B bewegend, 100 Prozent seiner Muskeln. Es tut alles mit seinem ganzen Körper. Es weint aus jeder Pore. Es lacht vom Scheitel bis zur Sohle. Es freut sich auch mit der Stirn, den Zehen und Fingerspitzen.

Die Leichtigkeit friert ein

Doch irgendwann heißt es dann: Wipp nicht so, sitz still. Die Leichtigkeit friert ein. Gefühle werden unterdrückt – die Muskeln verspannen sich durch diese Anstrengung. Viele Menschen sinken frustriert in sich zusammen, die Brust fällt ein, die Schultern hängen nach vorn. Jede Haltung, die man lange beibehält, erstarrt zur Gewohnheit. Der Mensch verliert seine Elastizität – es erstarren auch die Gefühle. Da uns aber der Bauplan für die Leichtigkeit eines Wirbelwesens in den Genen sitzt, kann man den auch wieder aktivieren. Man kann seine Haltung verändern, Verspannungen lösen, sich wieder aufrichten – körperlich und damit auch seelisch. Allerdings funktioniert das nicht von jetzt auf gleich. Man muss einen Umweg über das Unterbewusstsein nehmen. Dazu später mehr.

Nehmen Sie Ihren Körper wahr!

Legen Sie gleich mal das Buch auf die Seite und machen Sie eine kleine Übung:
- *Groß werden:* Stellen Sie sich breitbeinig hin, gehen Sie auf die Zehenspitzen.
  ▶ Nehmen Sie beide Arme seitwärts hoch, ein Stück über Schulterhöhe.
  ▶ Strecken Sie sich aus der Wirbelsäule heraus – Ihr Hinterkopf wird sanft von einem imaginären Seil in Richtung Himmel gezogen.
  ▶ Nun strecken Sie die Brust raus. 1

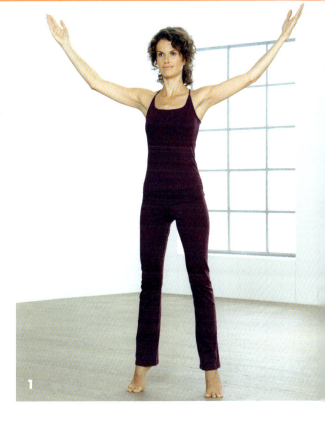

10 Sekunden strecken. Dabei tief und regelmäßig atmen.
  ▶ Und dann alles wieder locker lassen. Wie fühlen Sie sich jetzt? Frisch, gell? Frei? Selbstbewusster? Der Körper ist ein sagenhaftes Geschenk – und viele nehmen ihn gar nicht mehr wahr. Er verkörpert Ihr Ich. Ihre Gefühle. Ihr Selbstbewusstsein.

Einfach aufrichten

Ein stolzer Mensch richtet sich hoch auf, streckt die Brust raus. Das tun Sie automatisch, wenn Sie sich über etwas gut Gemachtes freuen. Ihre Knochen, Ihre Muskeln, Ihre Tastorgane stehen mit dem Gehirn nicht einseitig in Verbindung. Wenn Sie sich aufrichten, die Schultern zurücknehmen, funken Nerven aus allen Teilen des Körpers ins Gehirn: Ich bin ein Held. Ich kann, was ich will.

Das nennt man Bodyfeedback

Wenn Sie die Stirn runzeln, bereiten Sie den Nährboden für negative Gedanken. Wenn Sie die Schultern hängen lassen, lastet der Alltag viel schwerer drauf, als wenn Sie sie zurücknehmen. Wenn Sie den Kopf hängen lassen, zieht die Traurigkeit ein.

Muskeln schenken Gefühle

Machen Sie gleich noch eine Übung:
- *Tisch drücken I:* Setzen Sie sich an einen Tisch, die Handflächen legen Sie von unten an die Tischplatte. Und nun drücken Sie mit beiden Handflächen von unten nach oben, bis Sie eine Spannung in den Armen spüren. 15 Sekunden halten. Locker lassen. Noch ein paarmal.
  - Was fühlen Sie? Sie haben Muskeln aktiviert, die einer positiven Körpersprache dienen: der Komm-her-Bewegung. Sie weckt Gefühle von Vertrauen, Geborgenheit, Zulassen, Annehmen-Können, zustimmende positive Gefühle. Wer nicht Nein sagen kann, bei dem löst diese Übung mitunter ein ungutes Gefühl aus.
- *Tisch drücken II:* Nun machen Sie das Gleiche noch einmal, drücken allerdings von oben auf den Tisch. Das entspricht einer negativen Körpersprache: Geh weg.
  - Wie fühlen Sie sich? Sie wehren ab, ziehen Ihre Grenzen, distanzieren sich, verneinen.

Mit der Tiefenmuskulatur schwindet das Selbstbewusstsein

Wenn wir zu viel herumsitzen, uns zu wenig bewegen, verliert als Erstes die Tiefenmuskulatur ihre Leistungskraft, die kleinen schnellen Muskeln, die an den Wirbeln die Stabilität übernehmen. Die kleinen Muskeln, die uns Tag für Tag, in jeder Situation im Leben aufrecht halten. Und das raubt uns das Selbstbewusstsein. Dr. Tempelhof: »Je weniger Tiefenmuskulatur, desto weniger Stabilität hat der Körper. Je weniger ein Mensch sich mit Muskelkoordination unbewusst in der Balance halten kann, umso mehr Konzentration und Energie muss er aufwenden, um doch noch Haltung zu bewahren. Dieser Mensch, ganz besonders ein Kind, wird energielos, konzentrationsschwach und instabil.« Dieser Mensch verändert seine Selbstwahrnehmung, seine Körperwahrnehmung. Immer häufiger entflieht er der Anstrengung, sich aufrecht halten zu müssen, nimmt eine Haltung ein, die ihn keine Energie kostet: die Schutzhaltung, eine Demutshaltung, ein »Sich-fallen-Lassen«. Je mehr man aktiv gegensteuert, um sich wieder aufzurichten und damit auch Selbstbewusstsein zu fühlen, umso mehr Kraft und Energie muss man aufbringen, desto instabiler wird das System. Die einzige Lösung aus dem Dilemma heißt: Bewegung.

VIEL WIRBEL

... machte der Versuch, den Dr. Maja Storch in dem Buch »Embodiment« (Buchtipp Seite 216) erzählt: Gruppe I saß acht Minuten lang gekrümmt herum, Gruppe II aufrecht. Danach ließen Forscher sie ein unlösbares Puzzle zusammensetzen. Die gekrümmte Gruppe I gab nach 10 Puzzleteilen auf. Die aufrechte Gruppe II warf hingegen erst nach 17 Teilen das Handtuch. Eine **gekrümmte Haltung** weckt im Kopf Depression, Resignation, Mutlosigkeit. Eine **aufrechte Haltung** weckt dagegen Mut und Lust auf Leistung. Was bedeutet das? Wir können mit unseren Muskeln etwas, was wir mit unserem Willen nicht können: Emotionen beeinflussen.

Beuger und Strecker müssen in Balance sein

Dr. Tempelhof: »Beuge- und Streckmuskulatur sorgen für aufrechte Haltung – und dafür brauchen wir eine ganz subtile Balance. Jede Emotion, jede Gemütsänderung wird sofort in Muskelspannung, in Tonus umgesetzt.« Wir kommen mit mehr Beugetonus auf die Welt. Die Beugemuskulatur ist aktiv, wenn Sie sich wie ein Embryo zusammenrollen. Sie steht für das »Bei-sich-Sein«, für das »Auf-sich-selber-Konzentrieren«, für das »Schutzsuchen«. In den Beugetonus verfallen wir, wenn es uns schlecht geht. Die Streckmuskulatur ist aktiv, wenn Sie sich aufrichten, die Arme nach oben strecken, die Schultern zurücknehmen, den Kopf hochnehmen, die Handflächen nach vorn strecken. Das bedeutet »Öffnung«, aber gleichzeitig auch »Abwehr und Abgrenzung«. Viele Rückenschmerzpatienten können sich oft nicht gut abgrenzen. Sie haben zu viel Beugetonus. Die Balance zwischen »Sich-fallen-Lassen« und »Seinen-Mann-Stehen« ist gestört.

Der wichtige Umweg übers Unterbewusstsein

Sich ständig bewusst zu machen: »Halte dich gerade!«, raubt dem Körper Energie. Das führt zu Verspannungen. Deshalb sind alle Bewegungsformen wie Qigong, Tai-Chi, Karate, Alexander-Technik, Eutonie, Heileurythmie, Klein-Vogelbach, funktionelle Bewegungslehre, Tanzen … gut, weil man da automatisch eine aufrechte Körperhaltung hat. Das Bewusstsein, das zur Hypertonisierung, zur Verspannung führt, wird umgangen. Nimmt man unbewusst eine aufrechte Haltung ein, baut das die Tiefenmuskulatur wieder auf – und mit ihr das Selbstbewusstsein.

FEHLER IM SYSTEM FRÜHZEITIG AUFSPÜREN

Es ist wichtig, Fehler im System – egal ob im körperlichen oder seelischen – früh aufzuspüren. Denn jeder Fehler im System führt zu muskulären Dysbalancen – und die führen mit der Zeit auch zu degenerativen Veränderungen, zu Verschleißerscheinungen der Knorpel, der Gelenkflächen, der Bandscheiben. Fehler im System müssen mit gezieltem Muskeltraining und einer angemessenen Therapie für die Seele so früh wie möglich ausgeglichen werden.

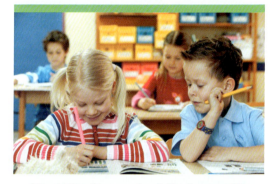

KREUZVERHÖR — DR. SIEGBERT TEMPELHOF

Was halten Sie von der Aufforderung: »Sitz aufrecht, Kind!«?

Ein Kind mit einem schwachen Muskelsystem kann nur ein paar Sekunden aufrecht sitzen, dann fällt es in die krumme Haltung zurück. Das gilt für jedes zweite Kind. Jede Aufforderung »Sitz aufrecht!« bedeutet für dieses Kind Stress und Frustration. Es kommt automatisch zu einer Überanspannung in den oberen Bereichen des Rückens. Je mehr unnatürliche Haltungsmuskulatur aktiviert wird, umso weniger kann die Feinmotorik agieren. Umso schwieriger ist es für dieses Kind, sich zu konzentrieren. Das ist ein ganz großes Problem bei Schulkindern mit Konzentrationsschwäche, dem Aufmerksamkeitsdefizitsyndrom (ADS). Hier muss die Muskulatur gezielt trainiert werden.

Wie die Seele den Schmerz aktiviert

Die Ursache von Kreuzschmerzen kann man ganz schlicht in Zahlen ausdrücken: 80 Prozent sind degenerativ, sagen die Orthopäden. 80 Prozent sind psychosomatisch, sagen die Psychotherapeuten. Bei 80 Prozent handelt es sich um Blockaden, wissen die Manualmediziner. Also lassen sich 240 Prozent aller Kreuzschmerzen wunderbar ursächlich erklären, spotten Wissenschaftler. Einig sind sich allerdings alle darin: Die Seele steuert den Schmerz – und redet ein Wörtlein mit, ob jemand an Kreuzweh leidet oder es einfach als kleines Zwicken auf der Rückseite ignoriert.

DRÜCKENDE GEFÜHLE

»Sich krumm machen«, »sich verbiegen«, »katzbuckeln«, »keinen Rückhalt haben«, »etwas ertragen« … der Volksmund sagt ganz deutlich, wie Rücken und Seele zusammenhängen. Die heilkundige Äbtissin Hildegard von Bingen (1098–1179) hielt Rückenleiden für ein Signal eines seelischen Grundkonflikts. Deshalb verschrieb sie Rückenschmerzgeplagten vor mehr als 800 Jahren all die guten Dinge, die vor allem die Seele reinigen, wie Fasten, Beten, Niederknien und Reue zeigen. Denn sie glaubte, dass Kreuzschmerzen & Co. die Folge eines falschen Lebenswandels seien: Ausgelassenheit, Maßlosigkeit, Vergnügungssucht, Schwermut und Hartherzigkeit spiegelten sich demnach in Problemen an bestimmten Wirbeln wider.

Schmerz ist oft eine unbewusste Ablenkung von einem Problem

Jetzt werden Sie langsam sauer, gell? Sie denken: »Die blöde Kuh. Ich hab Rückenschmerzen. Ich möchte eine Tablette, meinetwegen eine Spritze, einen dieser neuartigen Schmerzkatheter – Hauptsache, der Schmerz verschwindet. Und zwar schnell. Und die labert was von seelischen Grundkonflikten, Fasten und Reue zeigen. Ich bin körperlich krank und nicht seelisch!«
Richtig! Das Problem ist nur: Jede Form von Stress und Traurigkeit schlüpft über die Seele direkt in den Rücken. Das macht nicht nur einen von ganz vielen krank – sondern 25 Millionen Menschen in Deutschland. Und das muss einfach mal ganz klar gesagt werden.
Fakt ist: Seele und Körper sind untrennbar miteinander verbunden. Deswegen brauchen Sie die Spritze – und dann mentale Techniken, die Sie entspannen oder Ihnen die Traurigkeit nehmen. Orthopäden stellen immer wieder fest: Mindestens jeder dritte Rückenschmerzpatient leidet zugleich auch an einer depressiven Verstimmung. Und Psychiater wissen: Patienten, die an einer Depression leiden, haben überdurchschnittlich oft auch Beschwerden mit der Wirbelsäule. Dr. Tempelhof: »Nur erkennt der Betroffene Trennungs- oder Verlustereignisse, Konflikte im Arbeits- oder Familienleben oft gar nicht als Auslöser für seinen Schmerz. Das Problem wird verdrängt. Der körperlich empfundene Schmerz stellt eine willkommene Ablenkung vom unbewussten Problem dar.«

VIEL WIRBEL

… machte die **einfache Formel** des Schmerztherapeuten Prof. Dr. med. Jan Hildebrandt von der Universität Göttingen:

Schmerz = Stress + geistige Überforderung + Fehlhaltung/Muskelschwäche

KREUZVERHÖR · DR. SIEGBERT TEMPELHOF

Die verletzte Seele macht Schmerzen?
Ergebnisse der Hirnforschung belegen, dass nicht nur körperlicher Schaden Schmerz auslöst, sondern ganz eindeutig auch seelische Belastungen. Neue Untersuchungsverfahren können nachweisen: Überlastung und Überforderung aktivieren schmerzverarbeitende Zentren im Gehirn. Dazu gehören auch seelische Verletzungen durch Zurückweisung, Verweigerung der Anerkennung, Ausgrenzung – all das, was ein zufriedenes Seelenleben unmöglich macht. »Ich bin verletzt« bezieht sich auf körperliche und auf seelische Schäden. Beide aktivieren das Schmerzsystem.

Freunde stärken das Kreuz

Immer wieder kommen die Wissenschaftler zur selben Erkenntnis: Wer sich fit fühlt und viele Freunde hat, zufrieden ist im Job, optimistisch in die Zukunft blickt, leidet nur selten unter Rückenschmerzen. Das kennen Sie auch: Sind wir gut gelaunt, juckt uns weder der Mückenstich noch die Blase am Fuß. Haben wir einen schlechten Tag, zwickt es überall: Da dröhnt der Kopf, und wir greifen immer wieder ins Kreuz. Seele (Psyche) und Körper (Soma) lassen sich eben nicht trennen.

STRESS TUT DEM RÜCKEN WEH

Ich hab mir mal fast den halben Finger abgeschnitten – das hat vielleicht geblutet! Mir fiel nichts Besseres ein, als erst mal ins Erdgeschoss zu gehen und die Zeitung zu holen. Hätte es wehgetan, wäre ich gleich zur Nachbarin und mit ihr ins Krankenhaus zum Nähen – ohne das Treppenhaus mit einer Blutspur zu schmücken … Schmerz und Stress sind miteinander verwoben.

So kann Stress den Schmerz verstärken, ihn aber auch ausschalten. Schwerste Unfallverletzungen verursachen erst mal keine Schmerzen. Schwer verwundete Soldaten können im Krieg lange Strecken zurücklegen. Ein Marathonläufer, der umknickt, läuft noch 18 Kilometer weiter, ein Fußballspieler spürt die Muskelzerrung erst nach dem Schlusspfiff – dann, wenn Stress und Anspannung nachlassen.

Botenstoffe: mal Schmerzblocker, mal Schmerzauslöser

Das lässt sich natürlich erklären: Bei akutem Stress produziert der Körper mehr von den Botenstoffen, die den Schmerz erst mal ausschalten. Das ist schon seit Urzeiten so. Es garantierte uns, dass wir nach dem Säbelzahntiger-Angriff trotz klaffender Wunde noch flüchten konnten. Unser Gehirn setzt unter starkem Stress Endorphine frei, natürliche Schmerzblocker. Zudem aktiviert es im Rückenmark die Nervenbahnen, die die Schmerzverarbeitung hemmen. Das tut akuter Stress. Chronischer Stress macht das Gegenteil – er ist verantwortlich für chronischen Schmerz.

Fliehen vor dem Finanzamt?

Unter Stress schüttet der Körper Adrenalin aus, das spannt die Muskeln an, macht uns startklar zur Flucht oder zum Kampf. In beiden Fällen müssen die Muskeln Höchstleistung bringen, und dabei wird auch das Adrenalin auf natürliche Weise wieder abgebaut. In den heutigen Stresssituationen wird diese Muskelarbeit nicht mehr gebraucht. Schließlich kann man vor der Rechnung, dem Finanzamt, den Beziehungsproblemen, der Angst um den Arbeitsplatz nicht fliehen. Darum ticken unsere Hormone aus und aus der Anspannung wächst eine Muskelverspannung – und daraus Schmerz. Gleichzeitig verengt

Dauerstress die Blutgefäße und verschlechtert die Durchblutung. Ein verspannter Muskel drosselt auch die Versorgung der Bandscheiben und Wirbel mit wichtigen Nährstoffen. Das schafft dann die Basis für degenerative Veränderungen, das heißt zum Schwund und Vorfall der Bandscheibe, zum Aufeinanderreiben der Wirbelgelenke.

Die Rolle des Stresshormons Kortisol

Kortisol ist das dritte wichtige Stresshormon. Es ist das zerstörerischste Hormon. Es wird in akuten Stresssituationen ganz viel produziert. Denn: Steigt der Kortisolspiegel, spüren wir den Schmerz deutlich weniger. Das nennt man Stress-Analgesie – und die sorgt dafür, dass wir in Gefahr mit der Säbelzahntigerwunde noch reagieren können. Dauerstress leiert bei manchen Menschen dieses System aus. Die Kortisolproduktion sinkt. Und das führt wiederum zu einem verstärkten Schmerzempfinden. Fazit: Stress hebelt all die wunderbaren hormonellen Schmerzregulationssysteme des Körpers aus. Stress lässt Schmerzen chronisch werden. Genauso können sich Depressionen festsetzen.

UNSERE ZWEI BETRIEBSSYSTEME FÜR AN- UND ENTSPANNUNG

Wir laufen mit zwei Betriebssystemen. Dem aktivierenden System (Sympathikus) und dem regenerierenden System (Parasympathikus). Beide gehören zum vegetativen Nervensystem, das auch autonomes genannt wird, da es vom Bewusstsein weitgehend unabhängig, also autonom, arbeitet.

Der Sympathikus macht uns aktiv

Immer wenn wir agieren müssen, arbeiten, uns behaupten, uns darstellen, ist der Sympathikus hellwach. Er aktiviert das Muskelsystem, erhöht den Muskeltonus, das heißt die muskuläre Vorspannung, damit wir schneller reagieren können. Das Herz-Kreislauf-System wird hochgefahren, die Muskeldurchblutung steigt, die Hautdurchblutung sinkt, die Temperatur steigt, wir schwitzen. Die Magen-Darm-Funktionen werden heruntergefahren. Wir sind wach – und vorsichtig. Dr. Tempelhof: »Natürlich sind dann auch das schmerzverarbeitende und das emotionale System aktiver.«

Der Parasympathikus holt uns runter

Der Evolution sei Dank haben wir das andere

VIEL WIRBEL

... machten die Studien von Prof. Dr. Monika Hasenbring, Uni Bochum. Sie untersuchte, wie sich Stress auf die Entwicklung chronischer Schmerzen auswirkt, wie Belastungen in Beruf und Familie, leichte Depressionen und ungünstige individuelle Schmerzbewältigung den Giftcocktail für unser Kreuz mixen. Ihre Patienten hatten drei Jahre zuvor eine Bandscheiben-OP. Einige waren schmerzfrei, andere litten unter chronischen Schmerzen. Beide Gruppen durften sich erst einmal entspannen und mussten dann von einer belastenden Situation erzählen, während man ihre Muskelaktivität per Elektromyografie (EMG) maß. Die Lendenmuskeln der Schmerzpatienten reagierten allein durch das Erzählen der Stresssituation mit Verspannung. Die Lendenmuskeln der anderen blieben entspannt.
Fazit: Menschen, die über keine Stress-Verarbeitungsstrategien verfügen, die sich als Opfer fühlen, die meinen, selbst nicht entscheiden zu können, entwickeln leichter chronische Rückenschmerzen.

Nerven-Betriebssystem. Der Parasympathikus sorgt für die Erholung der zuvor alarmierten und spannungsgeladenen Organe. Motorische Aktivität, Blutdruck und Herzfrequenz sinken, der Muskeltonus wird heruntergefahren. Die Muskeln entspannen sich. Das Blut, das nicht mehr im Muskelsystem benötigt wird, steht nun wieder dem Magen-Darm-Trakt zur Verfügung.

Spannung & Entspannung trainieren

Ideal wäre natürlich, wenn wir für diese beiden Betriebssysteme einen Knopf hätten. Draufdrücken, und schon spannt man sich an oder entspannt sich wieder. Leider ist es aber so, dass das sympathische Betriebssystem das evolutionär ältere ist und dem parasympathischen oft nicht genug Laufzeit gewährt. Dass wir also mehr unter Spannung stehen als unter Entspannung. Doch da kann man was tun, sagt Dr. Tempelhof: »Je trainierter ein Körper, umso mehr ist er in der Lage, kontrollierte, sympathische Reaktionen aufzubauen. Und je trainierter das mentale System ist, desto leichter können aktivierte, energiezehrende, muskelanspannende Situationen wieder verlassen werden.« Das heißt: Ein viel bewegter Körper verspannt sich nicht so leicht. Ein mental gut trainierter Körper holt sich immer dann Entspannung, wenn er sie braucht.

Die Wurzeln des Schmerzes

Je häufiger das sympathische Betriebssystem mit seiner übermäßigen Muskelanspannung und Aktivierung des Schmerzsystems eingeschaltet ist, umso eher kann ein Rückenschmerz entstehen. Menschen, die überarbeitet sind, überfordert, die ihre eigene Lage nicht mehr ausreichend kontrollieren können, befinden sich in einer Daueranspannung. Wichtig ist die Fähigkeit abzuschalten, Zeit für sich selbst zu haben, zur Ruhe zu kommen, damit der Parasympathikus Gelegenheit hat, den Körper zu regenerieren und Spannungen abzubauen.

KREUZVERHÖR **WOLFGANG SCHEIBER**

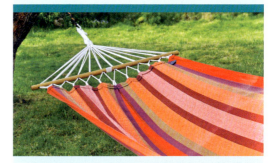

Warum haben manche Menschen Schmerzen, wenn sie sich entspannen?
Unter Stress schüttet der Körper die beiden Stresshormone Adrenalin und Noradrenalin aus. Die spannen den Muskel an und erhöhen den Blutdruck, und der macht schmerzempfindlicher. Entspannt man sich, sinkt der Blutdruck, die Schmerzen schrumpfen. Das ist wunderbar. Da hätte man ja ein einfaches Rezept. Nur: Nicht alle Menschen reagieren unter Stress mit hohem Blutdruck, manchmal sinkt er sogar. Dann hat dieser Mensch, solange er gestresst ist, also aktiv ist, weniger Schmerzen. Das wiederum führt dazu, dass er keine Pausen macht, sich nicht die nötige Entspannung holt – die Folgen: noch stärkere Anspannung, stärkere Überlastung, die sich in verstärkten Schmerzen zeigt – dann, wenn man sein Päuschen einlegt. Das alles liegt an den Genen, daran, dass der Mensch herrlich individuell ist. Nur muss der Orthopäde, der Therapeut so etwas wissen, wenn er die Rückenschmerzen erfolgreich behandeln will. Er muss dem Menschen ja erst mal klarmachen, warum er ausgerechnet dann, wenn er dem Stress entflieht, sprich entspannt, Schmerzen hat.

RÜCKENSCHMERZ IST EINE EMOTION DES KÖRPERS

Das wissen wir: Jedes positive Gefühl, jedes Lachen, jedes Lächeln aktiviert das Immunsystem. Und das schüttet Glückshormone aus. Jedes negative Gefühl lähmt die Arbeiter des Immunsystems. »Das löst schmerzverstärkende und schmerzfixierende Botschaften aus«, so Dr. Tempelhof. »Der Rücken ist häufig ein Zielgebiet negativer Emotionen.« »Rückenschmerzen sind normal«, sagt der Experte, weil auch Emotionen normal sind. So, wie man verliebt ist, Liebeskummer hat, schlecht drauf ist, unsicher, verzweifelt, so kann auch Rückenschmerz als Emotion des Körpers auftreten – und wieder verschwinden. Der fehlende Wechsel zwischen Spannung und Entspannung, das Ignorieren eigener Bedürfnisse, ein schlechter körperlicher und mentaler Trainingszustand – all das kann zur Daueranspannung und damit zum chronischen Rückenschmerz führen.

Die Gedanken und der Muskeltonus

Wenn wir uns aufregen, verändert sich also der Muskeltonus: Sofort, ohne dass wir groß darüber nachdenken, spannt sich der Muskel an. Wir fühlen, bevor wir denken. Das ist wichtig, sonst hätten wir früher den Säbelzahntiger nicht überlebt. Heutzutage kämpfen wir nicht um unser Leben, aber wir kämpfen unablässig. Für mehr Erfolg, mehr Geld, gegen Überforderung, mobbende Kollegen, aggressive Chefs, nörgelnde Kinder, falsche Freunde … Unbewusst versetzen uns all die kleinen Kampfsituationen des Alltags in stete Anspannung. In einen erhöhten Muskeltonus. Und ein zu oft angespannter Muskel tut irgendwann weh. So lassen negative Gefühle uns allmählich erstarren.

Fühlen dominiert das Denken

Dr. Tempelhof: »Das Gefühl, das überwiegend rechtshirnig angesiedelt ist, verursacht unmittelbare Körperreaktionen, sowohl in angenehmer als auch in unangenehmer Richtung.« Wir erstarren, erschaudern, kriegen eine Gänsehaut. Immer verändert sich der Muskeltonus. Ein schlechtes Gefühl spannt die Muskeln an, ein gutes entspannt sie. Dr. Tempelhof: »Haben Sie ein schlechtes Gefühl bei einer Sache, ist es für den Verstand verhältnismäßig schwierig, Sie in eine andere Richtung denken zu lassen. Denn Fühlen dominiert immer das Denken.« Man kann also gar nicht denken: »Das stresst mich jetzt einfach nicht.« Man muss andere Wege finden. Unbewusste Wege, die keine Gedanken brauchen, sondern gute Gefühle locken, die uns wiederum entspannen.

KREUZVERHÖR   **DR. YUEPING YANG**

Wie sitzt uns die Angst im Rücken?
Der Zusammenhang zwischen Rückenschmerzen und Ängsten, Furcht, Überlastung ist in der chinesischen Medizin seit Jahrtausenden bekannt. Angst schädigt die Nieren. Und die geschwächte Niere verursacht Rückenschmerzen, die dann die Nieren weiter schwächen. Es ist ein Teufelskreis! Die Niere ist der Sitz der Lebensessenz (Seite 32), sie ist zuständig für das seelische Gleichgewicht. Angst, Depressionen, Müdigkeit sind ein Zeichen für Nierenschwäche. Und diese kann zu Rückenschmerzen führen.

Auch das Wollen strengt den Muskel an

Gute Ratschläge richten oft nicht gerade das aus, was sie sollen – auch wenn wir sie uns selbst geben, aber gegen unsere Bedürfnisse handeln: »Eigentlich brauche ich mehr Ruhe, mehr Zeit für mich, müsste ich durchsetzungsfähiger sein, öfter mal Nein sagen, benötige ich mehr Entspannung ...« So ein innerer Konflikt wird vom Körper durch einen Anstieg der Spannung, mit einer Hypertonisierung der Muskulatur, beantwortet. Und das verstärkt nur den Rückenschmerz. Man braucht also eine mentale Technik, die hilft, über das Unbewusste an den Schmerz heranzukommen. Zum Beispiel Wolfgang Scheibers Rücken-Braining-Programm (ab Seite 139).

Von der Anspannung in den Burn-out

Jemand, der mit Erwartungsangst an eine Aufgabe geht oder wenig Selbstbewusstsein hat, der geht automatisch in eine unbewusste Schutzhaltung hinein. Er verlässt die aufrechte Haltung, beugt sich. Wer sich seine Unsicherheit nicht anmerken lassen will, steuert dem entgegen. Dr. Tempelhof: »Er verlässt sein normales Muskelmuster, baut eine Hypertonisierung auf, steht ständig unter Muskelanspannung. Die zeigt sich im Rückenschmerz. Das sind genau die Leute, die über Jahre leistungsfähig erscheinen – und irgendwann zusammenbrechen. Burn-out.« Der richtige Weg aus der Anspannung heißt also niemals: Zähne zusammenbeißen, Kopf hoch und durch. Der richtige Weg wäre: das Selbstbewusstsein mithilfe einer Verhaltenstherapie aufzubauen. Und eine Entspannungstechnik so zu trainieren, dass sie einem in jeder Lebenssituation innere Ruhe schenkt.

Körpersprache verstehen – und handeln

Wie die Haut gilt auch der Rücken als Barometer der Seele. Mediziner unterscheiden verschiedene Muskel-Reaktionsmuster, mit denen Menschen auf Dauerstress reagieren. Die kann man sich bewusst machen und auflösen – mit den folgenden Übungen. Nur bitte nicht vergessen: Die Übungen können körperlich helfen, beseitigen aber nicht die Ursachen. Wirkt weiter Stress auf die sensible Muskulatur ein, führt das zu neuen Muskelschwächen und Verspannungen. Kann man den Stress nicht meiden – den Job nicht wechseln –, dann sollte man seine Stressresistenz aufbauen mit Entspannungs- und Verhaltenstherapien (Seite 198, 202).

Statt ihn einzuziehen: Kopf hoch!

Kommen zu viele Anforderungen auf einen zu, zieht so mancher den Kopf ein und die Schultern hoch. Durch diese unbewusste Schutzhaltung wird vor allem die Brustwirbelsäule überdehnt. Es schmerzt häufig zwischen den Schulterblättern. Was tun? Setzen Sie dieser negativen Körpersprache das positive Pendant entgegen. So tanken Sie auch gleich Energie.

▶ *Richten Sie sich auf:* Kopf hoch, Wirbelsäule strecken, Schultern nach hinten nehmen und sinken lassen. Tief in den Bauch atmen. Aber Sie wissen ja jetzt: Sobald Sie den Kopf einschalten à la »Ich muss mich aufrichten!«, erreichen Sie das Gegenteil. Sie verspannen sich noch mehr. Deshalb brauchen Sie einen Trick, der Ihr Bewusstsein irgendwann umgeht. Einen Reflex.

▶ *Suchen Sie sich einen Anker*, der Sie anfangs immer wieder daran erinnert, das Schildkrötendasein zu verlassen. Zum Beispiel: Immer wenn das Telefon klingelt, knüpfen Sie ein geistiges Seil vom Hinterkopf an den Himmel – und richten sich auf (siehe auch Seite 148).
Wenn Sie das vier Wochen lang machen, zieht diese Gewohnheit in Ihr Unterbewusstsein ein. Wenn das Telefon klingelt, richten Sie sich auf, entspannen die Nacken-Schulter-Muskulatur. Langfristig hilft eine Körperwahrnehmungstherapie (Seite 196).

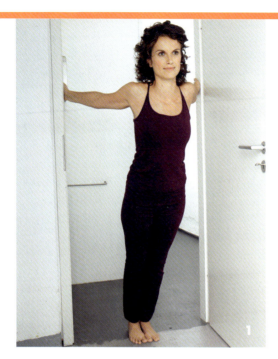

Brustwirbelbereich. Was tun? Hier finde ich die Türrahmen-Yogaübung wunderbar, die die Schauspielerin Ursula Karven in ihrem goldigen Buch »Yoga für dich und überall« empfiehlt (Buchtipp Seite 216):

◢ *Sesam, öffne dich!* Die Übung stärkt die Schulterblattmuskulatur, dehnt die vordere Brustmuskulatur, öffnet den Brustraum. Und sie hilft bei Beklemmungs- und Angstgefühlen.

▸ Einen Schritt ins Zimmer gehen, mit beiden Händen nach hinten greifen und sich links und rechts am Türrahmen festhalten. Die Füße stehen geschlossen nebeneinander. Tief einatmen.

▸ Beim Ausatmen mit dem Körper nach vorn kommen, bis die Arme gestreckt sind.

▸ Tief durch die Nase ein- und ausatmen und die Hände dabei am Türrahmen nach oben wandern lassen. **1**

▸ Wenn möglich, wieder einen Schritt zurück in den Türrahmen gehen und in die Dehnung 5-mal tief ein- und ausatmen.

▸ Dann wieder einen Schritt nach vorn. Die Haltung auflösen.

Wenn Sie das schaffen: perfekt! Wenn nicht, sind Ihre Brustmuskeln schon arg verkürzt. Dann kennt Wolfgang Scheiber eine *Alternativübung:*

▸ Rechte Hand auf Schulterhöhe an den Türrahmen legen, rechtes Bein einen Schritt vor.

▸ Oberkörper schräg nach unten führen, die linke Schulter dabei nach hinten nehmen. 20 Sekunden halten. Andere Seite.

Langfristig hilft auf jeden Fall eine Entspannungstherapie – und unter professioneller Hilfe Nein-sagen lernen.

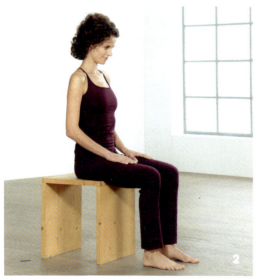

Genug gebuckelt. Brust raus!

Oft bedrückt uns auch das Gefühl, (zu) viel ertragen zu müssen, zu viele Aufgaben auf dem Buckel zu haben. Die Schultern fallen nach vorn – das verengt den Brustraum, verspannt Schultern und Nacken, macht Beschwerden im

Mit Biss, aber entspannt

Ich muss nur die Zähne zusammenbeißen … und durch diese verbissene Einstellung schade ich auch dem Rücken. Häufig steckt eine große Portion Perfektionismus dahinter, mit all den übertriebenen Ansprüchen an sich selbst. Das hört man übrigens nachts oft deutlich. Der Perfektionist knirscht häufig mit den Zähnen. Das ständige Zähnezusammenbeißen führt zu Verspannungen im Kieferbereich, in der Nackenmuskulatur und zu Blockaden im Bereich der oberen Halswirbelsäule. Was tun? Immer wenn Sie sich durch etwas durchbeißen müssen, und am besten auch, wenn Sie etwas gegessen oder getrunken haben:

▲ *Kiefer lockern:* Mit der Zunge kreisend über die Vorderseite der Zähne von Ober- und Unterkiefer streichen. Erst 5-mal linksrum kreisen, dann 5-mal rechtsrum.

▲ Und dann gleich noch den *Nacken lockern:* Aufrecht hinsetzen, Brustbein nach oben, Schultern nach hinten unten senken. Jetzt das Kinn, ohne die Halswirbelsäule zu runden, möglichst weit zum Brustbein führen. **2** 20 Sekunden lang halten. 5-mal.

Ideal wäre natürlich, Sie könnten den Perfektionismus ablegen. Das ist schwer, aber mit professioneller Hilfe nicht unmöglich.

Sich ducken tut weh. Groß werden!

Wem der Mut fehlt, Rückgrat zu zeigen, sich gegen Ungerechtigkeit zu wehren, Respekt einzufordern, der schleicht in gekrümmter Schutzhaltung durch die Gegend. Wer ständig klein beigibt, sich duckt, den Schwanz einzieht, tut das vom Kopf bis zum Steißbein hinunter. Wer seine Persönlichkeit, seine Meinung und seine Einstellung zugunsten eines scheinbaren Friedens versteckt, sprich: häufig einknickt, dem springt gerne die Hexe ins Kreuz. Schmerz zeigt sich im Lendenwirbelbereich oder in der Hüftgelenk- und Iliosakralregion. Was tun? Ganz einfach:

▲ *Wachsen:* Schulterbreit hinstellen, beide Arme nach oben strecken, Blick geradeaus richten. Wechselweise rechten und linken Arm verstärkt nach oben schieben. Dabei betont das Brustbein nach vorn oben schieben und die Arme möglichst weit hinter der Körperebene halten. Atmen nicht vergessen! **3**

Am besten tun Sie das immer, wenn Sie einen Spiegel sehen. Mit dem Großmachen suggerieren Sie sich auf subtile Weise »Wichtigkeit« und »Bedeutung«. Sie sind wichtig. Sie sind bedeutend. Diese Körperübung stärkt auch das Selbstbewusstsein. Noch tief greifender wirken übrigens die medizinischen Übungen des Qigong, die ab Seite 147 alle Energien wieder fließen lassen. Was kann man noch tun? Vom Osteopathen die durch die falsche Haltung geschwächte oder verspannte Muskulatur aufspüren lassen. Eine Körperwahrnehmungstherapie (Seite 196) lässt das Selbstbewusstsein wachsen – und dabei hilft auch der Psychotherapeut.

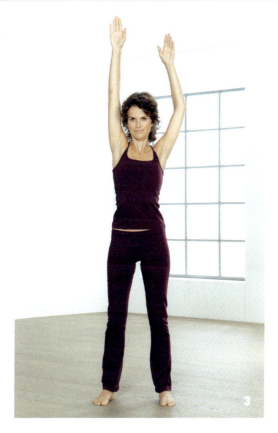

Wenn der Schmerz chronisch wird

Das kennt jede. Man hat einen superschlechten Tag. Der Reittrainer brüllt ins prämenstruelle Syndrom. Die Tränen kullern. Der Rücken schmerzt. Hat man viele solcher schlechten Tage, hat man plötzlich immer Rückenschmerzen. Studien zeigen: Chronischer Schmerz nistet sich gerne in einem eher pessimistischen, traurigen Gehirn ein. Ein Bandscheibenvorfall macht eher den arbeitsunfähig, der leicht depressiv verstimmt ist, als den, der das Leben locker nimmt. Auch hier spielen die Hormone eine Rolle, vermutet man: Unser körpereigenes Opiumsystem produziert schlecht gelaunt weniger schmerzhemmende Substanzen. Das nährt den Schmerz, und er kann sich viel effektiver im Gehirn einpflanzen.

NUR NICHT INDIANER SPIELEN

Je länger ein Schmerz andauert oder je häufiger ein Schmerz auftritt, desto größer ist die Gefahr, dass er chronifiziert. Sich verselbstständigt. Von chronischem Schmerz spricht man, wenn er länger als drei Monate andauert oder häufiger als viermal im Jahr auftaucht. Vom Warnsignal »Hallo, hier stimmt was nicht, schone dich mal!« mutiert er zur eigenständigen Krankheit.
Dr. Tempelhof: »Ein akuter Schmerz, der schnell wieder verschwindet, löst im Körper nichts Nachteiliges aus. Ein länger anhaltender oder immer wieder auftretender Schmerz kann aber das Schmerzgedächtnis aktivieren. Aus diesem Grund sollte niemand über längere Zeit Schmerzen ausgesetzt sein.« Damit sie erst gar keine Schmerzspur ins Gehirn bilden (Seite 74). Deswegen ist es ganz wichtig, sofort mit einer Stufen-Schmerztherapie zu beginnen. Man muss den Schmerz aufhalten, damit er nicht chronisch wird (Seite 160).

Nicht große Sorgen machen Schmerzen ...

... sondern die kleinen. Dr. Tempelhof: »Ein besonders großer Risikofaktor für Rückenschmerzen ist eine Niedergeschlagenheit, etwas Antriebslosigkeit, etwas Traurigkeit. Gerade diese kleinen oder milden depressiven Verstimmungen, Zustände, die jeder Mensch mehrmals im Leben erfährt, können Rückenschmerzen auslösen.« Also das, was wir alle irgendwann durchmachen:
Unstimmigkeiten in der Familie, in der Partnerschaft, mit den Kindern, Ärger mit Arbeitskollegen, mit dem Chef, fehlende Anerkennung für die geleistete Arbeit, Anforderungen von anderen oder an sich selbst, die man eigentlich nicht erfüllen kann ...

RÜCKENDECKUNG

Kritik lastet schwer auf dem Kreuz
Kritik setzt nicht nur dem Selbstbewusstsein, sondern auch dem Kreuz zu – vor allem wenn man zu den eher introvertierten Menschen gehört. Das ergab eine Untersuchung von US-Forschern der Ohio State University. Sie setzten Testpersonen durch massive Kritik unter Stress und maßen dann den Druck auf die Wirbelsäule.
Ergebnis: Wer die Kritik schweigend schluckte, reagierte mit starker Anspannung der Rumpfmuskulatur, die das Kreuz zusammenpresste – der frontale Druck auf die Wirbel erhöhte sich um 11 Prozent, die seitlich wirkenden Muskelkräfte sogar um 25 Prozent. Bei extrovertierten Testpersonen, die Paroli boten oder sich die Kritik nicht so zu Herzen nahmen, blieben die Rumpfmuskeln entspannt – und auch die Wirbelsäule.

Wie die Arbeit krank macht

Da Rückenschmerzen viele Kosten verursachen, etwa 26 Milliarden Euro pro Jahr, Spritze und Skalpell keine Linderung für die leeren Kassen bringen, wird intensiv an der Rücken-Seele-Allianz geforscht. Ganz schön spannend, was da rauskommt: Vier Jahre lang untersuchten US-Forscher die Gesundheit und die Einstellung zum Arbeitsplatz von 3000 Boeing-Mitarbeitern. Ergebnis: Wer unzufrieden mit seiner Arbeit und den Kollegen war, hatte ein mehr als zweifach so hohes Risiko, schmerzhafte Rückenprobleme zu entwickeln, als die zufriedenen Kollegen. Zu einem ähnlichen Ergebnis kam eine US-Untersuchung der Harvard University an Postmitarbeitern mit chronischen Rückenschmerzen. Ihr Fazit: Jegliches Rückentraining blieb erfolglos, solange Stressfaktoren wie Konflikte mit Vorgesetzten, Unzufriedenheit oder ein schlechtes Betriebsklima weiter anhielten. Und bei uns? Dr. Marianowicz: »Jeder zweite Antrag auf Frührente wird mit Rückenschmerzen begründet.« Hinter dem Rücken wird gelästert und getuschelt? Kreuzgemein! Denn hinter Rückenleiden verbergen sich meist Ängste am Arbeitsplatz, ergab auch eine Studie der AOK. Muskelverspannungen, so das Fazit, entstünden nicht nur durch falsche Stühle.

WER ENTWICKELT CHRONISCHE RÜCKENSCHMERZEN?

»Chronischer Schmerz hat seinen Sitz im Gehirn und drückt das aus, was das Individuum fürchtet. Dieser Schmerz ist ein Gefühl, das vorwegnimmt, was kommen kann. Deshalb haben ängstliche, pessimistische, zweiflerische Menschen häufiger Schmerzen und damit auch Rückenschmerzen«, so Dr. Tempelhof. In 90 Prozent der Fälle verschwindet ein Rückenschmerz von selbst. Aber jeder Zehnte (manche Studien sprechen sogar von 60 Prozent) entwickelt chronische Schmerzen.

▶ US-Forscher der Stanford University verglichen 49 Rückenschmerzpatienten ohne Befund mit 46, die sichtbar Bandscheibenschäden hatten. Sie erstellten regelmäßig Kernspinaufnahmen der Bandscheiben sowie ein psychologisches Profil. Und fanden heraus: Trifft Stress auf eine mangelnde Fähigkeit zur Problembewältigung, dann erhöht sich das Risiko für Rückenbeschwerden um das Dreifache.

▶ Auch deutsche Orthopäden ermittelten, für welchen Typ Mensch nach einer Bandscheiben-OP das Risiko chronischer Schmerzen stark erhöht ist: Gefährdet sind Menschen, die unter Dauerstress im Beruf oder in der Familie leiden, die nicht um Hilfe bitten und die ihre Bedürfnisse nach Pausen und Entspannung ignorieren.

VIEL WIRBEL

... verursachte im Jahr 2001 eine Studie der Gallup Organization. Durch die Presse ging: »In Deutschland engagieren sich nur 16 Prozent der Mitarbeiter an ihrem Arbeitsplatz.« Schuld daran seien der zunehmende Stress und mangelnde Führungsqualitäten der Chefs. Obwohl diese Studie zu einem Aufschrei unter den deutschen Führungskräften geführt hat – und man das Ergebnis anzweifelte –, untersuchte man das Phänomen weiter.
Das Ergebnis: Die 16 Prozent schrumpften in den nächsten Jahren sogar auf 13 Prozent. Das bedeutet: 87 Prozent sind unzufrieden mit ihrem Job. Wolfgang Scheiber: »Darum ist es kein Wunder, dass die Rückenbeschwerden in Deutschland zu- statt abnehmen.«

▸ Andere Studien zeigen: Ein Risiko ist auch ein geringes Selbstbewusstsein, vor allem dann, wenn Selbstdarstellung und Selbstwahrnehmung nicht übereinstimmen. Dr. Tempelhof: »Jemandem, der weiß, dass er ein schwaches Selbstbewusstsein hat, geht es besser als jemandem, der ein starkes Selbstbewusstsein vortäuscht und ein schwaches hat.«

KREUZVERHÖR — **WOLFGANG SCHEIBER**

Eine Nebenwirkung von Rückenschmerzen geht oft unter ...
Ja. Chronische Rückenschmerzen können im Laufe der Jahre zu Depressionen führen. Das wird klar, wenn man Betroffenen sehr genau zuhört. Leider ist das etwas, wofür die meisten Ärzte in unserem Gesundheitssystem keine Zeit haben.

Warum machen Rückenschmerzen depressiv?
Ich bin immer wieder erschüttert, wenn ich die Assoziationen höre, die Schmerzpatienten mit dem Wort »Rücken« verbinden. Wir haben mal eine Hitliste der Begriffe zusammengestellt, die in Rücken-Braining-Seminaren am häufigsten genannt wurden. Unter den Top Ten sind »einsam«, »hilflos«, »wertlos«, »ungeliebt«, »alt sein« – Letzteres führen im Übrigen auch sehr junge Seminarteilnehmer an. Derart extrem negative Assoziationen entstehen dadurch, dass chronischer Rückenschmerz fast gleichbedeutend mit sozialem Rückzug ist. In der Partnerkommunikation steht der Schmerz ständig im Mittelpunkt. Auch der einfühlsamste Partner kann irgendwann das Leiden nicht mehr mit anhören. An vielen Freizeitaktivitäten des früheren Freundeskreises wie Radtouren, Theaterbesuchen wird nicht mehr teilgenommen, weil da ja der Rücken nicht mitmacht. Da sich chronischer Rückenschmerz zwangsläufig auch auf die berufliche Leistung auswirkt, ist eine berufliche Selbstverwirklichung fast nicht möglich. Ganz abgesehen von der Teamatmosphäre, die darunter leidet, wenn die Kollegen mal wieder während der häufigen Krankheitstage die Arbeit mitmachen müssen. Irgendwann kommt jegliche Lebensfreude abhanden.
Die Selbstzweifel – ausgelöst vom Rückenschmerz – beziehen sich nunmehr auf alle Lebensbereiche. Der Schmerzpatient erlebt seine Situation als ausweglos und fällt noch tiefer in die Depression.

Und Depressionen wiederum machen auch Rückenschmerzen.
Ja, das fanden zum Beispiel Linda Carroll von der Universität von Alberta in Edmonton und ihre Kollegen aus Kanada und Schweden in einer Studie heraus. Versuchsteilnehmer, die zwar unter Depressionen litten, aber bislang nicht unter chronischen Rückenschmerzen, hatten zwölf Monate später eine viermal höhere Wahrscheinlichkeit, heftige Nacken- und Rückenschmerzen zu entwickeln, als nicht-depressive Teilnehmer. Was häufiger vorkommt – Rückenschmerzen durch Depressionen oder Depressionen infolge von Rückenschmerzen –, kann wahrscheinlich genauso wenig beantwortet werden wie die berühmte Frage nach der Henne oder dem Ei.

Wie kommt man aus dem Teufelskreis raus?
Es müssen Seele und Körper gemeinsam behandelt werden. Und wichtig bei der Therapie von chronischen Schmerzpatienten ist, dass der Patient lernt, wie er sein Selbstbild stärken und tristen Stimmungen entgegenwirken kann.

Wer hat die schlimmsten Schmerzen?

In den vielen Gesprächen mit dem Medizinischen Quartett tauchte immer »*der chronische Rückenschmerzpatient*« auf, also der gewisse, vor dem sich jeder Arzt fürchtet. Der, der sich nicht heilen lässt. Der schmerzfixierte – und damit schlichtweg untherapierbare. Das Problem ist nur: Er weiß nicht, dass das so ist. Das findet alles im Unterbewusstsein statt. Und dafür zahlt er einen hohen Preis: Jeden Tag wird er einsamer, schwindet mehr von seiner Lebensqualität. Er will seinen Schmerz gar nicht verlieren. Denn der Schmerz ist sein vermeintlicher Diener.

▸ Er dient ihm als Ausrede für die einst geliebte Arbeit – die ihm mittlerweile unerträglich ist, für den Spaziergang, für den er keine Kraft mehr hat.

▸ Er dient ihm als Angel für Aufmerksamkeit – von seinem Partner, von seinem Arzt. Diese Aufmerksamkeit ist das Einzige, was ihn noch ein wenig aufrecht hält.

▸ Er dient ihm als Krücke. Als »Stütze« in einer für ihn schwer zu bewältigenden Welt.

▸ Er dient ihm als Ablenkung von all den Dingen, die ihm viel zu viel geworden sind: der Theaterbesuch mit Freunden, das Gespräch mit dem Steuerberater, der kaputte Staubsauger … Es gibt einen Ausweg. Erkennen, dass das so ist – und den Mut haben, sich einzugestehen, dass der Schmerz tatsächlich die Macht übernommen hat. Dann hat man den ersten, vielleicht wichtigsten Schritt aus der Schmerzfalle getan.

DR. MED. SEELE

Der einzige Weg raus aus dem Schmerz heißt: Die Seele mitbehandeln. Wer sich bei Rückenschmerzen – zusätzlich zur Standardbehandlung mit Schmerzmitteln und Bewegung – einer Verhaltenstherapie unterzieht, lebt langfristig schmerzfreier und ist beweglicher sowie arbeitsfähig, zeigt die Studie der Schmerztherapeuten der Orthopädischen Universitätsklinik Heidelberg. 32 der 64 Teilnehmer bekam drei Wochen lang eine medizinische Standardtherapie (Krankengymnastik, Aqua- und Muskeltraining, Massagen), die andere Gruppe absolvierte statt des Wassertrainings jede Woche drei psychotherapeutische Sitzungen und viermal Entspannungsübungen. In beiden Gruppen ließen die Schmerzen bis zur Entlassung nach. Nach sechs Monaten hatten jedoch die mit Psychotherapie behandelten Patienten erheblich weniger Schmerzen und waren beweglicher. Zwei Jahre später waren 13 Patienten der Psychotherapiegruppe nicht mehr krankgeschrieben – in der Standardgruppe waren es nur zwei.

RÜCKENDECKUNG

Der Mix macht's: GRIP-Therapie

Behandelt man bei anhaltenden Kreuzschmerzen nicht nur den Körper, sondern auch die Seele, hilft das besser als jede Medizin oder eine OP, dachten sich Göttinger Forscher und erprobten nach amerikanischem Vorbild eine »multimodale« Therapie: das Göttinger Rücken-Intensiv-Programm (GRIP). 90 arbeitsunfähigen Patienten, die wegen chronischer Rückenschmerzen im Schnitt schon neun Monate krankgeschrieben waren, verordneten die Forscher acht Wochen lang eine Mischung aus Aerobic, Krafttraining, Sport und Spielprogrammen sowie eine Verhaltenstherapie. Das Ergebnis bestätigte die Therapie: Schmerzstärke, Beeinträchtigungen und Depressionen verringerten sich deutlich, dafür verbesserten sich Kraft, Ausdauer und Beweglichkeit – 63 Prozent der Probanden konnten wieder an ihren Arbeitsplatz zurückkehren.

Und eine Studie Göttinger Forscher zeigt, wie wichtig eine positive Einstellung ist: Wer die Pein nicht zum Lebensinhalt macht und zuversichtlich ist, dass Therapien helfen, bei dem ist fast jede Behandlung erfolgreich.

Das weite Feld der Diagnostik

Hexenschuss? Ischias? Myogelosen? Facettensyndrom, Wirbelgleiten, Bandscheibenvorfall … was macht nur die Schmerzen aus, die uns im Nacken sitzen oder in die Beine ziehen? Wenn Sie zum Arzt gehen und sagen: »Mir tut der Nacken weh«, sagt er: »Ganz klar Zervikalsyndrom.« Und Sie legen sich vorsichtshalber gleich mal halb tot ins Bett, weil Sie nicht wissen, dass Zervikalsyndrom »Nackenschmerzen« heißt. Diese Diagnosebegriffe sollten Sie kennen:

▸ *Zervikalsyndrom:* Schmerzen im Nacken (cervix = Nacken)
▸ *Thorakalsyndrom:* Schmerzen im Brustwirbelbereich (thorax = Brustkorb)
▸ *Lumbalgie:* Schmerzen (= algos) in der Lendenwirbelsäulenregion (lumbus = Lende)
▸ *Kokzygodynie:* Schmerzen im Steißbein.

Der Arzt sagt also auf Lateinisch und Griechisch: Es tut weh. Ganz, ganz selten nur wissen die Ärzte, warum es denn nun wehtut. Nicht weil sie ihr Fach nicht beherrschen, sondern weil der Rückenschmerz einfach so etwas Kompliziertes ist.

WARUM KÖNNTE ES WEHTUN?

Nach Durchsicht einschlägiger Literatur und ausgiebigen Gesprächen mit den vier Experten ergibt sich folgende Einteilung der Gründe:

Funktionelle Probleme – 85 Prozent
▸ Verspannungen, auch aufgrund von Stress
▸ Wirbelblockade

Strukturelle Probleme – 15 Prozent
▸ Facettensyndrom, also Arthrose, das heißt Abnutzung der kleinen Wirbelgelenke
▸ Osteochondrose, Arthrose der Wirbelkörper (Skoliose, Morbus Scheuermann)
▸ Spinalstenose, Foramenstenose: schmerzhafte Einengungen der Kanäle, wo Nerven verlaufen
▸ Bandscheibenvorfall oder -vorwölbung
▸ Entzündung an Knochen, Bandscheiben, Nerven, Morbus Bechterew
▸ Wirbelgleiten
▸ Osteoporose, also Knochenschwund

Das könnten alles Gründe sein, warum Ihnen etwas vom Nacken bis zum Bein wehtut. Könnten! Denn oft hat man eine vorgefallene Bandscheibe, die aber nicht die entsprechenden Beschwerden macht – sondern nach der Diagnose nur Angst. Deswegen ist es so wichtig, dass Arzt und Patient ganz eng zusammenarbeiten. Nur dann kann man die echte Ursache aufspüren und gezielt etwas tun. Nur ganz selten machen Veränderungen an der Wirbelsäule selbst Schmerzen. In den meisten Fällen liegt die eigentliche Ursache nicht im Kreuz, sondern in einem Problem im Leben. In der Regel ist Rückenschmerz nur ein Warnsignal, nichts Schlimmes – und verschwindet von allein wieder. Trotzdem sollte man jeden, wirklich jeden Rückenschmerz ernst nehmen. Und der Ursache nachspüren. Damit er nicht chronisch wird.

ERSTE HILFE …

»In etwa neun von zehn Fällen kann der plötzlich auftretende Rückenschmerz erst einmal selbst behandelt werden«, rät Dr. Marianowicz. Wird der Schmerz nicht binnen drei Tagen besser, kann man sich immer noch ins Wartezimmer setzen.

▸ *Schonhaltung einnehmen:* Schießt es ins Kreuz, flach hinlegen, Wirbelsäule entlasten, indem Sie die Beine im 90-Grad-Winkel auf einen Stuhl legen. Ist Ihnen der Stuhl zu hoch, nehmen Sie einen niedrigeren Sessel. **1** So dürfen Sie kurz liegen bleiben. Sobald Sie aber können, sollten Sie etwas für Ihre Tiefenmuskulatur tun – und zur Alltagsbewegung zurückkehren.

▸ *Bewegen:* Sie müssen keine Angst haben, dass Bewegung irgendetwas kaputt macht. Stellen Sie den Golf- oder Tennisschläger ins Eck, schnüren Sie stattdessen die Wanderschuhe. Machen Sie ein ausgewogenes Gesundheitstraining, das die Muskeln kräftigt, Herz und Kreislauf trainiert, die Beweglichkeit fördert, die Koordination schult. Bewegung fördert die Mikrozirkulation und lindert Schmerzen.

▸ *Wärme tut fast immer gut:* Rotlicht, Sauna, warme Wanne, Wärmepflaster oder einfach einen Schal um den schmerzenden Nacken schlingen (mehr dazu ab Seite 177). Doch manchem hilft nur Kälte (ab Seite 178).

▸ *Lassen Sie den Partner ran:* Mit Franzbranntwein & Co. (Seite 166f. und 172) die schmerzenden Stellen leicht massieren. Wetten, auch er/sie hat heilende Hände?

▸ *Sanft dehnen:* Gegen Verspannungen können Sie leicht andehnen (Seite 56).

▸ *Tapen:* Die bunten Pflaster wirken Wunder.

▸ *Normal weiterleben:* Lassen Sie sich möglichst nicht krankschreiben. Das würde das Risiko für chronische Schmerzen erhöhen (ab Seite 90).

SOFORT ZUM ARZT!

Tauchen folgende Warnsymptome auf, sollten Sie schnellstens zum Arzt gehen:

▸ *Inkontinenz:* Sie können Blase oder Darm nicht mehr kontrollieren? Dann ab in die Notaufnahme des Krankenhauses! Das spricht für das sehr seltene Kaudasyndrom (Seite 115) mit Quetschungen des Rückenmarks, die binnen eines Tages chirurgisch behoben werden müssen. Dr. Marianowicz: »Über einem Kaudasyndrom darf die Sonne nicht untergehen.«

▸ *Lähmungserscheinung:* Ihre Beine fühlen sich ungewöhnlich schwach an, ein Fuß lässt sich nicht mehr richtig anheben. Sie können sich nicht auf die Fersen oder Zehenspitzen stellen. Eine Lähmung des Fußhebermuskels zeigt, dass etwas am fünften Lendenwirbel gar nicht mehr stimmt. Mit dem ersten Kreuzbeinwirbel (S1) stimmt was nicht, wenn man nicht mehr auf die Zehen kommt. Ab zum Orthopäden! Er findet mit dem Neurologen heraus, ob der Nerv nur unter einer vorübergehenden Funktionsstörung leidet oder abstirbt.

▸ *Unfall, starker Schmerz:* Natürlich begeben Sie sich direkt in die Hände eines Spezialisten, wenn Sie Rückenschmerzen nach einem Unfall haben. Oder wenn die Schmerzen so stark sind, dass Sie darunter leiden, und nach der Selbstbehandlung nicht verschwinden. Wichtig: Frauen über 65, die stürzen und starke Schmerzen am Rücken haben, könnten einen Wirbelbruch erlitten haben.

▸ *Krise:* Dr. Tempelhof empfiehlt, nicht lange kostbare Zeit zu vertun, wenn Sie in einer Lebenskrise stecken: »Auch leichte Depressionen, Arbeitsplatzunzufriedenheit, selbst gewählte Isolation, der Verlust einer nahestehenden Person machen wahrscheinlich, dass sich ein akuter Rückenschmerz chronifiziert. Man sollte so früh wie möglich eine Rückenschmerztherapie beginnen.« Schildern Sie Ihrem Arzt Ihre Situation und verlangen Sie nach einer solchen Therapie.

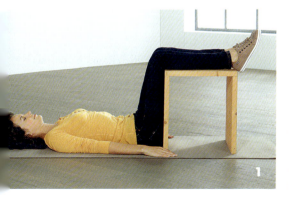

VOR DIE BEHANDLUNG HAT DER HERRGOTT DIE DIAGNOSE GESTELLT

Bevor Sie sich mit den Syndromen und ihren Ursachen beschäftigen, lohnt es sich, ein bisschen über die westlichen und östlichen Diagnoseverfahren zu wissen. Zunächst die sechs wichtigsten Regeln:

1. Reden Sie!

Dr. Marianowicz sagt: »Wenn man den Menschen 15 Minuten reden lässt, hat man zu 95 Prozent die Diagnose. Nur: Das erste Gespräch wird einem Kassenarzt mit 20 Euro honoriert, das zweite mit 4, das dritte mit 2,50 Euro ... Für eine Röntgenaufnahme bekommt er immer 30 Euro. Nach einem Gespräch weiß ich, was ich suchen muss. Dann kann ich das technische Auge, wenn es noch sein muss, einsetzen.« Also: Plappern Sie los. Erzählen Sie alles über Ihren Schmerz, über Ihr Arbeitsumfeld, über Stress, den Sie haben. Berichten Sie von Freizeitaktivitäten, Sport oder Unfällen, vor allem aus Ihrer Jugend. Denn viele degenerative Leiden im Kreuz haben ihren Ursprung in Ereignissen, die Jahrzehnte zurückliegen. Sprechen Sie auch darüber, wenn Sie häufig traurig sind. Und erst danach lassen Sie das technische Auge gucken – aber in 80 Prozent der Fälle ist diese Untersuchung dann unnötig, ja sogar sinnlos. Darum merken Sie sich für den Fall, dass der Arzt sie einsetzen will, die wichtigste Frage: »Warum wollen Sie das tun?«

2. Gehen Sie, wenn der Arzt nicht zupackt!

... wenn der Arzt (oder vielleicht sogar die Arzthelferin!) nicht sagt, dass Sie sich erst mal ausziehen sollen, sondern Sie gleich zum Röntgen schickt. Angucken und Abtasten ist nach Zuhören das Zweite, was der Orthopäde tun muss. Er prüft die Beweglichkeit, die Muskelkraft und mit einem Hämmerchen die Nervenreflexe. Bevor er Sie zum Röntgen schickt, sollte er dehnen, drehen, strecken, kugeln. Es gibt verschiedene Handgriffe für jedes Gelenk, die es erlauben, eine Diagnose zu stellen.

Das guckt sich der Arzt an:

▸ Die Körperhaltung. Hängen die Schultern oder sind sie hochgezogen, ist das Kreuz hohl, macht man einen Rundrücken, steht das Becken schief?
▸ Wie sehen die Füße aus, sind die Beine unterschiedlich lang?
▸ Ist die Wirbelsäule verkrümmt?
▸ Wie geht der Patient – unsicher? Das Gangbild zeigt viel.
▸ Wo stecken Schwachstellen oder Dysbalancen in der Muskulatur?

So greift er zu:

▸ Er tastet die Rückenmuskulatur auf Verhärtungen, Myogelosen und Triggerpunkte ab.
▸ Er untersucht die Wirbelsäule auf Beweglichkeit, spürt Blockaden und Fehlhaltungen auf.
▸ Er prüft die Muskelkraft.
▸ Er lässt Sie auf Zehenspitzen und Fersen stehen, mit einem Bein auf einen Stuhl steigen – und prüft so, ob nicht doch ein Nerv gequetscht ist.
▸ Er zwickt und streichelt über Arme oder Beine, um über die Hautsensibilität herauszufinden, welcher Nerv betroffen ist.
▸ Er prüft die Reflexe.
▸ Ein osteopathisch ausgebildeter Arzt untersucht auch das Bindegewebe von Kopf bis Fuß auf Blockaden.

3. Spüren Sie ...

... mithilfe des Fachmanns Muskeldysbalancen auf. Welche Muskelgruppe ist zu schwach, welche permanent überfordert, welche neigt zur Verkürzung? Die Muskelfunktionsdiagnostik macht die Stärken und Schwächen Ihres aktiven Bewe-

DAS WEITE FELD DER DIAGNOSTIK | 97

> **KREUZWORTRÄTSEL**
>
> Der **Manualmediziner** ist ein Arzt mit Zusatzausbildung in Chirotherapie und bestimmten Handgrifftechniken. »Manual« kommt von dem lateinischen Wort »manus« = Hand – und bezeichnet die Kunstfertigkeit, mit den Händen Heilung im Körper auszulösen. Osteopathen sind nochmals speziell ausgebildete Manualmediziner, die darüber hinaus den Körper über einen ganzheitlichen Ansatz begreifen und behandeln.

gungsapparates leicht erkennbar. Man kann sie manuell aufspüren – oder auch mit medizinischen Kraftanalysegeräten. Das sind Kraftgeräte, die an einen Computer angeschlossen sind. Sie messen die Kraftverteilung im Körper: Man drückt mit maximaler Kraft gegen das Gerät, in dem Messfühler integriert sind. Und ein Computerprogramm wertet das aus. Diese teuren Geräte stehen leider nur in wenigen Praxen und Rehazentren. Auch kleine Fehlstellungen führen zum Verlust der tiefen Muskulatur, bilden den Nährboden für Verspannungen, für Blockaden. Das ist das, was in 85 Prozent der Fälle Schmerzen verursacht, was einen Bandscheibenvorfall, der sich sonst nie rühren würde, aufmucken lässt. Vor allem dann, wenn Stress dazukommt. Osteopathen und Manualmediziner kennen sich hervorragend mit den kleinen Fehlern im System und ihren Auswirkungen aus.

4. Meiden Sie den Röntgenapparat

Er arbeitet mit kurzwelligen, elektromagnetischen Strahlen, die man nicht zu häufig in sich hineinlassen sollte. Er schließt zwar Brüche aus, sieht Fehlstellungen oder fortgeschrittene Arthrose in den Gelenken – Bandscheibenschäden erkennt er aber nur, wenn sie bereits knöcherne Veränderungen hervorgerufen haben. Wenn Sie nachts vor Schmerzen aufwachen, wenn der Grund für die Schmerzen ein Unfall oder Sturz ist, sollte man, um einen Bruch auszuschließen, das Röntgengerät einsetzen – und auch die Strahlen in Kauf nehmen. Dr. Marianowicz: »Für die Bandscheibe ist Röntgen meist völlig belanglos. Es hat noch seine Berechtigung nach einem Trauma, also wenn jemand gestürzt ist. Oder wenn ein Chirotherapeut eine Funktionsanalyse machen will und das einzige Verfahren braucht, das im Stehen möglich ist.« Eines ist sicher: Das Röntgenauge sieht immer was. Der Arzt sagt: »Degenerativ.« Und genau da sollten Sie sich keine Sorgen machen. Meist ist das nur eine kleine oder auch große Kerbe, die das Alter hinterlässt. Sie muss nichts mit den Schmerzen zu tun haben. Wichtig: Ihr Beschwerdebild muss mit dem Röntgenbild übereinstimmen. Und die Symptome zählen immer mehr als das, was das technische Auge sieht. Sieht das Röntgenauge nichts, bleiben die Schmerzen trotzdem real. Ursache sind nur selten die Knochen. Eher das Zusammenspiel von Muskeln, Wirbelgelenken, Bandscheiben, Bändern und Sehnen.

5. Nutzen Sie Diagnoseverfahren mit Grips

Verschwindet der akute Schmerz nicht binnen zwei bis vier Wochen, machen zusätzliche Diagnoseverfahren Sinn.

▸ *Computertomografie (CT):* Hier liegt man etwa fünf Minuten lang in einer relativ großen Röhre, der Strahl kreist um den Patienten und das Röntgenauge macht nicht nur eines, sondern viele Bilder, die der Computer dann Schicht für Schicht zusammensetzt. Da ist natürlich die Strahlenbelastung höher als beim einfachen Röntgen. Die CT zeigt Bandscheibenvorfälle und knöcherne

Veränderungen gut, auch Osteoporose. Frische Bandscheibenvorfälle, Muskeln, Bänder und andere Weichteile sieht man in der Magnetresonanztomografie besser.

▶ *Die Magnetresonanztomografie (MRT)*, auch Kernspin genannt, ist zwar aufwendig und teuer, belastet aber nicht mit Strahlen, weil man in einem magnetischen Feld liegt, das mit Radiowellen arbeitet. Damit sieht man auch die Weichteile. Neben Knochen zeigt die MRT auch Nerven, Muskeln, Bänder, Bandscheiben und sogar Narbengewebe von vorhergehenden Operationen, das oft für Schmerzen verantwortlich ist. Sie erkennt abgetrennte, wandernde Bandscheibenteile (Sequester), verengte Wurzel- und Wirbelkanäle (Stenosen). Man kommt in eine Röhre, die viel Krach macht, und bekommt manchmal vorher ein Kontrastmittel gespritzt. Neue Geräte sind sogar für Platzangstkandidaten konzipiert: Der Kopf bleibt draußen oder man liegt zwischen zwei Platten.

Die MRT (gemeinsam mit einer CT) ist ein Muss, wenn man sich operieren lassen will. In den MRTomografen sollte man sich auch legen, wenn man nach zwei Monaten Behandlung immer noch unter Kreuzschmerzen leidet oder wenn Verdacht auf einen Tumor besteht.

Auch hier gilt wie beim Röntgen: Es gibt viele kleine und große Alterserscheinungen, die das technische Auge sieht – und die nur selten ein Grund für eine OP sind.

▶ *3-D-Wirbelsäulenvermessung:* Verkrümmungen der Wirbelsäule kann man auch ohne Röntgenstrahlen mit weißem Licht sichtbar machen. Genauso wie Beinlängendifferenzen, Beckenschiefstand und Lotabweichungen (Buckel, Hohlkreuz) der Wirbelsäule. Das von der Haut reflektierte Licht wandelt ein spezielles Bildverarbeitungssystem im Computer in eine dreidimensionale Darstellung um, auf der man die Lage der Wirbelsäule sehr genau ablesen kann. Nur zu viel Fettgewebe, das sich über der Wirbelsäule abgelagert hat, verhindert eine genaue Diagnose. Übergewichtige müssen weiterhin in den Röntgenapparat. Und die Kosten von 500 Euro zahlt nur die private Kasse.

▶ *Ultraschall:* Hat der Arzt Erfahrung damit, ist es ein schonendes Verfahren, das Veränderungen der Weichteile aufdeckt: Ödeme, Sehnenrisse, entzündliche Verdickung von Geweben. Es findet Entzündungen an den Iliosakralgelenken, Reizungen an Muskelansätzen, Blutergüsse nach Verletzungen.

▶ *Blutuntersuchung:* Nötig, wenn Verdacht auf eine Infektion oder Rheuma (zum Beispiel Morbus Bechterew) besteht oder wenn eine Stoffwechselkrankheit wie Gicht die Beschwerden auslöst.

▶ *Knochendichtemessung:* Das von vielen Orthopäden empfohlene DXA-Verfahren sei strahlenarm und messe die Knochendichte, hieß es lange. DXA misst jedoch nur die gesamte Knochenmasse. Durch Degeneration wuchert Knochen aber – und so erhält man ein falsches positives Bild, obwohl die Osteoporose den Knochen schon

---

KREUZVERHÖR   DR. MARTIN MARIANOWICZ

Magnetresonanztomografen sind teure Geräte – und wer sie besitzt, möchte viele Menschen reinschicken. Wann ist ein Kernspin nötig?

Kernspin mache ich nicht sofort. Handelt es sich um ein erstes Ereignis, sprich: taucht der Schmerz zum ersten Mal auf, quält er nur kurze Zeit, dann ist er in 90 Prozent der Fälle mit Physiotherapie, Entzündungshemmern, Quaddeln zu behandeln. Wenn nicht, dann kann man immer noch ein Kernspin machen.

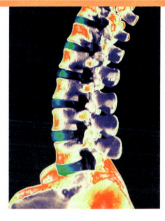

Eine Wirbelsäulen-MRT-Aufnahme zeigt neben Knochen (weiß) auch die Bandscheiben (grün, blau).

schwinden lässt. Mit einer Ultraschalluntersuchung am Fersenbein oder an der Hand kann man einen ersten Eindruck von der Festigkeit der Knochen gewinnen. Und liegt ein Verdacht auf Osteoporose vor, nimmt man die Strahlenbelastung der Quantitativen Computertomografie (QCT) in Kauf.

▸ *Muskelfunktionsanalyse, Elektromyografie (EMG):* Mithilfe aufgeklebter kleiner Hautelektroden (wie bei einem EKG) können der Zustand der Muskulatur und die Muskelfunktion genau untersucht werden. Die Elektroden leiten die Werte an einen Computer weiter. Und in den Kurven zeigen sich die typischen Ausschläge krankhaft gesteigerter Muskelaktivität (Hypertonus). Der Patient hat Schmerzen – nur: Inwieweit ist der Nerv wirklich betroffen? Auch hier gibt der Muskel Auskunft. Der Neurologe misst die elektrische Aktivität der vom betroffenen Nerv versorgten Muskulatur. Leidet man unter bestimmten Muskelerkrankungen, Erkrankungen der peripheren Nerven oder Nervenwurzeln an der Wirbelsäule, ergeben sich auffällige Muster in der elektrischen Aktivität des Muskels.

▸ *Nervenleitgeschwindigkeit (NLG):* Wird dazu verwendet, um festzustellen, ob Nerven in Armen oder Beinen geschädigt sind.

▸ *Myelografie:* Heute zeigt die virtuelle Kernspintomografie, ob der Rückenmarkskanal eingeengt ist, ein Tumor wächst oder ob auf eine Nervenwurzel ein Druck ausgeübt wird.

▸ *Szintigrafie:* Man spritzt radioaktiv markierte Stoffe, die sich im Skelett anreichern. Dort geben sie Strahlen ab, die eine spezielle Kamera auffängt. Sie zeigt Entzündungsherde in den Gelenken und Knochen und Tumore.

▸ *Röntgenkontrast-Untersuchung:* Lassen nach einer OP die Beschwerden nicht nach oder tauchen sie wieder auf, möchte man feststellen, ob Narbengewebe oder ein neuer Bandscheibenvorfall die Symptome auslöst. Der Arzt spritzt eine schwach radioaktive Flüssigkeit, die Narben entlarvt. Stellt man nur eine Bandscheibe mit einer färbenden Flüssigkeit dar, heißt das Diskografie. Der Arzt injiziert die Flüssigkeit direkt in die Bandscheibe und kann auf dem Röntgenbild den Schaden sehen. Das ist nicht sehr angenhm, hilft aber dabei, die für den Schmerz verantwortliche Bandscheibe zu finden, wenn die MRT mehrere Vorfälle gefunden hat. Wird sehr, sehr selten gemacht.

▸ *Epiduroskopie:* Man spiegelt den Wirbelsäulenkanal, im Prinzip mit einer Magen-Darm-Spiegelung vergleichbar – nur kleiner. Eine winzige Kamera an der Spitze eines Katheters erlaubt einen direkten Blick auf Schädigungen in diesem Bereich. Außerdem kann man über den Katheter gleich Spülungen vornehmen, entzündetes Gewebe medikamentös behandeln und Verwachsungen lösen.

6. Das schmerztherapeutische Gespräch

Sie leiden unter chronischen Rückenschmerzen oder es besteht die Gefahr, sie könnten chronisch werden, oder Sie müssen operiert werden? Dann sollten Sie das Angebot Ihres Arztes, einen Psychologen, Psychotherapeuten oder Schmerztherapeuten zu besuchen, sehr, sehr ernst nehmen. Sie sollten sich vielmehr wundern, wenn Ihr Arzt Ihnen das Angebot nicht macht. Das gilt vor allem dann, wenn Sie unter Stress leiden, unter Stimmungsschwankungen oder viele Schmerzmittel nehmen. Rücken und Seele sind untrennbar verwoben – und neueste Studien zeigen: Die Kombination von Psychotherapie und Orthopädie ist die effektivste Möglichkeit, dem Schmerz Paroli zu bieten.

DIAGNOSE AUS FERNOST: KREUZWEH? ZUNGE ZEIGEN ...

Ärzte wie Dr. Yang, die die Traditionelle Chinesische Medizin (TCM) praktizieren, kombinieren die Diagnosetechniken der Schulmedizin mit denen der TCM. Aber im Vordergrund stehen immer noch die vier Methoden, die nur der Mensch selbst durchführen kann: 1) Beobachten, 2) Abhorchen und Beriechen, 3) Befragen, 4) Betasten.

Die TCM-Anamnese

Dr. Yang fragt und hört zu: Was erzählt der Patient über sein Leben, seine Sorgen, seine Vorlieben und Abneigungen? Dr. Yang: »Beim Rückenpatienten interessiert uns auch ganz besonders sein Umfeld, wie er wohnt, was er arbeitet. Ob er einsam ist.« Sie sieht hin: Welche Statur hat der Patient, wie bewegt er sich? Was drückt sein Gesicht aus, welche Farbe hat es? Wie ist seine geistige Verfassung? Sie betrachtet Zunge, Augen, Haut, sogar die Zähne. »Anhand der Zähne und des Zahnfleisches kann man pathologische Veränderungen der Nieren und des Magens diagnostizieren. Die TCM sagt: Die Niere beherrscht die Knochen. Und da die Zähne ein Teil der Knochen sind, können wir sogar hier auf den Rücken schließen.« Sie hört, wie er spricht, atmet, hustet. Sie schnuppert, wie er riecht, und fragt nach den Ausscheidungen, vor allem, um auf innere Krankheiten zu schließen: Ist der Körpergeruch

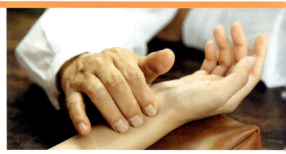

Der TCM-Mediziner prüft den Puls auf 28 Kriterien. So verrät der Puls alles über Körper und Seele.

sauer, süß, scharf, verbrannt oder faulig? Und sie fühlt: Wie ist der Puls? Sie tastet den Körper und natürlich lokale Schmerzherde ab.

Durch diese Inspektion spürt sie nicht einzelne Krankheitsursachen wie einen Bandscheibenvorfall auf, sondern ein Störungsmuster im Fluss der Lebensenergie, das sich als Symptomkomplex an verschiedenen Körperstellen äußern kann – und irgendwann zur Krankheit führt. Um Disharmonien aufzuspüren, richtet sich der TCM-Arzt nach acht Leitkriterien (»Ba Gang«): Er sucht Dysbalancen zwischen Yin und Yang (Seite 31), innen und außen, Kälte und Hitze, Mangel (Leere) und Überfluss (Fülle).

Die Zungendiagnostik

Form, Farbe, Beweglichkeit, Belag und auch Blutgefäße an der Zungenunterseite decken auf, ob und wo der Energiefluss gestört ist. In der TCM gilt die Zunge als Spiegelbild der Körpergesundheit, da sie über verschiedene Energieleitbahnen, also verschiedene Meridiane (Seite 31), mit inneren Organen verkabelt ist. Auch Rückenprobleme liegen auf der Zunge (siehe Kasten).

Der Puls-Check

Wie steht es um den Puls? Für die Antwort braucht der westliche Mediziner eine Minute. Er zählt nur. Frau Dr. Yang braucht 10, manchmal sogar 30 Minuten. Für sie ist die Schnelligkeit nur ein Bruchteil der Diagnose. Sie tastet den Puls an beiden Handgelenken und ermittelt dabei 28 verschiedene Pulskriterien. Ein Puls unterscheidet sich durch Länge und Rhythmus, durch Tiefe, Frequenz, Kraft und Form. So verrät er beispielsweise, ob eine Yin- oder Yang-Schwäche der Nieren vorliegt, ein Kälte-Feuchtigkeits-Syndrom oder ein gestörtes Leber-Qi.

Die Weisen unterweisen die Gesunden

Dr. Yang: »Wir haben in China ein Sprichwort: ›Die Weisen behandeln nicht jene, die schon krank sind, sie beschränken sich auf die Unterweisung der Gesunden.‹ Spürt man früh energetische Störungen oder, wie wir sagen, mangelndes oder blockiertes Qi auf, bricht die Krankheit gar nicht erst aus.« In China beugt man vor. Zum Beispiel mit Qigong. Jeden Morgen im Park. Dr. Yang: »Die 18 Übungen des medizinischen Qigong stärken die Muskeln und halten die Gelenke flexibel. Aber noch wichtiger ist, dass sie das Qi fördern und so einem Mangel oder einer Blockade vorbeugen. Und sie beruhigen. Sie machen uns innerlich stark. Wenn man zugleich gezieltes Rückenmuskeltraining macht, verstärkt sich die Wirkung – durch die Kombination von fernöstlicher Ruhe und westlicher Kraft.«

KREUZWORTRÄTSEL

Rückenschmerzen – eine Frage von Yin, Yang und Qi

Rückenschmerzen gehen meist mit weiteren Störungen einher – nach diesen richtet sich die TCM-Behandlung. Sie können versuchen, anhand Ihres Allgemeinbefindens auf eine dieser Störungen zu schließen. Wenn Sie dann den ganzheitlichen Therapieansatz der TCM nutzen möchten, sollten Sie einen entsprechend ausgebildeten Arzt konsultieren – für eine individuelle Behandlung (Adressen Seite 218).

Nieren-Yang-Mangel: Symptome sind Kältescheu, kalte Arme und Beine, Blässe, Antriebsmangel, Trägheit, immer wiederkehrende Schmerzen im unteren Rückenbereich (zum Beispiel bei Kälte), Schwäche in Lenden und Knien, Impotenz, Spermatorrhö (unkontrollierter Samenerguss), Nykturie (starkes nächtliches Wasserlassen), blasse geschwollene Zunge mit dickem, weißlichem Belag. Wird hervorgerufen durch schwache Konstitution, chronische Krankheit (auch im Rücken), falsche Ernährung, mangelnde Bewegung oder altersbedingt.

Nieren-Yin-Schwäche: Neben Rückenschmerzen zeigt sie sich durch eine trockene Kehle, Schlafstörungen, Hitzegefühl in Handflächen und Sohlen, Schwindel, Ohrensausen, gerötete Wangen, rote Zunge mit wenig oder ohne Belag.

Kälte-Feuchtigkeits-Syndrom: Rückenschmerzen nehmen bei Regenwetter stark zu. Symptome: kalte Schmerzen am Rücken mit Schweregefühl, sehr eingeschränkte Beweglichkeit. Ruhiges Im-Bett-Liegen führt zu keiner Besserung, oft nehmen die Beschwerden sogar zu. Der Zungenbelag ist weiß und schmierig.

Gestörtes Leber-Qi: Verspannungen im Nacken-Schulter-Bereich entstehen meist durch Wind oder Störung des Leber-Qi. Die funktionelle Störung der Leber macht sich bemerkbar durch Reizbarkeit, Beklemmungen und Schmerzen in der Brust, unter den Rippen und im Unterbauch sowie Brustschwellung und unregelmäßige Menstruation bei Frauen. Weitere Symptome: innere Unruhe, Nervosität, Angstgefühl. Die Zunge ist kaum belegt. Dr. Yang: »Es kann auch sein, dass ein Patient gleichzeitig zwei Syndrome hat, etwa Nieren-Yang-Mangel und Kälte-Feuchtigkeits-Syndrom.« (Siehe auch Seite 32 und Rezepturen ab Seite 170.)

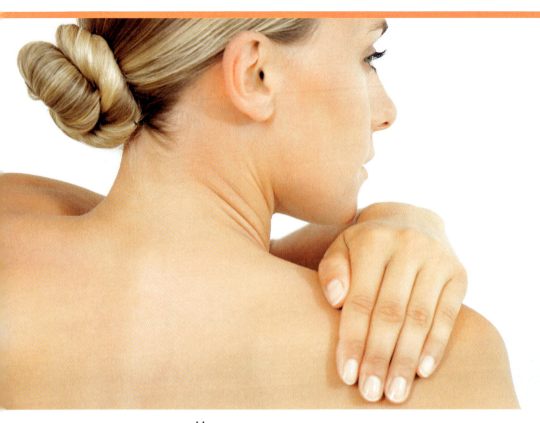

DIE HÄUFIGSTEN BESCHWERDEN UND IHRE URSACHEN

Wo sitzt der Schmerz?

Im Nacken, in der Brust, in der Lende oder im Steißbein? Strahlt er aus? In die Hand, in das Bein? Vom Ort, wo es schmerzt, können Sie auf mögliche Ursachen schließen. Ab Seite 108 stellen wir die wichtigsten vor: von Verspannungen über Blockaden, Bandscheibenvorfall, Stenosen, Chondrosen bis zu Entzündungen. Und zu jeder Ursache finden Sie einen kleinen, klugen Therapieplan.

NACKENSCHMERZEN: DAS ZERVIKALSYNDROM

Syndrom nennen die Ärzte eine Erkrankung dann, wenn ein ganzes Paket von Beschwerden dazugehört. Und damit es extragescheit klingt, stellen sie ein Fremdwort davor wie »Zervikal«. Nun ja, Fachchinesisch sprechen nicht nur Ärzte. Das tun auch Architekten, Anwälte, Pfarrer … Zervikalsyndrom, Halswirbelsäulen- oder Nacken-Schulter-Arm-Syndrom nennt man all die Beschwerden, die von der Halswirbelsäule (HWS) ausgehen oder die Halswirbelsäule betreffen.

Typische Symptome

… sind Nackensteife sowie brennende, ziehende Schmerzen im Nacken, die bis in die Schulterblätter, den Kopf, Arme oder Brustkorb ausstrahlen, je nachdem, welcher Bereich der Halswirbelsäule betroffen ist. Häufig können Patienten den Kopf kaum bewegen oder die Schulter schwer drehen. Aber auch Schwindel, Ohrgeräusche, Sehstörungen, Schluckbeschwerden können ihre Ursache in der Halswirbelsäule haben. Klopft man über die Dornfortsätze der Halswirbelsäule, kann das auch wehtun und auf ein Zervikalsyndrom hinweisen.

Was sitzt einem im Nacken?

▶ Die mit Abstand häufigste Ursache für ein Zervikalsyndrom sind *Wirbelblockierungen* – Störungen im Bereich der gelenkigen Wirbelverbindungen. Ungewohnte monotone oder auch abrupte Bewegungen können dazu führen. Bekannt ist die Blockade auch als *Schleudertrauma* – akute Schmerzen im Halswirbelsäulenbereich. Das attestiert der Arzt nach einem Auffahrunfall.
▶ Natürlich setzt sich auch gerne eine *Verspannung* im Hals fest, die den Muskel schmerzhaft verhärtet. Und natürlich tut sie das besonders gerne im zarten Frauennacken. Der erhöhte Muskeltonus kann Schmerzen auslösen, die bis in die Arme, den Kopf und das Brustbein ausstrahlen.
▶ Bei älteren Patienten können nicht nur muskuläre Verspannungen, sondern auch *altersbedingte Verschleißerscheinungen* (Arthrose) der Halswirbelsäule Beschwerden hervorrufen.

▶ In seltenen Fällen lassen sich die Nackenschmerzen auf einen *Bandscheibenvorfall* im Bereich der Halswirbelsäule zurückführen.
▶ Ein verengter Wirbelkanal (*Stenose*), der auf das Rückenmark oder den Nerv drückt, zeigt sich nicht im Nacken, sondern mit Beschwerden in den Beinen oder Armen, weil sich das Rückenmark durch den Druck verändert.
▶ *Fehlstellungen* im Fuß, aber auch Arthrosen im Knie sowie Probleme mit dem Becken können über die Muskelketten des Körpers schmerzhaft im Nacken landen. Um die wahre Ursache der Schmerzen zu finden und sie richtig behandeln zu können, ist es wichtig, die Beschwerden ganz genau anzuschauen.

Wenn die Schmerzen in Arm oder Finger ausstrahlen

Unter jedem Halswirbel verlässt ein Nerv das Rückenmark und zieht über den Arm zur Hand bis in die Finger. Verspannungen, Blockaden, Bandscheibenvorfälle oder Verschleißerscheinungen können so zu Schmerzen, Taubheitsgefühlen oder Kribbeln im Arm oder in den Fingern führen. Der Schmerz meldet sich bei Kopfbewegungen zur Schmerzseite und zurück, aber oft auch nachts im Schlaf.
▶ Ist nur die *Verspannung* schuld, dann ist der Schmerz nicht sehr stark und zeigt sich vor allem morgens. Tagsüber verliert er sich in der Regel durch Bewegung.
▶ Leidet ein Wirbelsegment unter einer *Blockade*, kann das auch ausstrahlen – dann kann man in der Regel den Kopf in eine Richtung schlechter bewegen.
▶ Bei einem *Bandscheibenvorfall* plagt einen ein eher starker Schmerz, der aufflammt, wenn man bestimmte Bewegungen macht. Vor allem Kribbeln oder Taubheitsgefühle in nur einzelnen Fingern deuten auf ein Problem mit der Bandscheibe hin.

Kopfschmerzen, Schwindel, Tinnitus

Im verlängerten Rückenmark liegt unser stammesgeschichtlich ältestes Hirn, das Stammhirn, unser vegetatives Zentrum.

▸ Sind die obersten Wirbel blockiert oder drückt eine Bandscheibe auf das Rückenmark, kann das – muss aber nicht – Kopfschmerzen, Tinnitus (Ohrgeräusche) oder Schwindel auslösen. Das müssen dann Neurologe, HNO-Arzt und Orthopäde gemeinsam abklären. Handelt es sich wirklich um ein orthopädisches Problem, ist man bei einem guten Manualtherapeuten am besten aufgehoben – einem Arzt, der sich speziell auf die obersten Halswirbel spezialisiert hat, auf die Kopfgelenke (siehe Atlastherapie, Seite 187).

Atlas: viel gerenkter Geselle

Atlas heißt der interessanteste Wirbel: der 1. Halswirbel. Der Träger des Kopfes, an dem die ganze Wirbelsäule hängt. Zwar kann man eine Atlasfehlstellung nicht für alles verantwortlich machen, was unser Befinden stört – wie manche behaupten. Ein speziell ausgebildeter Atlastherapeut kann jedoch an den vier kleinen Atlasmuskeln Verspannungen bis in die Beine hinunter auflösen.

Diagnose & Therapie

Lesen Sie bitte weiter unter Verspannungen (Seite 108), Blockaden (Seite 112), Bandscheibenvorfall (Seite 114), Osteochondrose (Seite 122).

ODER IST'S DIE SCHULTER?

Wenn Sie massive Nackenbeschwerden haben, muss das gar nicht von der Wirbelsäule herrühren. Prüfen Sie, ob es an der Schulter liegt.

Schmerzquellen Schulter und Handgelenk

▸ Der Schulter-Nacken-Wirbelsäulen-Schmerz zieht bis hinten in den Kopf? Ganz häufig ist der Grund das *Impingementsyndrom*, die Schulterenge. Dafür gibt es viele Ursachen: zum Beispiel Überkopfarbeit, aber auch Computerarbeit. In der zu engen Schulter reiben Knochen an Sehnen oder Kapseln oder Bändern. Die Schulter entzündet sich. Stechende Schmerzen strahlen in den Oberarm. Die Sehne kann reißen.

▸ Manchmal bilden sich in den Sehnen der Rotatorenmanschette dann Kalkablagerungen. Das nennt man *Kalkschulter*. Wächst die Kalkab-

---

KREUZVERHÖR — DR. MARTIN MARIANOWICZ

Wie unterscheidet man, ob Probleme von Hals oder Schulter kommen?

Wenn ein Patient sich mit der Hand am Nacken hält und sagt: »Ich kann den Kopf nicht drehen, ich halte das nicht mehr aus, diesen Druck im Nacken, und schlafen kann ich auch nicht mehr!«, vermute ich: Der hat Probleme mit der Schulter. Eine Schultereckgelenkarthrose. Ich frage dann nur: »Können Sie den Sicherheitsgurt anlegen? Wie geht's Ihnen beim Einparken?« Dann sagt er: »Genau! Schlecht!« Er kann auch den Arm seitlich kaum hochheben. Zwei Drittel aller HWS-Patienten haben etwas an der Schulter, nichts am Hals.

Und wie zeigen sich Probleme mit der Halswirbelsäule?

Bandscheibenvorfälle oder eingeengte Wirbelkanäle (Foramenstenosen) schmerzen über die Schulter in den Arm, bis hin zur Hand. Und sie zeigen sich häufig mit Kribbeln in den Fingern. An den kribbelnden Fingern erkennt man, welcher Wirbel betroffen ist:

▸ Daumen und Zeigefinger: C5/6
▸ Zeigefinger und Mittelfinger: C6/7
▸ Ringfinger und kleiner Finger: C7/8 – dieser aber nur ganz, ganz selten.

lagerung an, entzünden sich die Sehne und der Schleimbeutel. Vor Schmerzen bewegen die Betroffenen kaum noch ihren Arm. Die Schulter droht steif zu werden (»Frozen Shoulder«). Meist baut der Körper den Kalk von selbst wieder ab. Wenn nicht, hilft der Arzt mit Stoßwellen (Seite 175) nach.

▸ Auch eine *Arthrose des Schultereckgelenks* kann in den Nacken ausstrahlen. Prüfen Sie, ob Sie die Schulter drehen können, ob Sie mit der Hand das gegenüberliegende Ohr erreichen, ob Sie von oben an die Wirbelsäule zwischen den Schulterblättern langen und ob Sie beide Hände hinter dem Rücken verschränken können.

▸ Auch die Hand kann dem Nacken wehtun. Machen Sie mal eine Faust! Verursacht das Schmerzen im Nacken, dann könnten die Nerven im Handgelenk gequetscht sein – durch das sogenannte *Karpaltunnelsyndrom*.

SCHMERZT DIE BRUSTWIRBELSÄULE: THORAKALSYNDROM

Die Brustwirbelsäule ist im Grunde genommen der gutmütigste Teil unserer Körperachse. Duldsam. Eine Bandscheibe fällt hier nur selten vor: in 2 Prozent aller Fälle. Und fällt sie vor, tut es nur selten weh. Weil die Bandscheibe in den hohen Brustwirbeln nicht so leicht dorthin kommt, wo sie Schmerzen auslösen kann: an die Nervenwurzel. Allerdings sind die muskulären Probleme in der Region Schulter und Schulterblatt relativ häufig.

Rippen kann man nicht eingipsen

Also, die BWS ist im Grunde gutmütig. Außer sie trifft am Freitag, den 13., Oli. Oli ist mein Pferdetrainer. Und der hat mit Kurti, meinem Pferdchen, den zweiten Platz im Western-Trail gemacht. Toll. Und da bin ich ihm dann schon um den Hals gefallen, vor Freude. Und er hat

---

KREUZVERHÖR   DR. MARTIN MARIANOWICZ

Warum kann eine Injektionstherapie im Brustwirbelsäulenbereich so gefährlich werden?
Operationen und auch Injektionen bergen ein Pneumothoraxrisiko. Pneumothorax heißt: Es sammelt sich Luft im Pleuraspalt an, also zwischen den beiden Schichten des Lungenfells. Dadurch fällt ein Lungenflügel, in einigen Fällen auch beide, teilweise oder komplett zusammen. Was übrigens auch bei einem komplizierten Rippenbruch passieren kann. Also: Injektionstherapie nur von ausgewiesenen Therapeuten durchführen lassen, die sich darauf spezialisiert haben. Bei Beschwerden an der Brustwirbelsäule reichen in den meisten Fällen Schmerzmittel und manuelle Therapien wie Osteopathie und Chirotherapie (Seite 182).

---

mich gedrückt. Sehr arg gedrückt. Erst tat es wie einen Messerstich in die Rippe, dann zog sich ein schmerzender Halbkreis um die linke Seite meines Brustkorbs. Ich dachte erst: Oh, da muss hinten ein Wirbel hin sein. Und dann hat es aber vorn angefangen, viel mehr wehzutun. Jeder Atemzug ein Messerstich. Nennt man Interkostalneuralgie. Eine Entzündung der Nerven, die vom Rückenmark aus das Zwerchfell und die Rippen versorgen. Die kann vom Wirbel hinten kommen – oder von der von Oli gebrochenen Rippe vorn. Rippen kann man nicht eingipsen. Man nimmt also ein Schmerzmittel, schlingt sich nachts eine Bandage um den Leib und wartet, dass der innere Doktor die Rippe heilt. Tut er in der Regel – ganz von selbst.

Die gutmütige Brustwirbelsäule

Dr. Marianowicz: »Nur 5 Prozent haben Probleme mit der Brustwirbelsäule.« Das liegt

106 | DIE HÄUFIGSTEN BESCHWERDEN UND IHRE URSACHEN

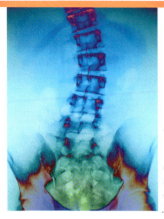

Eine seitliche Verkrümmung der Wirbelsäule (Skoliose) kann auf Dauer zu Beschwerden in der Brustwirbelsäule führen.

daran, dass wir die Brustwirbelsäule viel weniger bewegen müssen als die Hals- und Lendenwirbelsäule – und daran, dass der Brustkorb sie wie ein Korb schützt, wie ein Korsett stabilisiert. So können sich die Wirbel kaum verschieben. Und sieht das Röntgenauge, MRT oder CT eindrucksvolle degenerative Veränderungen, dann sind sie in den seltensten Fällen behandlungsbedürftig.

Die Symptome

▶ Tut es trotzdem im Bereich der BWS weh, dann spricht der Arzt vom *Thorakalsyndrom*. Der Schmerz ist dumpf, man fühlt sich steif, die Muskeln neben der Wirbelsäule sind hart und es schmerzt, wenn der Arzt auf die Dornfortsätze drückt. Meist hat man vorher mit rundem Rücken etwas Schweres gehoben oder ist auf sein Steißbein gefallen. Der Schmerz taucht auf, wenn man sich bewegt, wenn man hustet oder niest, er ist erträglich – und verschwindet meist schnell wieder.

▶ Richtet die Bandscheibe mehr an, dann (ganz selten!) strahlt der Schmerz nach vorn in den Brustkorb aus. Mitunter meint man, nicht mehr atmen zu können. Dann spricht der Arzt von *Interkostalneuralgie*. Sozusagen der Ischias im Brustkorbbereich. Die Nervenwurzel an ihrem Austrittspunkt aus dem Rückenmark ist gereizt. Das kann aber auch an einer Gürtelrose liegen.

Oder, wie bei mir, an einer gebrochenen Rippe.
▶ In der Brustwirbelsäule macht sich vor allem das Alter bemerkbar. Die Krümmung des Rückens im Brustbereich (Kyphose) verstärkt sich mit den Jahren, man kriegt einen *Buckel (Alterskyphose)*. Hier brechen, bedingt durch *Osteoporose* (Knochenschwund), gerne die Wirbelkörper ein. Doch sogar das macht nur selten schlimme Beschwerden.
▶ Auch eine Wirbelsäulenverkrümmung *(Skoliose und Morbus Scheuermann)* drückt ihren Stempel am liebsten in die Brustwirbelsäule (Seite 122f.).

Diagnose & Therapie

Mehr darüber erfahren Sie unter Verspannungen (Seite 108), Blockaden (Seite 112), Bandscheibenvorfall (Seite 114), Osteochondrose (Seite 122), Facettensyndrom (Seite 124), Osteoporose (Seite 125).

DAS HÄUFIGE LENDENLEIDEN: LUMBALGIE

Die Lendenwirbelsäule ist das schwächste Glied unserer Körperachse. Sie trägt auch die größte Last – und muss sich nach allen Seiten drehen und beugen können. Deshalb macht sie am häufigsten Probleme. Vor allem dann, wenn wir alles andere als ein bewegtes Leben leben. Zwei Drittel aller Rückenbeschwerden sitzen in der unteren Lendenwirbelsäule. Ein Drittel zeigt sich mit Rückenschmerzen, ein Drittel mit Rücken- und Beinschmerzen, das dritte Drittel nur mit Beinschmerzen.

Typische Symptome

In der Lendenwirbelsäule tauchen die gleichen Probleme auf wie weiter oben in der Brust oder am Hals. Nur eben viel öfter.
▶ Schmerzen können ganz plötzlich reinschießen *(Hexenschuss*, Seite 109), über Nacht kommen – oder sich über längere Zeit hinweg aufbauen.

- Strahlt der Schmerz auch in Po und Beine aus, dann spricht der Arzt von *Ischialgie* (Seite 115). Eine Wurzel des Ischiasnervs ist gereizt.
- Am häufigsten sind die *Muskeln* schuld: Sie sind verspannt, überdehnt oder verhärtet und irritieren die Nerven.
- Es kann sein, dass eine Vorwölbung der Bandscheibe auf Nervenstränge drückt *(Protrusion)* oder dass der Gallertkern hervorquillt *(Prolaps)*, ein Stück der Gallertmasse herausgequetscht und abgetrennt wird *(Sequestration)*.
- Oder Wirbelgelenke reiben schmerzhaft aufeinander *(Facettensyndrom)*.
- *Verschleiß an den Wirbelsegmenten (Osteochondrose)* kann die Schmerzen auslösen oder eine Entzündung der Wirbelkörper oder der Bandscheibe.
- Vom *Wirbelgleiten* – einer Jahre bis Jahrzehnte dauernden Bewegung des Wirbels aus der natürlichen Verankerung in Richtung Bauchraum – ist die Lendenwirbelsäule am häufigsten betroffen.
- Sehr seltene Auslöser: *Infektionen* oder *Tumore*.

Warum tun manchmal nur die Beine weh?

»Nirgendwo sitzen so viele Rezeptoren, also Gefühlsempfänger, wie zwischen den Wirbelkörpern und dem Rückenmark, im Epiduralraum«, erklärt Dr. Marianowicz. Wölbt sich da eine Bandscheibe vor und übt nur leichten Druck aus, erzeugt das bereits einen starken Rückenschmerz. Ein Warnsignal. Das verstärkt sich durch Husten oder Niesen.
- Drückt im weiteren Verlauf das hintere Längsband, das die Wirbel verbindet, die Bandscheibe beiseite, dann drückt das auf die austretenden Nerven und die Schmerzen ziehen ins Bein. Inzwischen heilt der Epiduralraum aus, der Rückenschmerz schwindet, der Beinschmerz bleibt.
- Es gibt auch das Phänomen der *pseudoradikulären Schmerzausstrahlung*: Man hat Beinschmerzen, der Schmerz täuscht aber nur einen Druck auf die Nervenwurzel vor und wird zum Beispiel von einer Muskelverspannung ins Bein geschickt.

Diagnose & Therapie

Lesen Sie bitte weiter unter Verspannungen (Seite 108), Blockaden (Seite 112), Bandscheibenvorfall (Seite 114), Wirbelgleiten (Seite 121), Osteochondrose (Seite 122), Facettensyndrom (Seite 124), Osteoporose (Seite 125).

NOCH ETWAS ABSCHWEIFEN: KOKZYGODYNIE

Das untere Ende der Wirbelsäule – die drei bis fünf verkümmerten, verschmolzenen Wirbel, die einst einen Schwanz trugen – bildet unser Steißbein. Leidet man dort unter einem meist dumpfen Schmerz, spricht der Arzt von Kokzygodynie.

Typische Symptome

Ein Bündel feiner Nerven liegt unter dem Steißbein. Fällt man aufs Steißbein, reagiert es mit Entzündung. Das kann sogar passieren, wenn ein dünner Mensch fünf Stunden auf einer harten Bierbank auf dem Oktoberfest sitzt.
- Es fühlt sich an, wie wenn man nach einem Tritt ans Schienbein unter einer Knochenhautentzündung leidet. Die Schmerzen sind dumpf, ziehen, stechen oder brennen, sie können in die Anal-, Lenden- und Hüftregion ausstrahlen. Sie dauern ein paar Tage bis zu mehreren Wochen, können aber auch chronisch werden.

Diagnose & Therapie

Die Diagnose ist einfach, sagt Dr. Marianowicz: »Hindrücken – und der Patient schreit.«
- *Organische Erkrankungen* im Beckenbodenbereich lösen ähnliche Symptome aus und müssen ausgeschlossen werden.

▸ Für eine chronische Kokzygodynie kann auch eine *psychosomatische Erkrankung* verantwortlich sein. Bei Männern steckt häufig eine *Zwangsneurose* dahinter, bei Frauen eher *ungelöste Konflikte*. Eine Verletzung sollte gleich mit Entzündungshemmern und Schmerzmitteln, eventuell einer kleinen Spritze und lindernden Salben, behandelt werden. Ganz gut aufgehoben ist man beim Osteopathen. Er behandelt die Kokzygodynie rektal und führt über den Finger eine sofortige Entspannung der Muskulatur herbei. Ein Sitzring verhindert, dass man den Knochen weiter reizt.

Verspannungen – bitte ernst nehmen!

Kennt jeder: Da hinten zieht es. Und ist bretthart. Der Schmerz strahlt bis in den Kopf aus – oder auch bis in die Beine. Manchmal sticht es so, dass einem das Atmen schwerfällt. Besonders gerne setzt sich Stress im Nacken fest. Und wenn der Schmerz ganz schnell und plötzlich kommt, schießt einem die Hexe ins Kreuz. Hinter alldem stecken verspannte Muskeln. Wichtiges Merkmal: Der Schmerz zeigt sich bei Belastung.

SO WÄCHST DER SCHMERZ

Rein physiologisch kann man das so sehen: Man belastet sich fehl, das tut man lange herumsitzend, schwere Taschen oder kleine Kinder tragend oder auch durch eine unnatürliche Haltung: am Computer, an Fertigungsmaschinen. Die Muskeln, die man dafür braucht, werden dauerbelastet. Das führt zu Sauerstoffmangel im Muskel, der Muskel verhärtet. Das macht Schmerzen. Vor allem, wenn der Muskel auf einen am Wirbel austretenden Nerv drückt, der sich dann sogar entzünden kann. Auch ein Luftzug kann die Muskeln verspannen. Ein Haupttäter aber ist Stress (Seite 83): Man zieht den Kopf ein oder die Schultern hoch. Und die ganz natürliche Kontraktion des Muskels klemmt fest in einer Dauerkontraktion, weil durch Stress ein Dauerfeuer auf die Muskulatur prasselt. Typischerweise klingen diese Schmerzen im Urlaub, in der Freizeit wieder ab.

Verspannung hat Folgen

Der angespannte Muskel wird weniger durchblutet, weniger mit Sauerstoff und Nährstoffen versorgt – und die Entsorgung von Stoffwechselprodukten stagniert. Die Stoffwechselprodukte reichern sich an, reizen die Schmerzfasern. Ein Muskel, der lange Zeit verspannt ist, beeinflusst so das umliegende Bindegewebe. Er verändert den Stoffwechsel, kleine Blutgefäße werden abgebaut, mehr Schmerzfasern aufgebaut. Ein leichter Berührungsreiz kann schon als Schmerz empfunden werden. Aufgrund des verringerten Stoffwechsels übersäuert das Gewebe – was wiederum Schmerzrezeptoren sensibilisiert. Um diese Schmerzen zu lindern, schont man sich. Und so schrumpft der verhärtete Muskel mit der Zeit sogar. Vorsicht, Teufelskreis: Meist springen, um die geschädigten Muskeln zu entlasten, andere Muskeln ein – was diese

---

RÜCKENDECKUNG

Wer dehnt, beugt vor

»Geistige Anspannung erhöht allgemein den Muskeltonus, gerne den der Rückenmuskulatur und dort vor allem den Levator scapulae, auch als Stressmuskel bezeichnet«, erklärt Wolfgang Scheiber. Anspannung führt zunächst zu Verspannungen und in einer späteren Phase zu Muskelverhärtungen. Sofern dem nicht durch Dehnungsübungen bereits bei Beginn der Verspannung entgegengewirkt wird. Übungen finden Sie auf Seite 56.

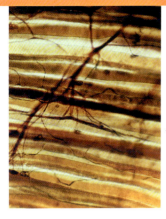

Viele feine Nerven signalisieren dem Muskel: Spann dich an! Kommt der Befehl zu oft, verspannt er sich, wird weniger durchblutet, Schmerzfasern wachsen …

ebenfalls überlastet, zu weiteren Verspannungen führt und zu noch mehr Schmerzen. Verspannung kann sich weiter fortpflanzen, sie kann Wirbelkörper verschieben und verdrehen – und sogar eine Bandscheibe zum Vorfallen bringen. All das kann wiederum Nerven irritieren und weitere Verspannungen nach sich ziehen. Allerdings kann auch eine Wirbelfehlstellung oder eine Blockade zur Verspannung führen. Der Chiropraktiker oder Osteopath bringt die Wirbel wieder in die richtige Ordnung.

DER BERÜHMTE HEXENSCHUSS

Quälen einen die Rückenschmerzen in der Lendenwirbelsäulengegend, spricht der Mediziner von *Lumbalgie* (lateinisch: lumbus = Lende). Quälen einen diese Schmerzen ganz heftig und schnell und so, dass man sich kaum noch bewegen kann, sagt der Volksmund *Hexenschuss*. Schuld ist die Muskelverspannung. Nur die Nerven, die die Wirbelsäule selbst versorgen, zeigen sich irritiert. Sind die Spinalnerven betroffen, die aus dem Wirbelkanal austreten und zum Beispiel die Beine versorgen, dann tun auch Po und Beine weh – und der Volksmund spricht von *Ischias* (Seite 115). Mit der Lumbalgie machen 60 bis 90 Prozent der Erwachsenen mindestens einmal in ihrem Leben Bekanntschaft. Ursachen gibt es viele:

▶ Eine falsche Bewegung, eine zu schwere Kiste – und das Messer sticht ins Kreuz. Eine Bandscheibe kann sich ein bisschen vorwölben (Seite 114). Ein Zwischenwirbelgelenk kann sich verschieben (Seite 112), weil die Bänder, die es fixieren, überlastet wurden. Oder an den Zwischenwirbelgelenken verklemmt sich die Gelenkinnenhaut. Reflexartig verkrampft sich die Muskulatur. Das alles kann so einen Rückennerv ziemlich reizen. Meistens ist am Hexenschuss aber ein koordinatives Versagen der Muskulatur schuld. Sprich: eine Muskelschwäche. Begünstigt durch Stress, Übermüdung, Alkohol, einen kleinen Infekt im Körper, Unterkühlung.

▶ Ein Hexenschuss zeigt sich so: Man kann bestimmte Bewegungen nicht ausführen, weil es einfach zu wehtut. Man geht automatisch in eine Schonhaltung. Die Rückenmuskeln sind hart und verspannt. Wenn man auf den Dornfortsatz drückt, schmerzt es. Auch Missempfindungen auf der Haut, Kribbeln oder Sensibilitätsstörungen sind ein Zeichen.

WIE WIRD MAN DAS LOS?

Dr. Marianowicz: »Alles, was die Durchblutung fördert, hilft im akuten Fall, von Wärme über Massagen bis zur Elektrotherapie.« Ab Seite 165 finden Sie Naturheilmittel, die gegen Verspannung helfen. Doch das Wichtigste ist: Nicht nur passiv Therapien tanken, sondern aktiv etwas tun. In erster Linie sollte man die psychische Last loswerden – den Stress im Job, die Hektik und Sorgen im privaten Leben. Sich entspannen. Und damit einen die Verspannung nicht wieder einholt, helfen Mentaltechniken (Seite 200) und Bewegung (Seite 190). Probieren Sie mal die Qigong-Übungen ab Seite 147 – hier verschmelzen Bewegung und Entspannung auf wunderbare Weise. Und: Lassen Sie sich von einem Osteopathen auf Blockaden, Fehlstellungen und Muskeldysbalancen untersuchen, die Ursache für

Verspannung sein können. Wenn diese ausgeglichen sind, können Sie jeden Sport treiben, der Ihnen Spaß macht (siehe Tabelle Seite 63ff.). Bewegung baut Stress ab und ein Muskelkorsett auf. In einem gut bewegten, regelmäßig gedehnten Körper finden Verspannungen nur selten ein Nest. Bitte Muskelaufwärmen nie vergessen (Seite 59).

MYOGELOSE, HARTSPANN ODER TRIGGERPUNKT

Haben Sie erbsen- bis olivengroße Knoten oder Wülste im Rücken, die ganz schön wehtun, wenn man draufdrückt – aber auch einfach derartige Schmerzen verursachen, dass Sie sich kaum noch bewegen möchten? Dann spricht der Volksmund von *Hartspann*, der Arzt von *Myogelose*.

Myogelose

Das kommt aus dem Griechischen und bedeutet so viel wie »Muskelfrost«, weil die Muskeln sich verhärten, als wären sie gefroren. Diese muskulären Frostbeulen entstehen, weil man die Muskulatur über- oder fehlbelastet oder sich mit kalten Muskeln zu sehr anstrengt. Muss sich der Muskel derart anstrengen, kann er nur noch anaerob – sprich ohne Sauerstoff – Energie gewinnen. Als Abfallprodukt entsteht Laktat, Milchsäure, die sich in der Muskulatur anhäuft. Die verdickte Stelle im Muskel kann man mit dem Finger als Knoten ertasten. Wer nach monatelanger Bewegungsabstinenz plötzlich wie wild Schnee schippt, hat dann häufig einen Grund, den Kontakt mit seinem Orthopäden aufzufrischen. Aber auch entzündliche Muskel- oder Gelenkerkrankungen kommen als Ursache infrage. Und Haltungsfehler drücken ihren Stempel in Form von Myogelosen in den Muskel – sie siedeln sich gerne an Muskelpartien an, die für die aufrechte Körperhaltung verantwortlich sind, wie an Waden, Rücken und Nacken.

> **RÜCKENDECKUNG**
>
> **Gleich mal triggern**
>
> Triggerpunkte findet man ganz leicht, weil sie schmerzen. Bitten Sie einen lieben Menschen, wenn Sie selbst nicht drankommen, auf den schmerzhaften Muskelpunkt etwa 20 Sekunden lang mit dem Daumen oder Mittelfinger zu drücken. Der Muskel reagiert mit einem Reflex – mit Entspannung. Der Schmerz schwindet. Wenn nicht, dann muss der Physiotherapeut, Osteopath oder Arzt ran (mehr auf Seite 188).

Der Triggerpunkt

Viele setzen die Myogelose mit dem Triggerpunkt gleich. Es gibt aber einen Unterschied: Den Triggerpunkt sieht man eindeutig unter dem Mikroskop. Er ist eine sichtbare Veränderung in der Muskelfaser, während die Myogelose einfach eine Muskelverspannung ist, die sich spontan zurückbilden kann. Der Triggerpunkt ist ein schmerzhafter Verspannungspunkt in einem Muskel, der teilweise verhärtet ist. Triggerpunkte haben eine schlechte Selbstheilungstendenz, müssen also beseitigt werden. Schon ein leichter Berührungsreiz in der Umgebung des Punktes kann wehtun. Der Triggerpunkt kann auch einen Fernschmerz auslösen, also in ein ganz anderes Gewebegebiet einstrahlen – in andere Muskeln, Faszien, Sehnen oder Gelenke. Triggerpunkte können Schmerzen auch am Schwelen halten, ihre richtige Behandlung ist wichtig (siehe Triggerpunkt-Therapie, Seite 188).

Myofasziales Schmerzsyndrom

Damit bezeichnet man ganz allgemein Schmerzen im Bereich der Weichteile (Muskeln, Bänder, Bindegewebe) des Bewegungsapparates. Muskelschmerzen empfindet man als dumpf, manchmal krampfartig, und schwer lokalisierbar. Sie haben die negative Eigenschaft, sich in tiefere Gewebe fortzupflanzen. Zudem treten häufig noch vegetative Begleitreaktionen auf wie Schwitzen, erhöhter Puls, Übelkeit. Ein Wirbelsäulenmuskel kann also seine Schmerzimpulse über das zentrale Nervensystem auf Haut, Gelenke & Co. weiterleiten. Nur der erfahrene Arzt findet das heraus. Und woher kommt der Muskelschmerz? Dr. Tempelhof: »Er kann ausgelöst werden durch Überlastungen, Verschleißerscheinungen, Verletzungen, Sauerstoff- oder Energiemangel, Bewegungsmangel, muskuläre Ungleichgewichte, Triggerpunkte.«

DER KLUGE THERAPIEPLAN
Fragen, die bei der Diagnose helfen
▸ Treten die Beschwerden verstärkt bei Belastung oder Bewegung auf?
▸ Sitzen die Schmerzen nur im Rücken?
▸ Haben Sie diesen Schmerz häufiger?
▸ Was haben Sie gemacht, bevor der Schmerz aufgetreten ist? Lange gesessen, viel getragen …
▸ Fühlen Sie Verhärtungen, die auf Druck schmerzhaft reagieren?
▸ Haben Sie beruflichen oder privaten Stress?
▸ Treten die Beschwerden vor allem auf, wenn's stressig ist? Im Urlaub verschwinden sie gerne?

Das können Sie selbst tun
▸ Die betroffenen Muskeln vorsichtig dehnen (Seite 56).
▸ Wärme (ab Seite 177): Wanne, Sauna, Wärmflasche, auch Franzbranntwein. Bei Verspannung durch Zugluft: Schal, warmer Pullover.
▸ Kälte: Verstärkt Wärme den Schmerz, kann der verspannte Muskel den Nerv stark irritiert haben. Dann könnte Kälte guttun (ab Seite 178). Das probiert man ganz vorsichtig aus.
▸ Manuelle Entspannung: Finger mit etwas Druck auf die Verspannung legen, leicht massieren. Nur leicht, denn sonst baut der Körper eine Gegenspannung auf. Auch gut: Akupressur (ab Seite 188). ▸ Atemtechnik: Hinlegen. Auf den Atem konzentrieren. Beim Einatmen die Schultern leicht hochziehen, beim Ausatmen lockern. Mentale Verstärkung: Stellen Sie sich vor, dass bei jedem Ausatmen die Schultern lockerer werden.
▸ Entspannung aus der Natur (ab Seite 165): Baldrian, Hopfen, Johanniskraut entspannen Seele und Muskeln. Gucken Sie auch mal in die Hausapotheke von Dr. Yang ab Seite 170.
▸ Schmerzen mit Entzündungshemmern lindern (Seite 160). Muskelrelaxanzien bitte niedrig dosiert nehmen! Hohe Dosen machen süchtig.
▸ Tut es arg weh: einen Tag lang schonen.
▸ So schnell es geht Schonhaltung aufgeben, langsam in den Schmerz bewegen. Wenn der Schmerz unerträglich ist oder nicht nach ein paar Tagen verschwindet, gehen Sie zum Arzt.

Das gibt Ihnen der Arzt
Er nimmt den akuten Schmerz, damit er nicht chronisch wird:
▸ Er verschreibt schmerzstillende, muskelentspannende und entzündungshemmende Medikamente, Wirkstoffe wie Diclofenac, Ibuprofen.
▸ Eine Spritze direkt in den verspannten Muskel nimmt den Schmerz auf dem schnellsten Weg. Mehr über medikamentöse Therapien ab Seite 160. Manchmal verschreibt der Arzt auch Präparate aus der Apotheke der Natur.

Auch diese Therapien helfen
▸ Akupunktur und Tuina-Massage, klassische Massagen, Triggern, Quaddeln, Elektrotherapie, Neuraltherapie, Wärme (Rotlicht, Fango), muskeltonisierende Krankengymnastik, Chirotherapie, Osteopathie … All diese Therapien finden Sie im dritten Kapitel ab Seite 157.

▶ Wichtig ist vor allem, die Ursache der Verspannung aufzuspüren – Fehlstellungen, muskuläre Dysbalancen oder Probleme im Leben. Und diese gezielt mit einer Therapie anzugehen.

Das tut der Arzt besser nicht

Sie zum Röntgen schicken – es sei denn, er vermutet einen sehr unwahrscheinlichen Wirbelbruch als Ursache, weil Sie zum Beispiel einen Unfall hatten.

Blockaden – lassen sich sanft beseitigen

Ein verspannter Muskel kann mit der Zeit einen Wirbel aus seiner gesunden, flexiblen Stellung ziehen. Dann spricht man von einer Wirbelfehlstellung, einer Blockade. Aber auch, wenn eine Zwangsbewegung auf ein muskuläres Defizit trifft, kommt es zu einer Blockade. Man kann sich verheben, stürzen. Es kommt vor, wenn man etwas abrupt tut, das der Körper nicht gewohnt ist. Dr. Marianowicz: »Aus dem Büro kommen, durch die Stadt hetzen, sich ans Bungee-Seil hängen oder ungedehnt auf dem Golfplatz in einer Beuge-Dreh-Bewegung auf den Ball hacken. Und es passierte auch einem Boris Becker beim Aufschlag in Paris.«

WAS BLOCKIERT DENN DA?

Um den Kopf zu drehen, die Hüfte zu beugen oder den Tennisball zu erwischen, sorgen viele Muskeln dafür, dass sich die Wirbelkörper drehen und neigen – kontrolliert wird das Ganze über die kleinen Gelenkkapseln der Wirbelgelenke, die Bänder und die kleinen tiefen Muskeln. Vor allem, wenn die schwach sind, verliert das Wirbelsystem an Stabilität. Bei einer Wirbelblockade nähern sich die kleinen Gelenkflächen aneinander an. Man kann sich nicht mehr richtig bewegen, es kommt zu Entzündungen und Irritation der Nerven. Diese Blockaden führen zu Schmerzen an der Muskulatur, an den Wirbelgelenken, an den Nervenaustrittskanälen und manchmal auch an Armen oder Beinen. Langfristig können sich die Bandscheiben verlagern und sehr schmerzhaften Druck auf den Nerv ausüben.

Stimmt das Zusammenspiel der Muskeln, Bänder, Wirbelgelenke nicht mehr, merken Sie das daran, dass Sie sich in eine bestimmte Richtung nicht mehr gut bewegen können. Daran, dass Sie steif sind, dass es wehtut. Oft hat man auch noch einzelne schmerzhafte Punkte in den Muskeln, in der Nähe der Blockierung.

Spezialfall Kamelhals

Eine über Jahre permanent erhöhte Muskelspannung kann die Stellung der Halswirbelkörper zueinander verändern. Die gesunde Halswirbelsäule beschreibt eine leichte Hohlschwingung. Ständig verkrampfte Muskeln zerren an den Wirbelkörpern, ziehen sie entweder in eine gestreckte Position oder in den Rundrücken, die sogenannte Kamelhalsstellung. Solche Fehlstellungen setzen die Halswirbelsäule viel stärkerer Belastung und Abnutzung aus. Hauptsächlich leiden der fünfte und siebte Halswirbelkörper. Ihre Bandscheibenzwischenräume verengen sich, was zusätzliche Beschwerden verursacht. Hier können meist nur noch die Schmerzen gelindert werden. Diese Fehlstellung der Wirbel lässt sich nicht mehr rückgängig machen.

ZURÜCK, MARSCH, MARSCH!

Bei einer »normalen« Blockade hilft es manchmal schon, die Muskeln zu entspannen (ab Seite 198) – und sie löst sich in Wohlgefallen auf. Doch meist muss die Blockade fachmännisch behandelt werden. Der Chirotherapeut, Manualmediziner oder Osteopath hat ein ganz ausgeklügeltes Di-

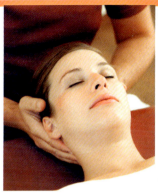

Chiropraktiker, Manualmediziner oder Osteopathen lösen Blockaden mit mobilisierenden Techniken. Anleitung für Gymnastik festigt den Erfolg.

agnoseinstrumentarium, um Blockaden aufzuspüren – seine Hände. Und er kann die Wirbel wieder in ihre richtige Position versetzen. Vor der Behandlung der Wirbelsäule sollten die Rückenmuskeln durch Massage, Dehnung, Wärme oder spezielle Übungen gelockert werden. Bleibt der Muskel verspannt, kann er die Wirbel erneut in ihre Fehlstellung ziehen.

Danach kann der Chiropraktiker mit mobilisierenden Techniken die verschobenen Wirbel wieder in ihre natürliche Position bringen. Wobei die ehemals harten Einrenkversuche eher Schaden anrichten als helfen. Heute verschiebt man lieber auf die ganz sanfte Tour – und nennt das Mobilisieren.

Stehen die Wirbel wieder physiologisch richtig, entspannt sich die Muskulatur weiter. Das entlastet die austretenden Nerven, und der Schmerz schwindet ziemlich schnell. Damit der Wirbel nach dieser Behandlung dort bleibt, wo er hingehört, sollte man sich eine individuelle Anleitung für gezielte Rückengymnastik und Haltungskorrektur mit nach Hause nehmen.

Muss man einrenken?

Nicht immer. Man darf die Halswirbelsäule auch nur einrenken, wenn man vorher ein Röntgenbild gemacht hat. Der Arzt darf Impulse setzen, der Physiotherapeut nur dehnen und lockern. Aber auch mithilfe der Physiotherapie können Blockaden gelöst werden. Es dauert nur etwas länger. Die schnelle Hilfe ist nicht immer alles.

Dr. Marianowicz: »Bei mir waren Patienten, die 50-mal am Iliosakralgelenk eingerenkt worden sind – und nichts war besser. Man sollte, wenn man dreimal beim Chiropraktiker war und es nicht besser wird, einsehen, dass die Ursache woanders liegt.«

DER KLUGE THERAPIEPLAN
Fragen, die bei der Diagnose helfen

▸ Taucht der Schmerz bei bestimmten Bewegungen verstärkt auf?
▸ Können Sie im Sitzen Ihren Hals langsam nach rechts und links drehen und genau seitlich über die Schulter gucken, ohne dass eine Sperre auftaucht, ohne dass es wehtut? Merken Sie einen Unterschied in eine Richtung?
▸ Können Sie den Kopf langsam, ohne Schmerzen etwa 25 Grad zur Seite neigen, nach vorn (Kinn auf die Brust) und hinten (ca. 50 Grad)?
▸ Lässt der Schmerz nach einer Dehnung des betreffenden Muskels nach? Dann spricht das eher für Verspannung.
▸ Seit wann und in welcher Situation taucht der Schmerz auf und was verstärkt ihn?
▸ Bei welcher Bewegung gibt er Ruhe?
▸ Strahlt der Schmerz aus, fühlen sich Beine oder Finger taub an und kribbeln?
▸ Verstärkt er sich beim Niesen, Husten, Pressen?

Das können Sie selbst tun

▸ Alles, was bei Verspannung hilft (Seite 111): Wärme, Akupressur, Atemtechnik ...
▸ Dehn- und Beweglichkeitsübungen (Seite 56) helfen auch dabei, Blockaden zu lösen.
▸ Gucken Sie mal in Dr. Yangs Hausapotheke (ab Seite 170) und probieren Sie die Akupressur (ab Seite 188). Auch die 18 Qigong-Übungen (ab Seite 147) können Wunder wirken.

▸ Verschwindet der Schmerz nicht binnen drei Tagen, strahlt er in Arme oder Beine aus, fühlen sich die Finger oder Beine taub an, dann suchen Sie den Arzt auf.

So greift der Arzt zu
▸ Eine Blockade kann er, falls er manualtherapeutisch geschult ist, mit einem gezielten Impuls der Hände selbst lösen. Wenn nicht, überweist er Sie an einen Osteopathen oder Chiropraktiker.
▸ Liegt die Blockade an einer Muskelverspannung, geht er wie auf Seite 111 beschrieben vor.

Das gibt Ihnen der Arzt
▸ Er nimmt Ihnen den akuten Schmerz, damit er nicht chronisch wird, verschreibt Muskelrelaxanzien und/oder Entzündungshemmer (Seite 160).
▸ Ein komplementärmedizinisch arbeitender Arzt nutzt auch die Apotheke der Natur (Seite 165).

Auch diese Therapien helfen
▸ Physiotherapie, Chirotherapie, Akupunktur, Tuina-Massage, Osteopathie, Dorn-Methode, eine Bewegungs-, Entspannungstherapie.

Das tut der Arzt besser nicht
Einrenken ohne ein Röntgenbild. Er setzt die Chirotherapie auch nicht fort, wenn sich nach drei Anwendungen kein Erfolg zeigt.

Bandscheibenvorfall – nur nicht gleich operieren!

Da hat uns der Affe wirklich was voraus: Seine Bandscheiben verharren dort, wo sie die Evolution vorgesehen hat – zwischen den Wirbeln. Anders beim Menschen: Schwaches Bindegewebe, fehlendes Muskelkorsett, einseitige Belastung in Beruf oder Freizeit, die Vielsitzerei – und schon springt sie vor. Das tut sie auch bei Kindern, aber am häufigsten verlässt sie ihren angestammten Platz, wenn wir die 40 erreichen. Nun ist wichtig: Falls es überhaupt wehtut, keine Panik! Der innere Doktor heilt auch hier. Sie brauchen sechs bis zwölf Wochen lang eine gute Schmerztherapie, ein paar Monate Geduld. Und dann ist das Leben nach dem Bandscheibenvorfall in den meisten Fällen wie zuvor.

VORFALL ODER VORWÖLBUNG?
Zur Erinnerung: Die Bandscheibe besteht aus einem Ring aus Fasergewebe, und darin liegt eine weiche Masse, der Gallertkern (Seite 18). Die Bandscheibe übernimmt als flüssigkeitsgefülltes Kissen die Funktion einer elastischen Gelenkkugel und sorgt dafür, dass die Wirbelsäule beweglich und stabil ist. Im Grunde ist unsere Bandscheibe gutmütig. Sie muss schon jahrelang malträtiert werden, bis das Gewebe des Faserrings schließlich mürbe und schwach wird. Er wölbt sich dann vor – und kann sogar reißen.

Die Bandscheibenvorwölbung
▸ Wölbt sich der Faserring in der Mitte vor, dann dehnt sich das hintere Längsband, das die Wirbel miteinander verbindet. Das reizt feinste Nervenästchen. Dumpfe, schwer zu ortende Schmerzen dringen aus der Tiefe. Kommen sie schnell, spricht man von Hexenschuss (Seite 109).
▸ Nur wenn sich die Bandscheibe seitlich vorwölbt, kann sie auf eine Nervenwurzel drücken. Und der Nervenschmerz strahlt zum Beispiel in ein Bein aus. Je stärker der Druck der Bandscheibe auf die Nervenwurzel, desto tiefer strahlt der Schmerz in das Bein aus. Bei leichtem Druck reicht er nur bis zur Hüfte oder zum Oberschenkel, bei starkem Druck kann sich der Schmerz in einem Band ausbreiten – vom Rücken über das

Gesäß zum Oberschenkel, zur Wade und zum großen Zeh. Bei einer Vorwölbung verschwinden die Beschwerden meist wieder von selbst. Und Bandscheibenvorwölbungen verbessern sich allein durch Haltungsschule und Physiotherapie. Man kann sie gut auf einer MRT-Aufnahme sehen.

Der Bandscheibenvorfall

Hier verschiebt sich der Gallertkern im Faserring. Er drückt dagegen, verursacht kleine Risse und kann so immer weiter vorfallen. Durchbricht die Gallertmasse den Faserring und dringt in den Wirbelkanal ein, spricht man von Sequestration. Ist so ein Vorfall groß und liegt in der Mitte eines Lendenwirbels, kann er den ganzen Rückenmarkskanal zudrücken und dort das gesamte Nervenbündel namens Cauda equina treffen. Das ist gefährlich. Das lähmt beide Beine, die Blase, den Darm und muss binnen weniger Stunden operiert werden (Seite 95, Kaudasyndrom). Dr. Marianowicz: »Bandscheibenvorfälle nehmen zu – und treten viel früher auf. Früher begann die Kurve der Häufigkeit der Bandscheibenvorfälle mit 30, hatte im Alter von 50 den Höhepunkt, und mit 60 war's vorbei. Heute hat sich die Kurve um zehn Jahre nach vorn verschoben. Ein Grund? Wir vermuten: weil sich die Kinder heute nicht mehr auf dem Hof bewegen, sondern im Chatroom.«

So zeigt sich der Bandscheibenvorfall

Die Bandscheibe kann nach rechts oder links vorfallen und auf eine der Nervenwurzeln drücken. Je stärker der Druck auf die Nervenwurzel, desto ausgeprägter der Schmerz – oder das Schmerzband in den Arm oder das Bein. Stark oder lang eingeklemmte Nervenwurzeln führen zu Empfindungsstörungen, Kribbeln oder Taubheitsgefühl in der Region, die der Nerv versorgt. Dann droht der Wurzeltod: Die Bandscheibe quetscht den Nerv so stark, dass er die Schmerzen nicht mehr weiterleitet. Das ist trügerisch, weil der Schmerz verschwindet, gleichzeitig aber eine Lähmung eintritt. Dann muss operiert werden, um die Nervenwurzel zu retten.

Je nachdem, welche unserer 23 Bandscheiben betroffen ist, hat man Schmerzen im Hals, im oberen oder unteren Rücken. In jedem zweiten Fall strahlen die Schmerzen zusätzlich in Arme, Finger oder Beine aus – oder sie strahlen sogar nur aus, im Rücken spürt man nichts, im Bein schon. Und: Nicht selten verschwindet der Rückenschmerz nach der Akutphase – aber es bleibt die Ausstrahlung.

ISCH HAB ISCHIAS ...

Dr. Marianowicz: »Am häufigsten ist der Ischiasnerv betroffen, und der Schmerz kann im Po, in der Hüfte, am Oberschenkel auftreten, in der Wade, seitlich am Bein oder hinten, auch in den Füßen.« Aber nicht der Ischiasnerv selbst ist eingeklemmt, sondern eine der Nervenwurzeln, die einen Wirbel verlässt und sich

---

KREUZWORTRÄTSEL

Diskusprolaps heißt der Bandscheibenvorfall mit eingerissenem Faserring. Wölbt sich die Bandscheibe nur vor, spricht der Arzt von **Diskusprotrusion**. Liegt die Vorwölbung genau mittig, bezeichnet man sie als **medial**. Ausstülpungen zur Seite werden **lateral** genannt. Gehen sie nach beiden Seiten, spricht man von **bilateraler Protrusion** oder **bilateralem Prolaps**. Strahlen die Schmerzen ins Bein, nennt man das **Ischialgie**. Eine Bandscheiben-OP: **Nukleotomie** – nur der vorgefallene Kernanteil wird entfernt. Oder **Diskektomie** – die ganze Bandscheibe fällt dem Skalpell zum Opfer.

unterhalb des Beckens mit anderen Nerven zum Ischiasnerv des Beines vereint. Je nachdem, wo der Schmerz oder die Empfindungsstörung im Bein sitzt, kann man auf den betroffenen Wirbel schließen. Eine schlechte Diagnose hat man, wenn die Nerven schon ihre Funktion einstellen: wenn es am Bein oder im Fuß kribbelt oder sich taub anfühlt und wenn die Muskeln schwach sind, gar Lähmungen auftreten.

▸ Kann man nicht mehr auf den Fersen gehen, drückt die Bandscheibe zwischen viertem und fünftem Lendenwirbel auf die Nervenwurzel.

▸ Zwischen drittem und viertem Lendenwirbel zeigt sich die Schwäche im Oberschenkelmuskel zum Beispiel beim Treppensteigen.

▸ Kann man nicht mehr auf den Zehen stehen, ist die erste Kreuzbeinwurzel betroffen, genannt S1. Das deutet ganz scharf auf einen Vorfall der untersten Bandscheibe hin.

WARUM ALLEIN DIE ZEIT WUNDEN HEILT

Dringen Teile der Bandscheibe in den Spinalkanal, lösen sie dort Schmerzen aus, weil dort ja ganz viele Schmerzrezeptoren sitzen. Dieses Bandscheibengewebe gehört dort nicht hin – das weiß der Körper und löst es auf. Dr. Marianowicz: »Eine Studie der Universitäten Freiburg und Tübingen hat gezeigt: Zwei Jahre nach konservativ behandeltem Bandscheibenvorfall ist er bei 75 Prozent der Patienten im Kernspin nicht mehr nachzuweisen. Das zeigt: Meistens heilt der Körper das System, nicht der Chirurg.« Außerdem schrumpft die Bandscheibe im Laufe der Zeit, verliert an Wasser, übt nicht mehr so viel Druck auf die Nervenwurzeln aus. Der Schmerz verschwindet. Das tut er auf ganz natürliche Art und Weise. Außer Sie (oder Ihr Arzt) lassen es zu, dass er sich seinen Pfad im Gehirn gräbt, dass sich ein Schmerzgedächtnis bildet (Seite 74).

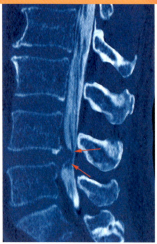

Hier sieht man per CT eine vorgefallene Bandscheibe. Das heißt aber noch lange nicht, dass sie Beschwerden macht. Drei von zehn Vorfällen spürt man nicht.

Drei von zehn Bandscheibenvorfällen spürt man nicht mal

Interessant ist: Bei etwa 28 Prozent der Menschen, die nie Probleme mit dem Rücken hatten, entdeckt das technische Auge (CT oder MRT) einen Bandscheibenvorfall. Einen, der sich nie bemerkbar gemacht hat. Vorsicht: Mancher Arzt meint, das solle man doch lieber mal operieren … Dr. Marianowicz: »An der Wirbelsäule niemals präventiv operieren lassen!«

DAS SKALPELL IST ZU 80 PROZENT UNNÖTIG

Logisch: Wenn es trotz schmerztherapeutischer Behandlung nicht auszuhalten ist, wenn man unter Lähmungserscheinungen leidet, muss man die Nervenwurzel vom Druck befreien. Das funktioniert mit Geduld und aktiver Mitarbeit oder mit dem Skalpell. Bei der Operation wird der Teil der Bandscheibe entfernt, der auf die Nerven drückt. Weltweit ist dies der häufigste neurochirurgische Eingriff – und 80 Prozent dieser Operationen sind überflüssig. Dr. Marianowicz: »Die Zahl der Bandscheiben-OPs korreliert im Übrigen mit der Dichte der Neurochirurgen und der Entfernung zur nächsten Klinik. Die Wahrscheinlichkeit, in München operiert zu werden, ist deutlich höher als im Bayerischen Wald.« Die große SPORT-Studie mit 1244 Bandscheibenpatienten zeigt: Eine Operation bringt nicht mehr als eine konservative Behandlung mit Physiotherapie, Chiropraktik, Akupunktur, Schmerztherapie. Im Gegenteil, so Dr. Marianowicz: »Nach fünf Jahren sind die, die konservativ behandelt wurden – also ohne Skalpell –, besser dran als die, die sich operieren ließen.«

Risiko Bandscheiben-OP

Kurz nach dem Eingriff sind die meisten Patienten zwar schmerzfrei, doch hält das oft nicht lang an. Jeder Dritte hat nach wenigen Jahren schon wieder Bein- oder Rückenschmerzen. Bei 10 bis 15 Prozent aller Patienten schlägt das Schicksal schon bald wieder zu, meist nach zwei bis drei Wochen. Es wuchert Narbengewebe. Man kommt aus der Spirale »Schmerzen, OP, noch mehr Schmerzen, Angst vor der nächsten OP, Depressionen« nicht mehr so leicht heraus. Solchen Menschen hilft manchmal ein ausgeklügeltes Programm aus Schmerz-, Bewegungs- und Psychotherapie, wie es professionelle Rückenschmerzzentren anbieten. Sprechen Sie mit Ihrer Krankenkasse.

Was tun bei Narben?

Narben – auch genannt Postnukleotomiesyndrom – bereiten chronische Schmerzen. Was hilft? Dr. Marianowicz: »Schmerzmittel, Physiotherapie und natürlich Osteopathie. Der Schmerzkatheter kann jedem Zweiten helfen. Die Verzweiflungstat des Neurochirurgen heißt dann: Versteifen.« Viele Betroffene landen bei der TCM. Dr. Yang: »Mit Akupunktur und Tuina-Massage können wir den Patienten einige Monate bis zu einem halben Jahr Schmerzfreiheit schenken. Dann muss man oft wieder therapieren.«

Neue Methoden

Manchmal sind Eingriffe an der Bandscheibe einfach nicht zu umgehen – und neue Methoden minimieren auch das Risiko. Durch die speziellen mikrotherapeutischen Verfahren bilden sich viel seltener Narben an der Nervenwurzel. Das OP-Risiko selbst liegt deutlich niedriger: Es besteht eine geringe Gefahr von Wundheilungsstörungen, Schwellungen oder Nachblutungen. Die Eingriffe können meist ambulant durchgeführt werden. Man darf oft schon nach wenigen Stunden wieder aufstehen und sogar nach Hause. Für viele Patienten, vor allem ältere, stellen offene Operationen ein zu hohes Risiko dar, und diese modernen Methoden sind die einzige Möglichkeit, die Schmerzen zu lindern. Mehr darüber lesen Sie ab Seite 208.

DER KLUGE THERAPIEPLAN

Sie befürchten, ein Bandscheibenvorfall könnte Ihre Rückenschmerzen verursachen? Dann lassen Sie Ihrem inneren Doktor Zeit. In der Regel verschwindet der Schmerz von selbst – binnen vier Wochen bis drei Monaten. Wichtig ist: eine kluge Schmerztherapie mit gezieltem Bewegungstraining.

VIEL WIRBEL

... machte eine britische Studie von Jeremy Fairbank. Der Orthopäde prüfte zwei Jahre lang, wie effektiv eine Kombitherapie »Schmerz – Bewegung – Psyche« ist, und stellte fest: Chronisch Kranke haben nach drei Wochen mit dieser Therapie genauso wenig Schmerzen wie Patienten, die sich operieren ließen.

Fragen, die bei der Diagnose helfen

▸ Sitzt der Schmerz nur im Rücken oder zieht er vom Rücken über das Gesäß bis in die Beine?
▸ Verstärkt sich der Schmerz, wenn Sie niesen, husten oder pressen?
▸ Tut es nachts im Bett weniger weh, wenn Sie die Beine anziehen?
▸ Legen Sie sich auf den Rücken, heben Sie langsam erst das eine, dann das andere Bein an: Verstärkt sich der Schmerz?
▸ Ist langes Sitzen oder Stehen für Sie schmerzhaft – und Gehen besser?

Dr. Marianowicz: »Haben Sie diese fünf Fragen mit Ja beantwortet, ist ein Vorfall sehr wahrscheinlich. Isolierter Schmerz im Rücken weist noch nicht auf einen Bandscheibenvorfall hin. Sobald der Schmerz aber in die Beine zieht, kann das daran liegen, dass eine herausgetretene Bandscheibe eine Nervenwurzel reizt. Der Nerv arbeitet noch. Hier heilt der Vorfall meist mit konservativen Methoden aus. Schwieriger wird's, wenn Sie auch die folgende Frage mit Ja beantworten.«

▸ Fühlt sich das Bein pelzig an, kribbelt es oder macht sich eine Muskelschwäche bemerkbar?

Dr. Marianowicz: »Kommen Muskelschwäche und Taubheitsgefühle dazu, muss der Arzt abklären, ob der Nerv zu stark komprimiert wird, was eventuell operativ behoben werden muss.«

So greift der Arzt zu

▸ Er prüft, ob die Wirbelsäule auf Klopfen schmerzhaft reagiert.
▸ Er untersucht die Muskelareale von Gesäß, Füßen und Beinen.
▸ Er prüft die Reflexe, um herauszufinden, welcher Wirbel, welcher Nerv betroffen ist. 60 Prozent der Bandscheibenvorfälle liegen zwischen L4 und L5, L5 und S1, 20 Prozent an der Halswirbelsäule.

Hier holt er Hilfe hinzu

▸ Sie haben auch die letzte Frage mit Ja beantwortet? Kribbeln, Taubheit oder Ameisenlaufen zeigen: Der Nerv ist stark betroffen. Dann zieht der Orthopäde einen Neurologen hinzu. Dieser macht eine EMG (Elektromyografie), misst mit einer Nadel die elektrische Aktivität einzelner Muskeln und entscheidet, ob der Nerv vom Untergang bedroht ist und mit einem Eingriff entlastet werden muss (Seite 203).

Braucht er das technische Auge?

▸ Mit dem Röntgenauge kann man die Bandscheibenstrukturen nicht sehen. Darum ist diese Strahlenbelastung unnötig.
▸ Mit dem Magnetresonanztomografen kann der Arzt Weichteile wie Nerven und Bandscheiben sichtbar machen, sieht damit gut abgetrennte und wandernde Bandscheibenteile (Sequester). Wichtig wird der Kernspin, wenn sich ein akuter Zustand nicht bessert oder wenn ein Eingriff durchgeführt werden soll. Vorsicht: Sieht der MRT einen Bandscheibenvorfall, heißt das noch lange nicht, dass dieser für die Schmerzen verantwortlich ist.

... oder das Labor?

▸ Da einige Infektionskrankheiten wie Borreliose (durch Zeckenbiss) oder Herpes zoster ähnliche Beschwerden wie ein Bandscheibenvorfall hervorrufen können, untersucht man das Blut und gegebenenfalls das Nervenwasser auf diese Erreger.

Das verschreibt Ihnen der Arzt nach Stufenplan

Der Bandscheibenvorfall darf nicht zu chronischen Schmerzen führen. Die Frage ist: Mit welcher Methode verschwindet der Schmerz – mit dem Pflaster oder erst mit dem Skalpell? Diese Stufen sollten Sie sich mit Ihrem Arzt nach oben tasten – siehe Kasten.

▶ Dr. Marianowicz: »Nur wenn sich der Zustand nicht bessert, verlassen wir die erste Stufe. Nur in schweren Fällen lassen wir die erste oder zweite Stufe mal aus. 80 Prozent der Patienten werden in der Regel auf den ersten drei Stufen schmerzfrei.«

Das verschreibt der Arzt zusätzlich

▶ Statt Couch-Schonen verordnen Ärzte Bewegungstherapie. Das gilt auch für den Bandscheibenvorfall – oder die Reha nach der Operation. Dr. Marianowicz: »Kräftigungs- und Koordinationstraining sind immer die unterste Stufe einer Therapie und auch der Rehabilitation. Leute, die einen Bandscheibenvorfall hatten, bekommen oft weitere Vorfälle, weil eine genetische Disposition vorliegt. Bandscheiben werden heute nicht mehr ins Bett gelegt, sondern müssen jede Stunde aufstehen.«

Wann operieren?

▶ Nur dann, wenn der Schmerz trotz intensiver Schmerztherapie durch einen Spezialisten nicht verschwindet. Oder bei fortschreitenden Lähmungen durch einen absterbenden Nerv.

RÜCKENDECKUNG

Bandscheibentherapie: Stufenplan der Schmerzbehandlung

▶ **1. Stufe:** Das ganze Spektrum der Bewegungs- und Schmerztherapien. Wichtig ist, die Selbstheilungskräfte anzuregen mit Akupunktur, Tuina-Massage, Osteopathie, Homöopathie, Neuraltherapie. Weiterhin braucht man eine spezifische Physiotherapie und eine medizinische Kräftigungstherapie. Mehr darüber ab Seite 172. Um den Schmerz nicht chronisch werden zu lassen – und um eine schmerzfreie Bewegungstherapie, die den Rücken stärkt, zu ermöglichen –, verschreibt der Arzt einen Entzündungshemmer (Seite 160), eventuell kombiniert mit einem Schmerzmittel. Die können auch neben die Wirbelsäule injiziert werden. Wichtig ist zudem ein Vitamin-B-Komplex – auch »neurotrope« Vitamine genannt, weil sie den Nerv unterstützen. Nach zwei Wochen sollte eine deutliche Besserung eingetreten sein.

▶ **2. Stufe:** Helfen weder Tabletten noch Spritzen, dann muss man ein etwas härteres Geschütz auffahren, die sogenannte interventionelle Schmerztherapie (Seite 205): gezielte Injektionen in den Bereich der Nervenwurzel und in den Wirbelsäulenkanal unter Röntgenkontrolle. Manchmal ist ein Schmerzkatheter das Mittel der Wahl. Dr. Marianowicz: »Bei schwereren Fällen, bei denen die ambulante Therapie nicht ausreicht, führen wir eine sogenannte stationäre Komplextherapie durch, mit Infusionen, Physiotherapie, Entspannungstechniken und psychosomatischer Betreuung.«

▶ **3. Stufe:** Helfen die ersten beiden Stufen nicht, dann muss der Arzt an die Struktur ran, die Bandscheibe verkleinern, sodass sie nicht mehr auf den Nerv drückt. Hierfür gibt es neue Eingriffe, die Mikrotherapie (Seite 208). Über eine Hohlsonde wird ein Teil der Bandscheibe verdampft oder zerkleinert und abgesaugt, um die Nervenwurzel zu entlasten.

▶ **4. Stufe:** Erst an allerletzter Stelle – und nur selten notwendig – steht eine operative Entfernung des Bandscheibengewebes. In manchen Fällen kann das minimalinvasiv durch ein Endoskop gemacht werden (Seite 211). Zumeist muss man das Gewebe jedoch in einer offenen Operation (Seite 212) mit einem 3 bis 5 Zentimeter langen Hautschnitt unter dem Mikroskop entfernen. Jede Art von OP an der Wirbelsäule sollte vermieden werden, denn sie birgt ein hohes Risiko von Vernarbungen (Seite 212).

Spinalstenose – dem Nerv wird's zu eng

In Ihrer Wirbelsäule verläuft der Spinalkanal. Darin steckt das Rückenmark, und darunter verlaufen wichtige Nervenbahnen. Dieser Kanal kann sich unter bestimmten Umständen verengen (= Stenose), das Rückenmark bedrängen und die Nervenwurzeln einengen. Das passiert zumeist im Lendenwirbelbereich, weil dort die Wirbelsäule am meisten beansprucht wird. Kann aber auch in der Hals- und Brustwirbelregion auftauchen. Dr. Marianowicz: »Die Spinalstenose ist eine orthopädische Herausforderung der alternden Gesellschaft – das am schnellsten zunehmende Krankheitsbild.« Eine Stenose zeigt sich mit diffusen Schmerzen im Gesäß oder den Beinen, mit Ermüdung, Gehunsicherheit, mit einem Gefühl, als ob einem die Beine nicht gehörten. Dr. Marianowicz: »Die Stenose ist nicht zwangsläufig mit Schmerz verbunden. Ermüdung oder Schmerz treten jedoch immer beim Gehen auf. Meine Patienten sagen: ›Wenn ich zu Fuß unterwegs bin, schau ich mich immer um, wo die nächste Bank ist. Mit dem Fahrrad kann ich aber locker 20 Kilometer durch die Berge düsen.‹«

WIE KRIEGT MAN DIE STENOSE?

Ein enger Wirbelkanal kann selten angeboren sein, häufig ist er erworben. »Erworben«, irgendwie seltsam, dieser so gern benutzte Begriff in der Medizin. Als hätte man sich das Ganze freiwillig gekauft. Erworben heißt: Man kriegt's unfreiwillig im Laufe des Lebens, meist durch degenerative Veränderungen. Degenerativ heißt: abnutzungsbedingt. Am Anfang steht wie so oft die Bandscheibe, die nicht gescheit ernährt wird mangels Bewegung. Das dünnt sie aus, macht sie brüchig. Sie selbst kann sich in den Spinalkanal stülpen und ihn verengen.

Aber meist passiert noch mehr Degeneratives: Der Zwischenwirbelraum – in dem die Bandscheibe wie der Hamburger im Brötchen liegt – schrumpft. Die straffen Bänder zwischen den Wirbeln segeln locker im Wind, die Gelenkkapseln schlackern. Das ganze System verliert an Stabilität. Wirbel und Gelenke verschieben sich. Die Rückenmuskulatur versucht, das mit Mehrarbeit auszugleichen, und verspannt sich. Die feinen Gelenke reiben aneinander, der Knorpel schwindet (Arthrose). Die Wirbel rücken immer näher zusammen und reiben ebenfalls aneinander.

Der Knochen baut an

Der Körper mag diesen Zustand nicht – also tut er alles, um die Stabilität wiederherzustellen: Er bildet neue Knochenmasse, um die Wirbel abzustützen, stattet Wirbelkörper und Wirbelgelenke mit Zacken aus, die verhärten (Spondylose). Diese Knochenanbauten können den Wirbelkanal einengen (Spinalkanalstenose), oder sie verengen die Zwischenwirbellöcher, die Austrittskanäle für die Nervenwurzeln (Foramenstenose).

Stenosen kommen spät – und langsam

Dr. Marianowicz: »15 Jahre nach einer Bandscheiben-OP entwickeln sehr viele Patienten eine Stenose.« Ansonsten »erwirbt« man sich Spinalstenosen so um die 60 – so eine Degeneration dauert halt ihre Zeit … Natürlich gibt es auch hier junge Ausnahmen. Die gute Nachricht: Die Stenose schreitet, wenn Sie etwas tun, nur langsam voran.

DER KLUGE THERAPIEPLAN
Fragen, die bei der Diagnose helfen

▸ Wie lange können Sie gehen, ohne dass die Beine schwach werden?
▸ Verschwindet der Schmerz beim Liegen oder beim Sitzen?
▸ Verstärkt sich der Schmerz, wenn Sie ein Hohl-

kreuz machen? Verbessern sich die Beschwerden, wenn Sie sich nach vorn bücken?
▸ Hat die Gehstrecke abgenommen?
▸ Haben Sie Missempfindungen in den Beinen?
▸ Sind Sie beim Gehen unsicher?

Braucht der Arzt das technische Auge?
▸ Der Neurologe untersucht, ob Nerven massiv geschädigt werden. Die CT ist der MRT hier bei der Knochendiagnostik überlegen (Seite 97f.).

Das gibt Ihnen der Arzt
▸ Er nimmt Ihnen den akuten Schmerz, damit er nicht chronisch wird, verschreibt also Entzündungshemmer, Vitamin-B-Komplex und bei Bedarf Schmerzmittel (Seite 160).
▸ Er verordnet natürlich auch eine medizinische Kräftigungstherapie (Seite 190).
▸ Und er empfiehlt mitunter auch eine mentale Therapie (ab Seite 200).

Das verschreibt der Arzt zusätzlich
▸ Dr. Marianowicz: »Ich gebe meinen Patienten bei Bedarf im Abstand von vier Wochen epidurale Injektionen (Seite 205). Sie haben oft verschwollene Facettengelenke, und da hilft eine Injektion mit Betäubungsmittel und abschwellenden Medikamenten gut.«

Weiterführende Therapie
▸ Wenn Schmerzmittel und Physiotherapie nicht helfen und die Schmerzen stark sind, dann hilft der Schmerzkatheter (Seite 206).
▸ Wird die Gehstrecke trotz Therapie kürzer und bessern sich die Beschwerden nicht, kann man als minimalinvasive Maßnahme einen Spreizer zwischen die Dornfortsätze setzen (Seite 209f.).
▸ Bei ganz starken Beschwerden hilft nur noch eine knöcherne Entlastung des Wirbelsäulenkanals, die sogenannte Laminektomie (Seite 214).

KREUZVERHÖR   DR. MARTIN MARIANOWICZ

Was versteht man unter Wirbelgleiten?
Ein Wirbelkörper entweicht seinem festen Verbund und rutscht nach vorn in Richtung Bauchraum weg. Das nennen wir Spondylolisthesis, Wirbel(körper)gleiten. Meistens macht der Wirbel selbst keine Beschwerden, kann aber indirekt dazu führen. Deshalb finden wir ein Wirbelgleiten meist durch Zufall beim Röntgen.

Flutscht der Wirbel denn einfach so weg?
Nein. Bei manchen Leistungssportlern kommt es in jungen Jahren vor, dass Gelenkfortsätze aus Ermüdung brechen. Meistens trifft es den fünften Lendenwirbel (L5). In der Regel bleibt das unerkannt, weil die Muskulatur die Haltefunktion übernimmt. Bei 6 Prozent der Erwachsenen löst sich ein Wirbelkörper wegen Verschleiß, als eine Folgeerscheinung des Lebens. In 80 Prozent der Fälle heißt der Ausreißer L4 oder L5.

Gibt es typische Symptome?
Jungen Menschen macht das Wirbelgleiten meist überhaupt keine Beschwerden – man nimmt es unbemerkt mit ins Grab, wenn man ein Leben lang ein stabiles Muskelkorsett hat. Bei der degenerativen Form aber kann der gleitende Wirbel den Rückenmarkskanal einengen, man hat so etwas wie eine Spinalstenose. Die Bandscheibe am gleitenden Wirbel kann sich nach hinten verschieben und auf die Nervenwurzeln drücken.

Und was kann man dann tun?
Medizinische Kräftigungstherapie ist das A und O. Je nach Schweregrad des Gleitens (und der durch den Verschleiß bedingten Begleitsymptome) wird therapiert – mit Schmerz- und Physiotherapie. Selten ist eine Operation nötig: Man versteift die Wirbelsegmente mit Schrauben und/oder Platten (Seite 213f.).

Osteochondrose – wenn Knorpel & Knochen leiden

Unter Osteochondrose versteht man den Verschleiß (Arthrose) des großen Wirbelgelenks, also zweier Wirbelkörper mitsamt der Bandscheibe dazwischen. »Osteon« ist griechisch und heißt »Knochen«, »chondros« heißt »Knorpel«. Hat man eine Osteochondrose, ist beides verändert: die Bandscheibe, und der Wirbel. Verschleißt die Bandscheibe, dient sie nicht mehr als Puffer zwischen den Wirbeln, was den Knochen mehr belastet. Dagegen wehrt er sich mit reger Stoffwechselaktivität. Er wird dichter, baut mehr Substanz ein. Außen bildet sich Wasser. Diese Ödeme kann man in einer Kernspintomografie sehen. Weil der Wirbel unter dem Druck leidet, möchte er ihn verringern: Er baut sich eine größere Oberfläche. Die knöchernen Randanbauten nennt man Spondylophyten. Da die Wirbelkörper deformiert aussehen, spricht man von einer Spondylosis deformans. Und die verändert die Statik der Wirbelsäule. Sie biegt sich mehr nach vorn (Kyphose) oder hinten (Lordose) und versteift langsam.

RÜCKENDECKUNG

Nur nicht hängen lassen!
Für Skoliose wie für Scheuermann gilt, so die einhellige Meinung des Medizinischen Quartetts: »Auch ausgeprägte Befunde auf dem Röntgenbild können beschwerdefrei bleiben und schränken die Belastbarkeit nicht notwendigerweise ein. Es kann aber bei kleinem Befund große Schmerzen geben. Ein Zusammenhang zwischen Schmerz und Schweregrad des Befundes besteht nicht.«

WER KRIEGT'S?

Dr. Marianowicz: »Häufig sieht man Osteochondrosen bei Patienten mit einer Skoliose, einer seitlich verbogenen Wirbelsäule. Das haben etwa 400 000 Menschen in Deutschland. Diese Biegung belastet die Bandscheibe einseitig, was sie im Laufe der Jahre leichter verschleißen lässt. Man kann sich aber auch dagegen anbewegen …«
Weitere Ursachen: frühere Bandscheibenvorfälle. Auch nach einer Bandscheibenoperation kann es zu Osteochondrosen kommen, die ähnliche Beschwerden machen wie ein Bandscheibenvorfall.

HÄUFIGE URSACHE: SKOLIOSE

»Skolios« ist griechisch und bedeutet »krumm«. Ist die Wirbelsäule dauerhaft seitlich nach rechts oder links verbogen, wobei einzelne Wirbelkörper verdreht sind, spricht man von einer Skoliose. Krümmt sich die Wirbelsäule im Bereich der Brustwirbelsäule, nennt man sie »thorakale Skoliose«. Eine Skoliose in der Lendenwirbelsäulengegend heißt »lumbal«. Betrifft sie beide Wirbelsäulenregionen, handelt es sich um eine Doppel-S-Skoliose. Meist wird sie im Alter von 10 bis 12 Jahren entdeckt.
Dr. Tempelhof: »Oft liegt es nicht nur an den Genen, sondern an einer schlechten Haltemuskulatur, die im Laufe der Jahre zu einer Skoliose führt. Auch Gewebeverklebungen und -blockaden können den Rücken in seinem symmetrischen Wachstum behindern und zu Skoliosen führen.« Je früher die Skoliose erkannt wird, desto besser die Chancen zur Rückbildung. Eine Studie, in der man Menschen mit Skoliose über 50 Jahre beobachtete und mit einer Kontrollgruppe verglich, zeigt: Sie entwickeln nicht mehr Rückenschmerzen als andere. Auch nach 50 Jahren beeinträchtigt die Skoliose kaum. Und was ihre Alltagsaktivitäten betrifft, unterscheiden sich Menschen mit Skoliose überhaupt nicht von den

Gesunden. Wer eine Skoliose hat, ist nicht krank. Nur die Gefahr einer Osteochondrose ist erhöht.

DIE SCHEUERMANN-KRANKHEIT

… oder Morbus Scheuermann (lateinisch: morbus = Krankheit) ist eine Sonderform der Osteochondrose. Es handelt sich um eine Wachstumsstörung der Brustwirbelsäule, die 4 bis 6 Prozent der Bevölkerung betrifft. Im Alter von 10 bis 15 Jahren bildet sich ein mehr oder weniger stark ausgeprägter Rundrücken. Die Schultern fallen nach vorn, das Becken kippt, was Eltern häufig als harmlose Folge eines schnellen Wachstums interpretieren. Die Hälfte der Betroffenen hat Schmerzen. Viele können später den Oberkörper schwer drehen. Durch die Fehlstellung verschleißen die Bandscheiben zu einem Keil – das führt zu Problemen.

DER KLUGE THERAPIEPLAN
So greift der Arzt zu
▸ Er geht vor, wie unter »Bandscheibenvorfall« auf Seite 118 beschrieben.

Braucht er das technische Auge?
▸ Im Röntgenbild sieht man, dass der Abstand zwischen den Wirbeln abgenommen hat.
▸ Die MRT zeigt die Entzündung, den Verschleiß und ob die Bandscheibe einen Nerv bedrängt.

Das gibt Ihnen der Arzt
▸ Eine kurze Schonfrist. Er nimmt Ihnen den akuten Schmerz, damit er nicht chronisch wird. Verschreibt je nach Situation Schmerzmittel, Entzündungshemmer, muskelentspannende Medikamente (Seite 160). Oder Injektionen (Seite 164).

Diese Therapien empfiehlt er zusätzlich
▸ Physikalische Maßnahmen wie Wärme, Massagen oder Elektrotherapie (ab Seite 172).
▸ Nach Abklingen der akuten Situation muss man aktiv (!) die mechanischen Verhältnisse in dem betroffenen Wirbelsäulengelenk verbessern. Ein Osteopath spürt Dysbalancen auf (Seite 27). Ein Physiotherapeut zeigt, wie man die Muskulatur auftrainiert, die das betroffene Wirbelsegment stabilisiert. Die richtige Haltung (Seite 44) und ergonomisches Verhalten verringern die Belastung der statisch angeknacksten Wirbelsäule.
▸ Manchmal muss die Seele mitbehandelt werden. Mehr darüber lesen Sie auf Seite 93 und 202.

Therapie im fortgeschrittenen Stadium
▸ Manchen Patienten bringt kurzfristig ein Stützkorsett Erleichterung.
▸ Im arg fortgeschrittenen Stadium ist auch mal ein chirurgischer Eingriff nötig – mit einer Bandscheibenprothese (Seite 215).

Therapie speziell bei Skoliose und Morbus Scheuermann
▸ Kinder machen physiotherapeutische Übungen (nach Bobath, Vojta, Pörnbacher oder Schroth), die die normalen Bewegungen so lenken, dass sie die Fehlhaltung automatisch korrigieren.
▸ Wichtig ist die osteopathische und manualmedizinische Behandlung. Mit neurophysiologischen Verfahren und Elektrostimulation regt der Therapeut zusätzlich bestimmte Muskelgruppen an.
▸ Muskeltraining braucht man ein Leben lang: Schwimmen, Reiten, Rudern, Langlaufen …
▸ In manchen Fällen ist ein die Wirbelsäule streckendes, stabilisierendes Korsett notwendig, das wieder abgelegt werden darf, wenn man ausgewachsen ist. Ein Korsett ist immer eine Krücke – bitte niemals ohne Muskeltraining nutzen!
▸ Eine operative Aufrichtung der Wirbelsäule ist nur in extrem schweren Ausnahmefällen und bei therapieresistenten Schmerzen angezeigt.

Facettensyndrom – wenn sich Wirbelgelenke abnutzen

Die kleinen Zwischenwirbelgelenke rechts und links am Rand der Wirbelsäule (Seite 17) nennt man auch Facettengelenke. Sie können sich abnutzen (Arthrose) und entzünden. Der Arzt spricht von Facettensyndrom oder *Spondylarthrose*. Meistens trifft es den unteren Bereich der Lendenwirbelsäule, der das Hauptgewicht tragen muss. Manchmal ist die Halswirbelsäule betroffen, selten die Brustwirbelgelenke.

WIE ENTSTEHT DAS SYNDROM?

Einseitige Be- und Überlastung der Wirbelgelenke, Rheuma, Bandscheibenverschleiß oder -vorfall, Stoffwechselstörungen (Gicht), Hormonstörungen oder ein schwaches Muskelkorsett können ein Facettensyndrom verursachen. Die Wirbelgelenke nutzen sich ab, der Knorpel nimmt Schaden. Das gesamte Aufrichtesystem verliert an Stabilität. Das versucht der Körper auszugleichen, indem er an den Gelenkrändern Knochenmasse anbaut. Die Gelenke entzünden sich, die Gelenkkapseln schwellen an und verursachen Schmerzen. Durch die veränderte Wirbelsäulenstatik werden manche Bänder und Muskeln überdehnt, andere verkürzt, die Muskeln verspannen sich. Schreitet das Facettensyndrom weiter fort, kann das zu einer Spinalkanalstenose oder Foramenstenose führen (Seite 120).

Die Symptome

Die Schmerzen strahlen kreisförmig bis zu 5 Zentimeter aus. Drückt man drauf, fühlt sich das ganz schön unangenehm an – und strahlt mitunter auch in den Po oder die Oberschenkel aus. Das zeigt: Die Nervenwurzel ist gereizt. Liegen entlastet, doch Drehbewegungen im Liegen tun so weh, dass man davon aufwacht. Meist ebben die Schmerzen nach zwei bis drei Wochen ab.

DER KLUGE THERAPIEPLAN

Fragen, die bei der Diagnose helfen

▶ Werden die Schmerzen stärker, wenn Sie sich nach hinten oder zur Seite beugen?
▶ Nehmen die Schmerzen zu, wenn Sie auf einem Bein stehen oder die Hüfte drehen?
▶ Es tut nicht weh, wenn Sie das gestreckte Bein im Liegen anheben?
▶ Verstärken sich die Schmerzen bei Kälte, Nässe, Wetterwechsel und Überbeanspruchung?
▶ Strahlen die Schmerzen kreisförmig aus? Wenn ja, in welchem Radius?
▶ Strahlen die Schmerzen bei Druck in den Po oder die Oberschenkel aus?

So greift der Arzt zu

▶ Er tastet die Wirbelsäule ab: Sind die Bereiche über den Wirbelgelenken druckempfindlich? Und er untersucht, ob die Lendenwirbelsäule in ihrer Beweglichkeit eingeschränkt ist.

Diese Diagnosemethoden sind sinnvoll

▶ Mithilfe bildgebender Verfahren wie Röntgen, MRT oder CT sieht der Arzt, welche Wirbelsäulenbestandteile die Arthrose angegriffen hat.
▶ Um ganz sicherzugehen, dass eine Entzündung im Gelenk die Ursache für den Schmerz ist, betäubt der Arzt das entsprechende Wirbelgelenk. Verschwindet der Schmerz, weiß man, warum.

Das können Sie selbst tun

▶ Gönnen Sie Ihrem Rücken ein bisschen Ruhe und meiden Sie Bewegungen, die Ihnen Schmerzen verursachen.
▶ In den ersten ein bis zwei Tagen empfinden viele Patienten Kühlpacks als schmerzlindernd.

Das gibt Ihnen der Arzt

▸ Entzündungshemmende Medikamente und durchblutungsfördernde Salben beschleunigen die Heilung (ab Seite 160).
▸ Naturheilmittel (ab Seite 165): Teufelskralle, Heublumen, Arnika, Gelatinepräparate oder Kieselsäure bringen gute Therapieerfolge.
▸ Droht das Facettensyndrom chronisch zu werden, spritzt der Arzt Entzündungshemmer und Schmerzmittel in die Region (Seite 206).

Das empfiehlt der Arzt zusätzlich

▸ Physiotherapie, Moorpackungen, Massagen, Reizstrom, Akupunktur, Neuraltherapie, Schröpfen, eine Bewegungs- oder Entspannungstherapie, wenn nötig Verhaltenstherapie (ab Seite 202).

Wann operieren?

▸ Wenn alle anderen Therapien nicht helfen, kann ein minimalinvasiver Eingriff die Schmerzen vertreiben: die Thermokoagulation der Wirbelgelenke (Seite 209). Hilft das nicht auf Dauer, bleibt nur noch, die Wirbelsäule zu versteifen (Seite 213f.).

So beugen Sie vor

▸ Ein starkes Muskelkorsett mit gut trainierter Tiefenmuskulatur, viel Bewegung und gute Haltung bewahren die Gelenke vor Abnutzung.

Osteoporose – sollte man gar nicht erst kriegen

Alter zieht in die Knochen ein, macht sie marode, bis die Wirbel zerbröckeln und die Oberschenkelhälse brechen. Osteoklasten arbeiten im Akkord, treiben den Knochenschwund voran, während die knochenaufbauenden Zellen, die Osteoblas-

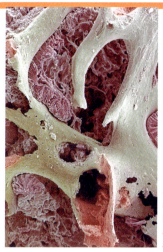

Das ist das Werk, das schlafende Osteoblasten und Osteoklasten schaffen: Knochenschwund.

ten, sich schlafen legen. Beginnen tut das ab 30. Sieben Millionen Deutsche leiden darunter.

WIE ZEIGT SIE SICH?

Leider erst dann, wenn es zu spät ist. Mit Schrumpfen, »Witwenbuckel«, Osteoporosebäuchlein – wenn die Wirbelsäule sich auf eingebrochenen Wirbeln nach vorn krümmt. Brechen die Knochenbälkchen, schmerzt das nicht. Aber häufig leiden Betroffene unter einem muskulären Hartspann, weil sie ihre Muskulatur koordinativ nicht gut benutzen. Und das führt zu Rückenschmerzen. Plötzlicher Rückenschmerz kann bei älteren Menschen oder solchen, die lange Zeit Kortison nehmen mussten, auf einen Wirbelkörperbruch hinweisen.

Das begünstigt Osteoporose

▸ *Schon als Jugendliche die Pille nehmen:* Während der Pubertät müssen wir Frauen viel Kalzium und Phosphor in die Knochen einlagern, als Vorrat für ein Baby. Die Pille simuliert Schwangerschaften, derweil wird nicht genug Bausubstanz eingelagert.
▸ *Östrogen- und Testosteronmangel:* Im Alter sinken bei Frau und Mann die Spiegel der Sexualhormone, die wichtig für gesunde Knochen sind.

▸ *Mangel an Kalzium und/oder Vitamin D:* Kalzium lagert sich in die Knochen ein, macht sie stabil. Vitamin D ist für die Aufnahme von Kalzium im Darm verantwortlich und sorgt dafür, dass es in den Knochen eingebaut wird. Fehlt das Duo, schwindet der Knochen (Seite 66).
▸ *Rauchen und übermäßiger Alkoholkonsum:* Beides senkt den Vitamin-D-Spiegel. Und: Nikotin beschleunigt den Abbau von Östrogen, Alkohol fördert die Kalziumausscheidung über die Nieren.
▸ *Untergewicht und Diäten:* Fettgewebe bildet und speichert Östrogen, das fehlt untergewichtigen Frauen. Bei ständiger Diät kann der Körper auch nicht genug Mineralien und Eiweiß aufnehmen.
▸ *Bewegungsmangel:* Die einzige Möglichkeit, die knochenaufbauenden Osteoblasten auf Trab zu halten, heißt: Muskeltraining.
▸ *Kortison:* Nimmt man den Entzündungshemmer über längere Zeit ein, kann das den Knochenstoffwechsel stören.
▸ *Chronische Krankheiten* wie rheumatische Gelenkentzündungen oder Darmentzündungen wie Morbus Crohn oder Colitis ulcerosa schicken Botenstoffe aus, die den Knochenabbau fördern.

RÜCKENDECKUNG

Testen Sie Ihr Osteoporoserisiko
▸ Gibt es Osteoporose in Ihrer Familie?
▸ Haben Sie früh die Pille genommen?
▸ Machen Sie kein Krafttraining?
▸ Haben Sie viele Diäten absolviert?
▸ Mussten Sie länger Kortison nehmen?
▸ Leiden Sie an einer entzündlichen Darmerkrankung oder Rheuma?
▸ Hatten Sie schon einen Wirbelbruch?
▸ Haben Sie Schilddrüsenprobleme?
▸ Trinken Sie viel Alkohol oder rauchen Sie?
Jedes Ja erhöht Ihr Risiko.

DER KLUGE THERAPIEPLAN
Wie stellt der Arzt Osteoporose fest?
▸ Im ausführlichen Gespräch erfasst der Arzt Ihre Krankengeschichte und untersucht Sie dann.

Braucht der Arzt das technische Auge?
▸ Eine Röntgenaufnahme zeigt Deformierungen der Wirbelkörper.
▸ Die Computertomografie zeigt Schnittbilder der Wirbelkörper, und gleichzeitig wird die Knochendichte gemessen (Seite 98).

Das verschreibt Ihnen der Arzt
▸ Bewegung!
▸ Und er überweist Sie zum Endokrinologen oder Gynäkologen. Der tüftelt mit Ihnen eine medikamentöse Therapie aus, um das Wirbelbruchrisiko zu minimieren.

Das können Sie selbst tun
▸ Versorgen Sie sich mit ausreichend Vitamin D und Kalzium. Wie das geht, steht auf Seite 66.
▸ Treiben Sie Sport: Nur so erhält der Knochen die nötigen Reize, damit er stabil bleibt. Bewegung schult auch die Balance, die Koordinationsfähigkeit. Das hilft, Stürze zu vermeiden. Ärzte empfehlen ein Vibrationstraining (Seite 194).
▸ Machen Sie die 18 Qigong-Übungen (ab Seite 147). Täglich. Für Körper und Geist.
▸ Ältere Menschen müssen das Sturzrisiko minimieren. Stolperfallen sind zum Beispiel rutschende Bettvorleger und Läufer. Dusche oder Badewanne mit Haltegriffen ausstatten.
▸ Alles, was hilft, einer Osteoporose vorzubeugen, hilft auch, ihr Fortschreiten aufzuhalten.
▸ Dr. Yang: »Menschen mit hohem Osteoporoserisiko können durch die Einnahme chinesischer Kräuter in Kombination mit viel Bewegung vorbeugen. Guter Startzeitpunkt für Frauen: das Auftreten der ersten Wechseljahrsbeschwerden.«

Wirbelbruch: Wann ist eine Operation nötig?

▶ Ist nur der Wirbelkörper betroffen, der Wirbelkanal mit dem Rückenmark aber nicht angegriffen, wird konservativ behandelt: entweder mit einem Stützmieder oder durch Einspritzung von Knochenzement. Das ist kein großer Eingriff, dauert eine halbe Stunde (Seite 210).
▶ Ist der Rückenmarkskanal durch den Bruch beeinträchtigt, muss man die Wirbelsäule operativ stabilisieren (Seite 213).

Sonderfall: Entzündungen an der Wirbelsäule

Ganz selten kann ein Schmerz im Rücken auch durch eine Entzündung hervorgerufen werden, zum Beispiel können die Haut im Rückenmarkskanal, ein Wirbelknochen oder eine Bandscheibe entzündet sein. Ist die Wirbelsäule entzündet, weil Bakterien, Viren & Co. dort ihr Unwesen treiben, schmerzt der betroffene Wirbelsäulenabschnitt. Sind die Nerven angegriffen, können Lähmungen und Taubheitsgefühle auftreten.
Es gibt viele Formen der Entzündung, hier eine Auswahl.

▶ *Entzündung der Rückenmarkshaut:* Im Rückenmarkskanal umhüllt die Spinnengewebshaut (Arachnoidea) das Rückenmark. Entzündet sich diese Haut, sieht der Arzt das auf einer MRT-Aufnahme und diagnostiziert eine Arachnoiditis. Die kriegt man meist durch eine Operation. Die Entzündung führt zur Narbenbildung. Manchmal spürt man sie gar nicht, manchmal verursacht sie Schmerzen, Taubheit, Kribbeln in den Beinen. Der Arzt behandelt eine Arachnoiditis mit Schmerzmitteln, epiduralen Einspritzungen und bei Bedarf mit Kortison. Auch physikalische Therapien, wie beispielsweise eine TENS-Behandlung (Seite 173), können zur Heilung beitragen.

▶ *Entzündung von Bandscheibe & Wirbel:* Auch die Bandscheiben sind gegen Entzündungen nicht gefeit. Eine Diszitis ist allerdings sehr selten. Sie entsteht, wenn sich eine bakterielle oder virale Infektion in die Bandscheiben einnistet. Von Spondylitis spricht man, wenn sich der Erreger den Wirbelknochen aussucht. Er kann auf verschiedenen Wegen eindringen: über die Spritze oder das Skalpell des Arztes. Oder von einem Entzündungsherd, der woanders im Körper lodert. Behandelt wird mit Antibiotika – das hilft aber nicht immer. Dr. Marianowicz: »Durch die Globalisierung der Welt nimmt die Tuberkulose zu – und die zeigt sich auch mit einer Entzündung in der Wirbelsäule. Das muss oft operiert werden.«

▶ *Morbus Bechterew* ist eine relativ häufige, chronische rheumatische Krankheit, die über entzündliche Prozesse zu einer Versteifung der Wirbelsäule führen kann.
Die *Spondylitis ankylosans* (ankylos = gekrümmt) kann andere Gelenke und Organe befallen und kommt in schmerzhaften Schüben. Meist schleicht sie sich im Alter von 15 bis 30 langsam ein, zeigt sich vor allem frühmorgens mit Bewegungseinschränkung und Rückenschmerzen in der Lendenwirbelsäule, die in die Oberschenkel ausstrahlen. Der Schmerz bessert sich durch Bewegung, verschlimmert sich in Ruhe. Zwar gilt Markus Bechterew bis heute als unheilbar, lässt sich aber in seinem Verlauf ganz entscheidend beeinflussen. Neben akuter Schmerztherapie und einer rheumatischen Basistherapie ist eine lebenslange Physiotherapie und Haltungsschule wichtig, um ernsthafte Krümmungen zu vermeiden. Gut helfen je nach Stadium auch Wärme-, Kälte- oder Radontherapie.
Mehr lesen Sie unter www.bechterew.de.

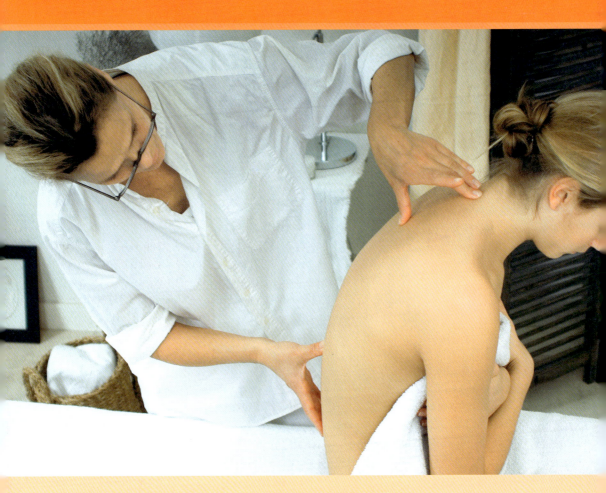

FRAGEN AN DAS MEDIZINISCHE QUARTETT

Warum ist Rückenschmerz ein westliches Problem?
DR. YUEPING YANG: Ich bin ziemlich erschrocken, als ich gelesen habe, wie viele Frührentner hierzulande auf das Konto von (chronischen) Rückenproblemen gehen und was diese Rückenprobleme an wirtschaftlichem Schaden verursachen. Und das, obwohl der »Westen« auf ergonomischen 7-Zonen-Matratzen schläft, die auf einem metallfreien Hightech-Raumfahrt-Lattenrost liegen. Kaum aufgestanden, wird das Frühstück (sofern man sich überhaupt dafür Zeit

nimmt) auf einem ergonomischen Stuhl eingenommen, und anschließend fährt man im ergonomischen Autositz zur Arbeit. Alle Arbeitsprozesse sind ebenfalls durchgestylt und optimiert. Qualitativ hochwertige Medizin, bestens ausgebildete Mediziner, Therapieangebote, Körperhaltungslehre, fernöstliche Heilkunst bis hin zu afrikanischen Kräutern und vieles mehr stehen »dem Westen« zur Verfügung. Ja, woher kommen dann die ganzen Rückenprobleme? Diese Frage sollten die Patienten nicht nur ihren Ärzten stellen, sondern vor allem sich selbst. Rückenschmerzen, insbesondere chronische, sind nur in den Griff zu kriegen, wenn Arzt und Patient zusammenarbeiten – nicht nur auf körperlicher, sondern auch auf geistiger Ebene. Das ist schon immer Bestandteil der TCM, und langsam findet dieses Denken auch Eingang in die technikverliebte Denkwelt der Schulmedizin.

DR. SIEGBERT TEMPELHOF: Östliche Kulturen haben weniger Probleme mit Rückenschmerzen, weil der Mensch seinen festen Platz in der Gesellschaft, in der Umwelt hat. Das haben wir hier nicht, wir müssen unseren Platz suchen, ihn erkämpfen. Und je industrialisierter, je westlicher man orientiert ist, desto größer ist das Leistungsprinzip. Und umso stärker steigt die Zahl an Schmerz- und chronischen Erkrankungen an. Das ist kein Zufall. Das liegt daran, dass sich das Individuum nicht mehr eingebettet, sondern isoliert fühlt. Und das aktiviert Schmerzfaktoren.

Was trägt die Gesundheitspolitik dazu bei?

DR. MARTIN MARIANOWICZ: Sie unterstützt leider den falschen Weg. Wenn ich für einen Patienten eine Schmerztherapie für 500 Euro beantrage, wird sie abgelehnt. Lässt sich dieser Patient die Bandscheibe operieren mit einer Wahrscheinlichkeit von 25 Prozent, dass er nie wieder zur Arbeit zurück kann, wird das klaglos bezahlt. OP plus Reha plus Arbeitsausfall plus Rente.

Gibt es Risikofaktoren für Rückenschmerz?

DR. SIEGBERT TEMPELHOF: Es gibt keine Risikofaktoren, die zwangsläufig zum Rückenschmerz führen. Man kann sämtliche Voraussetzungen mitbringen, aber der Schmerz muss nicht auftauchen. Dazu gehören zum Beispiel ein ausgeprägt flacher Rücken, der keine gut geformte S-Form aufweist. Ein verhältnismäßig langer Rumpf und ein steifer, unbeweglicher Rücken. Auch eine Muskelverkürzung der Oberschenkelhinterseite kann zu Rückenschmerzen führen. Genauso wie Verschleißerscheinungen der Hüft- oder Kniegelenke. Auch schwere körperliche Arbeit, insbesondere wenn Drehbewegungen des Rückens und Beugebewegungen notwendig sind, kann zu Rückenschmerzen führen, genauso wie Vibrationseinwirkungen, etwa im Lkw. Faktoren, die einen Rückenschmerz zumindest begünstigen können, sind Vererbung, Verletzungen, Abnutzungserscheinungen, Bandscheibenvorfälle, Bindegewebsschwäche, Muskelschwäche, Mängel in der Muskelkoordination, Muskelverkürzungen, Haltungsfehler. Eine Alltagsbewegung kann dann eine Gelenkblockierung, einen Muskelschmerz oder Band- oder Bindegewebsschmerz auslösen. Auch soziale, emotionale und psychische Belastungen können Schmerzen provozieren.

Warum verschreibt die TCM Geduld?

DR. YUEPING YANG: Weil Geduld den meisten fehlt. Patienten, die bereits über lange Jahre chronische Schmerzen ertragen müssen, dürfen keine Wunder erwarten. Sie müssen Geduld mitbringen und ein Gespür dafür entwickeln, welche Therapie ihnen guttut. »Geduld« bedeutet »Chance für Ihren Rücken«! Ebenfalls wichtig: Bei einer Sache bleiben und nicht nach vier Sitzungen etwas anderes anfangen. Genehmigen Sie sich mindestens sechs oder acht Sitzungen. Und: Hören Sie unbedingt auf Ihren Körper und nicht auf das, was dem Freund einer Bekannten angeblich geholfen hat.

Warum reagiert der eine mit Rückenschmerzen, der andere nicht?

DR. SIEGBERT TEMPELHOF: Je trainierter ein Organismus, je widerstandsfähiger, je mehr körperliche Robustheit und gute Muskulatur vorhanden ist, umso größer ist die Kompensationsfähigkeit des Rückens. Und je sensibler der individuelle Umgang mit Schmerz, je schwächer die Muskulatur, je stärker der Verschleiß der Wirbelsäule und der Bandscheiben fortgeschritten ist, umso schlechter kann man emotionale und körperliche Belastungen kompensieren.

Woran liegt es, dass der Rückenschmerz beim einen nachts zuschlägt, beim anderen tagsüber?

DR. MARTIN MARIANOWICZ: Patienten mit knöchernen Einengungen im Wirbelkanal (Spinalstenose) oder in den Nervenaustrittslöchern (Foramenstenose) haben keine Schmerzen, wenn sie liegen. Sobald sie aufstehen, drückt das Gewicht das System zusammen. Es wird enger – und das reizt den Nerv, macht Schmerzen. Dem Menschen mit Bandscheibenvorfall geht's im Liegen besser. Sobald er die Beine anzieht und sich auf die Seite legt, nimmt er den Zug aus der Nervenwurzel, vermindert den Druck durch die Bandscheibe. Nur: Mit einer noch intakten, jungen, leicht vorgewölbten Bandscheibe geht man schmerzfrei ins Bett, muss aber morgens um sechs aufstehen, weil man nicht mehr liegen kann. Durch die Entlastung saugt sich die tagsüber leer

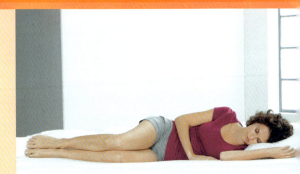

Dr. Marianowicz: »Dem Menschen mit Bandscheibenvorfall geht's besser, sobald er die Beine anzieht und sich auf die Seite legt.«

gepresste Bandscheibe nachts im Liegen voll. Dann herrscht ein zehnfach höherer Druck im Bandscheibengewebe. Wenn man aufsteht, geht es einem bald besser, weil die Bandscheibe wieder leer gepresst wird, der Druck nachlässt.
Dann gibt es den Rückenpatienten mit Entzündungen im Knochen oder in der Bandscheibe, der sagt: »Sobald ich mich hinlege, wütet in den ersten zehn Minuten der Schmerz wie ein Messer in Rücken und Bein.« Warum? Weil entzündete Strukturen durch Ruhe verkleben. Sobald Bewegung reinkommt, wird alles wieder besser versorgt, die Gewebe gleiten gegeneinander – und der Schmerz wird leichter. Diese Patienten sagen, Bewegung sei für sie am besten. Der Patient mit der Gelenkarthrose (Facettensyndrom) liegt gerne. Er sagt: »Wenn ich mich nicht rühre, habe ich keinen Schmerz.« Doch der kann ihn wecken, sobald er sich nachts umdreht, weil dann die Gelenke aneinanderreiben. Genauso kann er gut sitzen, aber das Aufstehen tut ihm weh. Das Gehen selbst spürt er wiederum nicht. Aber auch hier gilt der weise Satz: In der Medizin gibt es nie ein Nie, nie ein Immer, und jeder Mensch ist anders. Man kann nicht sagen, dass es immer so sein muss.

Warum verstärken sich bei manchen Menschen die Schmerzen erst mal durch Akupunktur?

DR. YUEPING YANG: Bei manchen Patienten wirkt Akupunktur wie eine Reiztherapie – mit der bei alternativen Methoden gelegentlich zu beobachtenden Erstverschlimmerung der Symptome. Das heißt: Die Schmerzen nehmen erst einmal zu. Wenn nun diese Patienten zusätzlich einen vom Arzt verschriebenen Entzündungshemmer einnehmen, passiert oft etwas ganz Merkwürdiges: Die Besserung tut einen richtigen Sprung, sodass der Patient beim nächsten Besuch berichten kann, dass es ihm schon viel besser geht. Bei anderen Patienten wirkt die Akupunktur regulierend, das heißt, es erfolgt keine starke Reaktion des Körpers. Schmerzmittel oder Entzündungshemmer sind nicht nötig, die Beschwerden klingen nach und nach ab. Bis der Schmerz ganz weg ist, dauert es allerdings insgesamt etwas länger.

Ist man dem Schmerz ausgeliefert?

DR. SIEGBERT TEMPELHOF: Mithilfe neuer Verfahren, die ohne schädliche Nebenwirkungen die Funktionsweise des Gehirns abbilden, können Forscher dem Gehirn beim Arbeiten zuschauen. Das sind zum Beispiel die funktionelle Kernspintomografie (fMRT, fMRI), die Magnetenzephalografie (MEG) und die Positronenemissionstomografie (PET). Im Stirnbereich der Großhirnrinde können wir ein Areal bewusst kontrollieren und dadurch Schmerzreize verkleinern und vergrößern. Wie der Fakir auf dem Nagelbett. Ein Schmerz im Körper aktiviert das körpereigene Schmerzunterdrückungssystem. Wir schütten Endorphine aus, die ähnlich wie Morphium wirken. Diese schmerzunterdrückenden Systeme können wir aktivieren durch Ablenkung, Glücksgefühle, positives Denken, schöne Vorstellungen, körperliche Aktivität. Die Meinung, man sei einem Schmerz hilflos ausgeliefert und könne nichts dagegen tun, ist einfach falsch. Jeder Mensch kann aktiv Schmerzen sehr stark vermindern oder sogar ganz ausschalten.

Hilft ein Schmerztagebuch?

WOLFGANG SCHEIBER: Schreiben Sie bloß kein Schmerztagebuch. Viele Mediziner fordern den Patienten dazu auf, mehrmals pro Tag auf einer Skala festzuhalten, wie stark seine Schmerzen

---

VIEL WIRBEL

... machte die Untersuchung der Forscher um Guang Yue von der Cleveland Clinic Foundation in Ohio: Sie wiesen nach, dass **Muskeln** sich allein **mit Gedankenkraft aufbauen** lassen. Testpersonen mussten fünfmal die Woche nur mit Gedanken Muskeln anspannen. Nach zwei Wochen hatte die Muskelmasse der rein meditativ bewegten Muskeln um bis zu 13,5 Prozent zugenommen. Die Erklärung: Muskeln bewegen sich, wenn sie ein entsprechendes Signal von motorischen Nervenzellen erhalten. Das Feuern dieser Neuronen hängt von der Stärke der elektrischen Impulse ab, die das Gehirn sendet. »Das legt nahe, dass man die Muskelstärke auch erhöhen kann, indem man bloß vom Gehirn ein stärkeres Signal an die motorischen Neuronen übermittelt«, spekulierte Yue. Und er hat recht.
Das bedeutet: Man kann unter Schmerzen den Rücken schonen – und einfach in Gedanken die Muskeln trainieren! Mehr dazu auf Seite 142f.

sind. Das ist absoluter Schwachsinn! Dadurch wird der Patient regelrecht motiviert, den Fokus auf seine Schmerzen zu lenken. Dem Schmerz wird dadurch zusätzliche Energie zugeführt. Und das trägt zur Zementierung des Schmerzgedächtnisses bei. Ein Schmerztagebuch macht allenfalls in der Anfangsphase zur genauen Diagnosefindung Sinn. Aber nicht während der Therapiephase.

DR. SIEGBERT TEMPELHOF: Worte können wehtun. Ist der Schmerz einmal chronisch geworden, können selbst Worte, die Schmerzen verbal umschreiben, in den schmerzverarbeitenden Zentren im Gehirn eine Aktivität auslösen und tatsächlich Schmerz erzeugen oder verstärken. Der Mensch fällt automatisch in die Hypertonisierung der Muskulatur, also eine Überanspannung, welche die Schmerzrezeptoren aktiviert. Diese Worte können »Rücken« sein oder »Schmerz« oder »dumpf« oder auch »Bewegung«. Negative Gedanken, also das Klagen über Schmerzen, führen zu einer immer stärkeren und häufigeren Aktivierung von Schmerzstrukturen. Sogar das Mitgefühl mit den Schmerzen anderer kann das eigene schmerzverarbeitende Areal im Gehirn aktivieren. Das umgangssprachliche »Ich fühle mit dir« findet tatsächlich im Gehirn statt und kann Schmerzen produzieren.

Auf der anderen Seite konnte man nachweisen, dass ablenkende Worte, ablenkende Tätigkeiten, die Erinnerung an angenehme Momente, positive Gedanken Schmerzen reduzieren und sogar löschen können. Mentales Training ist zu einem unverzichtbaren Therapiebestandteil geworden, insbesondere für chronische Rückenschmerzpatienten. Doch auch akute Rückenschmerzen kriegt man am ehesten klein durch positive Stimuli und indem man schmerzfixierende Gedanken meidet. (Mehr über wörtliche Schmerzverstärker und Schmerzkiller auf Seite 140.)

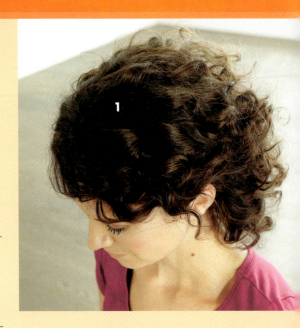

Was tun Sie gegen akut aufkommenden Stress?

DR. YUEPING YANG: Dafür gibt es eine kleine Akupressur. Am höchsten Punkt des Körpers – auf dem Kreuzungspunkt der Körpermittellinie und der Verbindungslinie zwischen den Ohrspitzen oben auf dem Kopf **1** – liegt der Punkt »Bai Hui« (Bai = 100, Hui = treffen). Diesen muss man zwei bis drei Minuten lang kreisend drücken, erst sanft, dann fester (Seite 188). Die Augen schließen. Tief durch die Nase einatmen, ausatmen durch den Mund. So steigt innere Ruhe auf.

Wieso hängt der Rücken am Darm?

DR. SIEGBERT TEMPELHOF: Der Darm ist Sitz eines eigenen Nervensystems – neben dem zentralen und peripheren Nervensystem –, das als enterisches Nervensystem bezeichnet wird. Allein im Dünndarm gibt es so viele Nervenzellen wie im Rückenmark. Viele Botenstoffe des Darms sind identisch mit Botenstoffen des Schmerzsystems. Fehlfunktionen des Magen-Darm-Traktes können oft Auslöser von Schmerzsyndromen sein, sind oft der Grund von Rückenschmerzen.

Ein gesunder Darm mit einem intakten Immunsystem ist Grundlage für einen gesunden Organismus – und damit für einen gesunden Rücken. Doch viele Menschen leiden unter unerkannten Entzündungen des Darms, einer Bakterienfehlbesiedelung, Parasitenbefall, Nahrungsmittelallergien. Durch Darmsanierung oder Vermeidung allergieauslösender Stoffe in der Nahrung konnten in zahlreichen Fällen chronische Rückenschmerzen beseitigt werden. Indem wir den Satz umkehren und sagen: »Der Darm hängt am Rücken«, kommen wir der Wahrheit im mechanischen Sinne sehr nahe. Die inneren Organe sind über bindegewebige Brücken, in denen auch Gefäß-Nerven-Bündel verlaufen, mit der hinteren Bauchwand verbunden. Hier können Verspannungen auftreten, die Rückenschmerzen verursachen. Diese können mit osteopathischen Techniken gelöst werden.

Können Rückenschmerzen weitere internistische Ursachen haben?

DR. MARTIN MARIANOWICZ: Ja, vor allem, wenn sie unabhängig davon auftreten, ob ich mich bewege oder nicht. Tut es beim Atmen weh, kann das Rippenfell entzündet sein. Schmerzen nach Anstrengung können auf eine Herzkrankheit deuten. Tut der Rücken nach dem Essen weh, kann das durchaus am Magen oder Darm liegen. Eine Gallenkolik strahlt oft in die rechte Schulter aus und eine Bauchspeicheldrüsenentzündung in den Rücken. Eine Gürtelrose kann vor dem Auftreten typischer Hautbläschen undefinierbare Schmerzen im Rücken verursachen. Starke Schmerzen im Bereich der Lendenwirbelsäule können auch von einer Nierenbeckenentzündung oder Harnsteinen kommen. Herzinfarkte und Lungenembolien zeigen sich mitunter auch in Form von plötzlich auftretenden, starken Rückenschmerzen.

Bandscheibenvorfall: Verliert man zu viel Zeit durch Schmerztherapie?

DR. MARTIN MARIANOWICZ: Nein. Die konservative Schmerztherapie ist wichtig. Der Bandscheibenvorfall, der wehtut, löst ja eine chronische Entzündung aus, und diese führt zur Entwicklung des Schmerzgedächtnisses. Dann nimmt auch die OP die Schmerzen nicht mehr. Falls man es nicht schafft, mit Injektionstherapie oder Katheter die Entzündung zum Verschwinden zu bringen, muss man operieren. Und das sollte man nicht länger als drei Monate hinauszögern, wenn die Schmerzen unerträglich sind.

Hilft Akupunktur auch bei Bandscheibenvorfall?

DR. YUEPING YANG: Ja. Dabei kann die Akupunktur natürlich an der Lage der vorgefallenen Bandscheibe nichts ändern, wohl aber die Entzündung der Nervenwurzel bekämpfen, die die Schmerzen verursacht. In der Akutphase hilft Akupunktur allein gut, in der Rekonvaleszenz eine Kombination mit Tuina-Massage.

Nicht der Druck auf einen Nerv tut weh, sondern die Entzündung?

DR. MARTIN MARIANOWICZ: Schmerzen entstehen durch eine Entzündung am Nerv. Die Intensität des Schmerzes ist nicht abhängig vom Druck durch die Bandscheibe, sondern von der Stärke der Entzündung. Nur so ist zu erklären, dass manche Patienten mit einem kleinen Kernspinbefund starke, dauerhafte Schmerzen haben und andere Patienten mit großen Bandscheibenvorfällen schnell die Schmerzen verlieren oder gar keine haben. Es liegt am Immunsystem, das die Entzündung nicht heilen kann.

Man darf nicht mechanistisch denken, wie: Ein Bandscheibenvorfall macht Schmerzen, jetzt muss ich den Vorfall beseitigen. Sondern: Die erste

Aufgabe des Therapeuten ist, die Entzündung zu bekämpfen. Ich gebe direkt an die entzündeten Strukturen abschwellende und entzündungshemmende Mittel. Ich tue also genau das, was bei den meisten Menschen der Körper selbst tun würde. Ich unterstütze den Körper dahin gehend, dass er sich selbst reguliert – dass er es schafft, die Entzündung am Nerv zu bekämpfen. Und wenn die Entzündung weg ist, ist für mich der Bandscheibenvorfall nichts anderes als eine akademische Erkenntnis. Die man getrost mit ins Grab nehmen kann.

Das heißt: Ein starkes Immunsystem schützt vor Rückenschmerz?

DR. SIEGBERT TEMPELHOF: Ja, genau. Das ist ein Grund, warum Menschen, die sich viel bewegen und Entspannung in ihr Leben integriert haben, seltener unter Rückenschmerzen leiden. Ein so gestärktes Immunsystem kann jede Entzündung bekämpfen.

Warum hilft Akupunktur eigentlich so gut gegen Schmerzen?

DR. YUEPING YANG: Die Akupunkturpunkte liegen in leichten Vertiefungen. Und zwar an Hautstellen, an denen Nervenbündel nach oben steigen. Schmerz heißt: Erregte Nervenzellen schicken einen elektrischen Impuls über das Rückenmark ins Gehirn. Wir registrieren das als: »Oje, tut weh.« Reizt man nun einen Akupunkturpunkt, der für die Schmerzregion – zum Beispiel Kopf, Rücken oder Gelenk – zuständig ist, schickt dieser die gleichen elektrischen Impulse weiter an das Gehirn. Und was passiert? Er unterdrückt die ursprüngliche Schmerzinformation. Zusätzlich kurbelt der Nadelreiz die Produktion von Endorphinen an, körpereigenen Opiaten, die glücklich machen und Schmerzen lindern. Akupunktur entspannt die Muskeln, stärkt die Abwehr, steigert die Durchblutung, beruhigt das Nervensystem – all das lindert Schmerzen.

Muss der Arzt aufpassen, dass ein akuter Schmerz nicht chronisch wird?

DR. SIEGBERT TEMPELHOF: Ja. Ein Arzt kann zur Chronifizierung von Schmerzen beitragen. Nicht mit Behandlungsfehlern, sondern indem er falsche Signale setzt, die von schmerzgeplagten Patienten entsprechend negativ aufgenommen werden und zur Schmerzfixierung führen. Dazu gehört der Einsatz von zu vielen diagnostischen Verfahren. Die fasst der Patient als Zeichen einer schlimmen Erkrankung auf. Genauso wie eine zu bedrohliche Schilderung des weiteren Schmerzverlaufs. Rückenschmerz bleibt eine zu 85 Prozent harmlose Erkrankung, die bei richtiger Therapie folgenlos wieder verschwindet.

In China nimmt man Kräuter – und jedes hat seine Geschichte?

DR. YUEPING YANG: Ja. Wissen wird am besten über Geschichten überliefert. Du Zhong hieß ein junger Mann im alten China. Er musste hart arbeiten in den Bergen. Davon bekam er Rückenschmerzen. Weil es ihm so wehtat, machte er Pause an einem Baum und rieb seinen Rücken an der Rinde. Er ließ sich vom Baum massieren. Und mit der Zeit verschwanden die Schmerzen. Er nannte den Baum Du Zhong, und sein Kraut heilte fortan die Menschen mit chronischen Rückenschmerzen wegen Nieren-Yang-Schwäche. Noch eine Geschichte – denn zwei Kräuter sollten Sie sich merken. Über Gou Qi Zhi, das Unsterblichkeitskraut: Eines Tages war ein junger Mann im Wald und sah zwei bunte Hunde. Als er sie verfolgte, verschwanden sie plötzlich unter einem Baum. Er grub die Erde dort weg und fand Wurzeln, die wie die bunten Hunde aussahen. Dann hat er die Wurzel gekocht und gegessen – und wurde unsterblich. Heute verwendet man die kleinen roten Früchte des Baums, Gou Qi Zhi, gegen Nieren-Yin-Schwäche. Das ist auch gut für die Augen, nicht nur für den Rücken. Einfach grünen Tee aufbrühen, ein paar Früchte rein. Jeder weiß das in China. Ein Chinese, der Rückenschmerzen hat, geht übrigens nicht sofort zum Arzt, sondern in den Laden und holt sich Kräuter, macht einen Tee, ein Bad, kocht damit. Nur wenn es dann nicht besser wird, geht er zum Arzt. Du Zhong und Gou Qi Zhi bekommt man auch hier in der TCM-Apotheke. (Dr. Yangs Rezepte siehe ab Seite 170.)

Müssen es chinesische Kräuter sein?
Nein. Ein Prinzip der TCM-Therapie heißt: Behandlung entsprechend lokalen Verhältnissen. So gesehen passen die hier vorhandenen Pflanzen wunderbar zu den europäischen Körpern und sind auch vom Geschmack her nicht so fremd. Ich persönlich trinke gern mal hiesige Kräutertees, weil ich hier lebe.

Was halten Sie von orthopädischen Einlagen?
DR. MARTIN MARIANOWICZ: Mit Einlagen verdient ein gigantischer Industriezweig viel, viel Geld. Es gibt Praxen, die nur durch das Verschreiben von Einlagen existieren – die alles heilen sollen, vom Kopfweh bis zum Großzehschmerz. Kosmetisch sind Einlagen völliger Unsinn. Guckt man sich einen afrikanischen schmerzfreien Fuß an, ist der breit und platt – ganz anders als das Schönheitsideal, das wir von einem Fuß haben.
Einlagen darf man nur als therapeutisches Hilfsmittel sehen und muss sie beschränken auf wirkliche orthopädische Probleme, die Gelenken schaden können. Beispiel Knickfuß: Das innere

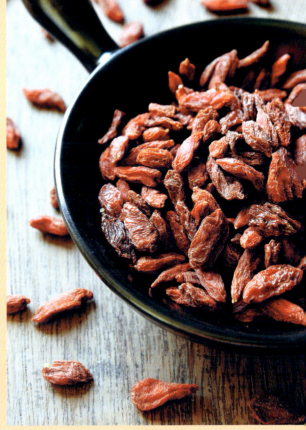

Gou Qi Zhi, die kleinen roten Früchte, helfen gegen Rückenschmerzen und halten die Augen jung.

Fußgewölbe berührt den Boden. Das muss man abstützen. Genauso können X-Beine zu Knieproblemen führen. Auch starke Schmerzen, wie sie der Hallux hervorruft, sind eine Indikation für Einlagen. Kindern verschreibt man viel zu oft Einlagen. Sie machen den Fuß faul. Statt ein Kind zu früh in die Laufschuhe zu stecken, sollte man Kieselsteine in den Garten streuen und es barfuß gehen lassen. Dann braucht es nie Einlagen. Das meiste, wie das Innenlaufen auf den Füßen oder O-Beine, wächst sich übrigens mit der Zeit sowieso aus.
Wenn überhaupt Einlagen, dann bitte richtig! Weigern Sie sich bitte, in eine Schachtel mit Trittschaum zu treten, aus dessen Muster dann die

Einlage geformt wird. Einlagen sollten Sie nur von einem Orthopädietechniker anfertigen lassen. Er muss den Fuß gesehen haben – und nicht nur in einer Position, sondern in Funktion. Er muss Sie gehen lassen, mit einer Druckplatte im Schuh, die zeigt, wie unterschiedlich der linke und der rechte Fuß belastet werden.

Und hilft ein Korsett bei Skoliose?
Hat das Kind eine schiefe Wirbelsäule, sollte man schon zum Spezialisten gehen. Es gibt ausgeprägte Fälle, in denen ein Korsett verschrieben werden muss. Aber auch hier gilt: Die Natur kompensiert viel, wenn man sie gezielt unterstützt. Mit Korsetts ist man in letzter Zeit sehr zurückhaltend geworden. Hier hat man nämlich das gleiche Problem wie bei Einlagen. Die Krücken machen faul. Im Grunde muss man die Muskulatur kräftigen – und das Korsett macht das Gegenteil. Viel wichtiger ist: aktiv sein, sehr viel Sport treiben, Übergewicht meiden.

Was halten Sie vom »Chi-Gerät«?
DR. YUEPING YANG: Das hat mit chinesischer Medizin überhaupt nichts zu tun – sicherlich fließt im Sinne der TCM kein Qi. Man lagert die Beine auf ein sich hin und her bewegendes Gerät, was im Körper Schwingungen erzeugt. Damit fühlt man sich vielleicht wohl, aber auch das Verbrauchermagazin Öko-Test konnte diesen Geräten keine medizinische Wirksamkeit nachweisen.

Was halten Sie von Rückenkräftigungsgeräten für zu Hause?
DR. SIEGBERT TEMPELHOF: Die Mehrzahl der im Fernsehen billig angebotenen Rückentrainingsgeräte ist medizinisch nicht sinnvoll. Wenn Sie sich etwas Gutes tun wollen, dann kaufen Sie sich ein medizinisch getestetes Trainingsgerät, das gibt es ab 600 Euro. Am sichersten ist immer noch, sich unter Anleitung beim Physiotherapeuten oder in einem gesundheitlich orientierten Fitnessstudio einen persönlichen Trainingsplan auszuarbeiten. Ideal für zu Hause – und schon ab 160 Euro zu haben – ist ein Mini-Trampolin in Kombination mit dem Flexband. Das schult Koordination, Balance, Muskelausdauer. Und jeder jeden Alters kann darauf trainieren.

Gezieltes Rückentraining nimmt den Schmerz – warum macht's niemand?
WOLFGANG SCHEIBER: Bei vielen Menschen mit akuten Rückenschmerzen ist Bequemlichkeit und Verdrängung der Grund. Das Rückentraining soll ja nicht bei akuten Schmerzen durchgeführt werden, sondern in der anschließenden schmerzfreien Zeit. Und ist der Akutschmerz vorbei, besteht für die meisten kein Handlungsbedarf mehr. Dass zukünftige Schmerzen mit gezieltem Training zu vermeiden wären, wird verdrängt – schließlich hat man ja momentan sooo viel anderes zu tun.

Ganz anders sieht es bei Menschen mit chronischen Schmerzen aus. Hier löst das Training oft eine neue Schmerzattacke aus. Das liegt aber nicht am Training selbst, wie diese Patienten irrtümlich annehmen, sondern allein an der Angst davor, dass das Training Schmerzen auslösen oder die vorhandenen verstärken könnte. Und dann kommt die wissenschaftlich belegte »sich selbst erfüllende Prophezeiung« zum Tragen, die Professor Merton von der Harvard University bereits 1957 erforscht hat. Das muss der Patient einfach wissen. Wenn er weiß, wie Schmerzen im Gehirn entstehen, wie das Schmerzgedächtnis funktioniert (Seite 74), dann kann er sein Training mit einer positiven Einstellung angehen – und siehe da, es funktioniert!

Ein Patient will keine Psychotherapie – gibt es einen anderen Weg?

WOLFGANG SCHEIBER: Natürlich. Ich erkläre das in meinen Seminaren immer am Beispiel der verbundenen Gefäße. Wenn ich zwei Gläser habe, die mit einem Schlauch verbunden sind, und in eines davon Flüssigkeit eingieße, dann steigt in beiden Gefäßen der Pegel gleichermaßen. So kann man sich die Verbindung zwischen Körper und Seele vorstellen. Man kann über die körperliche Seite in das System eingreifen, um das Gleichgewicht wiederherzustellen, oder über die seelische Seite. Beide Wege führen zum Ziel. In den meisten Fällen erreichen Sie es jedoch am schnellsten, indem Sie beide Wege parallel gehen und den dabei entstehenden Synergieeffekt nutzen.

DR. SIEGBERT TEMPELHOF: Seelische Probleme führen zu Verhärtung im Denken – und das spiegelt sich im Rücken wider. Jedes Problem wird in Körperspannung übersetzt. Und diese gilt es zu lösen. Einmal funktioniert das über die klassische Psychotherapie: Man kann die Verspannung über einen verbalen Weg auflösen. Und es gibt den Weg über den Körper, indem man diese Körpergewebe direkt anspricht, mit den Händen. Indem man an Schlüsselgeweben – etwa im Schulter- oder Lendenwirbelbereich oder Bauch – wieder Beweglichkeit erzeugt, entstehen reflexartige Verknüpfungen, die das Denken, die Emotion in Bewegung bringen. In der Osteopathie nennt man das »Emotional Release«. Mitunter beginnen Patienten dann zu weinen. Dem einen helfen die Worte besser, dem anderen die Hände. Ein Dritter braucht seine Spritze, bei ihm kann man dann erst im zweiten Schritt andere Therapien einleiten. Das ist genau das Menschliche. Bei jedem werden andere Muster aktiviert. Deswegen kann man die Therapien nicht leitlinienorientiert gestalten. Man muss das immer hochgradig individuell machen. Man muss erkennen, für welche Therapie, für welche Ansätze ein Patient geeignet ist.

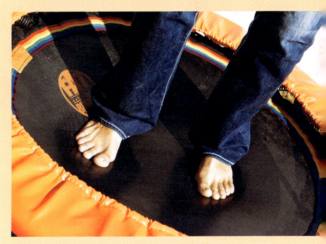

Mit einem Mini-Trampolin kann jeder jederzeit zu Hause trainieren und seine Koordination, Balance und Muskelausdauer schulen.

VIEL WIRBEL

... machte ein Urteil des Kasseler Sozialgerichts im September 2005. Danach hat ein Schmerzpatient das Recht, in einer **schmerztherapeutischen Klinik** behandelt zu werden – wo die Seele mit einbezogen wird. Er muss also nicht irgendeine der üblicherweise angebotenen Rehabilitationen akzeptieren, sondern kann unter Hinweis auf das Urteil gleich Widerspruch einlegen. Lassen Sie sich bloß nicht auf ein schlechtes Angebot ein!

Weitere Informationen: http://www.schmerzklinik.com/gesetzlich-versicherte/wunsch-wahlrecht/

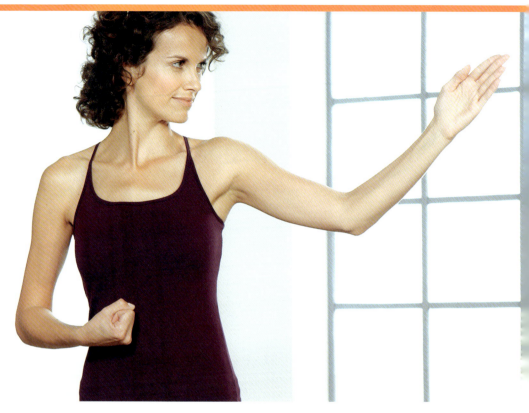

DAS RÜCKEN-SCHMERZ-ADE-PROGRAMM

Haben Sie Geduld? Nein? Sicher nicht. Auch Sie wollen am liebsten einfach eine Pille – und: Hokuspokus, der Schmerz ist weg! Will ich auch. Will jeder. Ist ganz normal. Am besten wäre ein kleines Kräutlein von einer Fee, das keine Nebenwirkungen hat. Nun, ich biete Ihnen etwas Ähnliches an. Etwas ohne Nebenwirkungen, das Ihnen garantiert hilft. Das Rücken-Braining-Programm von Wolfgang Scheiber, mit dem Sie Schmerzen, auch chronische, im Gehirn ausradieren. Und zwei wunderbare Heilmittel von Dr. Yueping Yang: die Qi-Atmung gegen Stress und aufkeimenden Schmerz (Seite 146) und die 18 Übungen des medizinischen Qigong (ab Seite 147), die Ihnen neben Gesundheit viel, viel Energie und Freude schenken. Dafür bringen Sie auch etwas mit: ein bisschen Geduld. Probieren Sie es aus. Spüren Sie, wie gut Ihnen das tut. Und

Sie werden sehen, da zieht in Ihr Leben etwas ganz Wertvolles ein: Das »Ich hab Rücken« wird seltener und seltener …

Rücken-Braining: Radieren Sie die Schmerzen aus

Rückenschmerzen haben sich in Ihrem Leben eingenistet, tauchen immer wieder auf? Und Sie wollen sie loswerden? Aus dem Gehirn radieren? Sie wollen, dass die Angst vor dem Schmerz Sie nicht länger im Griff hat? Der Schmerz hat sich seinen Weg in das Gehirn gebahnt – und dort verselbstständigt. Von dort funkt es: Aua! Obwohl die Bandscheibe längst wieder an ihrem Platz sitzt. Obwohl man schon wochenlang nicht mehr getippt hat – doch kaum sitzt man an der Tastatur, sind auch die Schmerzen da. Heute weiß man: Der Schmerz muss dort behandelt werden, wo er entsteht: im Gehirn (Seite 74). Wir haben Schmerz gelernt. Also können wir ihn auch wieder verlernen. Dabei hilft Ihnen das von Wolfgang Scheiber entwickelte Programm »Rücken-Braining« (www.ruecken-braining.de). Die Mentaltechniken neutralisieren das Schmerzgedächtnis.

DIE METAPHER DER WIESE

Wolfgang Scheiber: »Um die Entstehung des Schmerzgedächtnisses leichter zu verstehen, benutze ich gerne folgende Metapher: Stellen Sie sich eine Wiese vor. Jeder Grashalm dieser Wiese entspricht einer Gehirnzelle. Wenn nun jemand über diese Wiese geht, knicken die Grashalme zunächst um, richten sich aber anschließend wieder auf. Geht diese Person an den Folgetagen immer wieder an derselben Stelle über die Wiese, dann entsteht im Laufe der Zeit ein Trampelpfad.

Ähnliches passiert in unserem Gehirn. Leichte Schmerzen, die nur ab und zu auftauchen, hinterlassen keine Spuren im Gehirn. Wenn diese aber über einen längeren Zeitraum bestehen, die entsprechenden Gehirnzellen also permanent aktivieren, dann treten auch leichte Schmerzen eine Art Trampelpfad ins Gehirn. In der Fachsprache heißt das: Es hat sich ein Schmerzgedächtnis gebildet, also eine neuronale Straße, auf der sich die Schmerzimpulse immer schneller bewegen können. In manchen Fällen kann sich so ein neuronales Muster schon durch einen einmaligen, sehr starken Schmerz bilden. Auf die Wiesenmetapher übertragen, wäre das zum Beispiel ein Traktor, der nur einmal die Wiese überquert und eine tiefe Spur hinterlässt. Mit den Mentalübungen ziehen wir gewissermaßen einen Zaun um die Wiese und sorgen so dafür, dass der Trampelpfad nicht mehr benutzt wird. Dass im Laufe der Zeit wieder Gras drüber wächst.« Kommen Sie mit – durch acht Übungen führt Sie Wolfgang Scheiber raus aus der Schmerzfalle. Nein, Sie müssen nicht alle Übungen sofort machen – mehr auf Seite 144.

1. RÜCKEN-LAGE
Notieren Sie Ihre Assoziationen zum Rücken

▲ Holen Sie sich etwas zu schreiben. In die Mitte eines Blattes notieren Sie das Wort »Rücken«.
▶ Dann lehnen Sie sich gemütlich in Ihrem Stuhl oder Sessel zurück, schließen die Augen und denken für einige Minuten an das Wort »Rücken«. Was fällt Ihnen dazu ein? Welche Bilder, Worte, Gefühle, Gerüche, Gedanken tauchen vor Ihrem inneren Auge auf?
▶ Notieren Sie jetzt auf das Blatt alle Assoziationen, die Ihnen eingefallen sind.
▶ Fertig? Gut. Jetzt analysieren Sie Ihre Notizen. Vermutlich steht da vorwiegend Negatives. Vor allem, wenn Sie schon längere

Zeit unter chronischen Rückenschmerzen leiden. »Logisch«, werden Sie jetzt sagen, »bei meinen ständigen Rückenschmerzen kann mir ja gar nichts Positives einfallen!« Im Grunde doch. Denn Sie sollten ja nicht Assoziationen zu Ihrem Rücken finden, sondern gefragt wurde ganz neutral nach dem Wort »Rücken«. Und da könnte einem durchaus ja etwas einfallen wie »kraftvoll«, »beweglich«, »stark«, »leistungsfähig«, »aufrichtig« …

Ist das Wort »Rücken« bei Ihnen ausschließlich negativ besetzt? Dann ist es Zeit für Sie, etwas daran zu ändern. Und das funktioniert. Mit den Schmerzkiller-Worten von Dr. Tempelhof (siehe Kasten) und mit den folgenden Übungen.

2. EMOTIONALES CODEWORT

Häufig ist es so, dass der Rücken zunächst leichte Schmerzsignale aussendet, die dann im Laufe der folgenden Stunden wachsen und wachsen. Diese Technik verwenden Sie unmittelbar dann, wenn die ersten Schmerzsignale auftauchen. Wichtig: Erst mal in einer schmerzfreien Phase üben.

Verknüpfen Sie schöne Erinnerungen mit einem Codewort

▲ Machen Sie es sich mit Ihrem Schreibzeug in einem Sessel bequem.
▶ Gehen Sie in Gedanken zurück zu einem der schönsten Tage in Ihrem Leben. Holen Sie ihn im Gedächtnis her. Welche Gefühle tauchen auf? Was sehen Sie? Spüren Sie etwas? Warmen Wind? Kitzelnden Sand? Was riechen Sie? Welche Bilder entstehen vor Ihrem inneren Auge? War's schön, in der Erinnerung zu schwelgen?
▶ Notieren Sie alle Gefühle, Stimmungen und Bilder, an die Sie sich erinnert haben.
▶ Für diese Erinnerungen suchen Sie jetzt ein passendes emotionales Codewort – einen Begriff, den Sie mögen, unter dem Sie all diese Gefühle und Gedanken abspeichern wollen. Beispielsweise »Palme« oder »Pferdenüstern«.
▶ Schreiben Sie Ihr emotionales Codewort in großen Buchstaben auf das Blatt.
▶ In den nächsten Tagen sollten Sie mehrmals dieses Blatt zur Hand nehmen, Ihr Codewort anschauen und die Kopfbilder zu Ihren Erinnerungsnotizen wachrufen.

KREUZVERHÖR **DR. SIEGBERT TEMPELHOF**

Was sind denn Schmerzkiller-Worte?
Klare Schmerzverstärker sind zum Beispiel Gedanken wie: »Wahrscheinlich wird der Schmerz nie mehr weggehen«, »Meinen Schmerz kann ich nicht beeinflussen«, »Bevor der Schmerz nicht verschwunden ist, kann ich meinen Aktivitäten nicht mehr nachgehen«, »Muss ich jetzt mit diesem Schmerz immer leben?«, »Den Schmerz kann sowieso keiner nachvollziehen«. Diese Art von Gedanken und Vorstellungen führt zu einer vermehrten Schmerzempfindlichkeit und einer erhöhten Wahrscheinlichkeit, ein chronisches Schmerzsyndrom zu entwickeln.

Davor können Sie sich schützen, indem Sie formelhafte Vorsätze bilden und sich diese immer wieder vor Augen führen, aufschreiben, aufsagen, daran denken. Dass sie tatsächlich wirken, ist wissenschaftlich einwandfrei belegt. Folgende Formeln können helfen:
▶ »Wenn ich etwas gegen meinen Schmerz tue, wird er mit Sicherheit verschwinden.«
▶ »Mein Rücken ist stark und ich tue jetzt was dafür, damit er stark bleibt.«
▶ »Es gibt immer einen Ausweg. Kleine Schritte führen zum Erfolg.«

Und so aktivieren Sie Ihr Codewort

▸ Nach einer Woche gehen Sie einen Schritt weiter: Nun denken Sie an das emotionale Codewort – und rufen die Assoziationen, die Bilder auf. Das funktioniert fast automatisch. Das Wort stellt das Kopfkino an. Nach etwas Trainingszeit funktioniert's in Sekundenschnelle.

Was passiert? Haben Sie schon mal an Tagen, an denen es Ihnen nicht so gut ging, in Ihrem Urlaubsalbum geblättert? Dann wissen Sie, dass schöne Erinnerungen die Kraft haben, negative Gefühle zu verdrängen. Genauso funktioniert auch das emotionale Codewort, wenn es gut eingeübt ist. Im Gegensatz zum Urlaubsalbum ist es immer verfügbar. Also zukünftig beim ersten Schmerzsignal Ihr Codewort aktivieren.

3. DIE WELT WIEDER SCHÖNSCHREIBEN

Wenn der Rücken über lange Zeit hinweg wehtut, verliert man den Blick für die schönen Dinge des Lebens. Alle Gedanken kreisen nur noch um den Schmerz. Und der taucht die Welt in Schwarz. In so einer Phase hilft eine Mentaltechnik, die Welt wieder in ihren Farben zu sehen.

Drei positive Erlebnisse pro Tag, mindestens!

▴ Besorgen Sie sich ein kleines Tagebuch, eines, das Sie gerne ansehen, gerne anfassen.
  ▸ Notieren Sie darin täglich mindestens drei schöne Erlebnisse. Die gibt es. Jeden Tag. Auch im Schmerzalltag. Ein Specht, der am Baum klopft. Kinder, die ohne Murren den Tisch abräumen. Das wie geplant erledigte Arbeitspensum … Wer sich bemüht, Schönes zu entdecken, sieht es auch.

Diese Technik ist relativ einfach, bewirkt aber enorm viel. Indem Sie lernen, Ihren Fokus verstärkt auf Positives zu lenken, haben Sie nicht nur mehr Spaß am Leben, sondern aktivieren in ganz außergewöhnlichem Maße Ihre Selbstheilungskräfte. Candace B. Pert, die amerikanische Pionierin der Psychoneuroimmunologie, hat in ihren Forschungsarbeiten diesen Einfluss der positiven Emotionen vielfach bewiesen. Es lohnt sich, diese Technik über mehrere Monate hinweg, also auch an »guten« Tagen, beizubehalten. Es wirkt. Versprochen. Ganz häufig berichten Rücken-Braining-Seminarteilnehmer, dass sie von Mitmenschen darauf angesprochen würden, weil ihr gesamtes Auftreten plötzlich so viel Positives ausstrahle.

4. ÜBER DEN KÖRPER GUTE EMOTIONEN WECKEN

Es gibt noch eine Technik, die unsere Ausstrahlung zum Glühen bringt – und uns gute Laune schenkt, Schmerzen vergessen lässt. Die Haltung des Körpers steuert unsere Emotionen. Mit einer aufrechten Körperhaltung können wir negativen Stimmungen entgegenwirken.

Das Problem ist nur, dass wir selten daran denken, wenn wir im Stimmungstief stecken. Da fallen die Schultern runter, die Brust sinkt ein … Denken! Sie wissen von Seite 81, dass Denken die Muskeln auch anspannt, dass das Energie kostet – und zu noch mehr Verspannungen führt. Darum brauchen Sie einen Reflex. Der hilft Ihnen, den Körper aufzurichten, ohne dass Sie lange darüber nachdenken. Das kann man trainieren, natürlich bedarf das einiger Wochen Übungszeit.

So wird die aufrechte Haltung zum Reflex

Damit ein neues Verhaltensmuster vom bewussten Tun ins Unbewusste einzieht, hängt man es am besten an Routinetätigkeiten an.

▴ Suchen Sie sich zwei bis drei Dinge, die Sie ständig tun – in welchen Situationen können

Sie am besten die aufrechte Haltung üben? Auf dem Weg vom Parkplatz zum Büro oder Supermarkt, beim Gang in die Kantine oder auch jedes Mal, wenn Sie eine Türschwelle übertreten.

▸ Notieren Sie bitte drei Varianten.

▸ In diesen Situationen nehmen Sie ab sofort ganz bewusst eine aufrechte Haltung ein: den Kopf in Richtung Himmel strecken, die Schultern zurückziehen, den Blick geradeaus richten.

Nein, *das* schadet nicht. Überfordern würde es Sie nur, wenn Sie es den ganzen Tag versuchen.

Brain-Sticks: kleine Stützen fürs Gehirn

▸ Damit Sie diese Übung in der Alltagshektik nicht vergessen, fertigen Sie sich Brain-Sticks an, Erinnerungskärtchen. Das könnte ein Adressaufkleber mit der Aufschrift »Haltung!« sein, den Sie zum Beispiel auf das Armaturenbrett kleben, falls Sie sich am Parkplatz aufrichten möchten. Wenn Sie diese Übung geheim halten wollen, malen Sie einfach ein Zeichen als Erinnerungsstütze auf. Wenn Sie das nächste Mal durch eine Einkaufspassage gehen, achten Sie auf die Körperhaltung der Passanten. Wer geht – so wie Sie inzwischen – aufrecht? Und vor allem: Welche Ausstrahlung signalisieren die verschiedenen Körperhaltungen? Die Erkenntnis, die Sie dabei gewinnen, unterstützt Sie bei Ihrem »Aufrechtgehen«.

5. ZIELE BEBILDERN

Auch wenn Sie noch weit weg von einem schmerzfreien Rücken sind, lohnt es, sich Gedanken darüber zu machen, was Sie alles tun werden, wenn Ihr Rücken wieder voll belastbar ist.

Basteln Sie sich Brain-Catcher

▸ Worauf müssen Sie zurzeit verzichten, weil der Rücken nicht mitmacht? Auf die Fahrradtour oder das Theater-Abo, den Reiturlaub oder den Salsakurs? Sie können nicht wie Hape Kerkeling den Jakobsweg gehen?

▸ Notieren Sie alles, was Sie unternehmen würden, wenn der Rücken schmerzfrei wäre.

▸ Suchen Sie aus Prospekten, Katalogen, Zeitschriften, Kalendern nach Bildern, die zu diesem Thema passen.

▸ Nun basteln Sie sich Brain-Catcher: Schreiben Sie jede Wunschaktion separat auf ein Blatt Papier. Kleben Sie ein Bild dazu.

▸ Diese Motivationsblätter hängen Sie an verschiedenen Stellen in Ihrer Wohnung auf.

Was passiert in den folgenden Tagen? Ihr Gehirn freundet sich mit diesen Zielen an. Diese Ziele – vor Augen – motivieren Sie, an den Tagen, an denen Sie nur wenig Lust auf Ihr Rückentraining haben, es doch zu tun. Ganz nebenbei aktiviert Ihr Körper Selbstheilungskräfte. Denn auch er ist daran interessiert, diese Vorhaben zu realisieren. Sie können sich die Wirkung dieser Technik vielleicht schwer vorstellen. Machen Sie's trotzdem. Noch nie wurde ein großes Ziel erreicht, ohne dass zuvor der entsprechende Gedanke gefasst wurde.

6. ZEITREISEN FÜR DIE MUSKELN

Damit unsere vorherige Technik eine besonders hohe Effizienz entfaltet, können wir sie mit einer weiteren Mentaltechnik verstärken.

Aktivieren Sie im Sessel Ihre Muskeln

▸ Tauchen Sie mindestens einmal am Tag mehrere Minuten lang in einen Tagtraum ein: Visualisieren Sie eines Ihrer Wunschziele mit allen Sinnen – was so viel bedeutet wie die Zukunft vorwegnehmen.

▸ Am besten setzen Sie sich dazu bequem in den Sessel, hören eine entspannende Musik im Hintergrund, schließen die Augen und lassen einen inneren Film ablaufen: wie Sie am Strand durch die Gischt galoppieren, stramm über die staubigen Straßen spanischer Dörfer am Jakobsweg laufen, mit guten Freunden verschwitzt und lachend einen Gipfel erklimmen …

▸ Konzentrieren Sie sich dabei auf den Rücken und spüren Sie, wie die Rückenmuskeln bei der Bewegung aktiv mitarbeiten und mit Freude jede körperliche Herausforderung annehmen. So aktivieren Sie im Sessel Ihre Muskeln durch ein bewegtes Kopfkino. Das lässt sie wachsen, stärkt Ihr Selbstbewusstsein, vertreibt Schmerzen.

Nicht zweifeln – einfach ausprobieren

Sie zweifeln daran, dass diese Technik Ihren Rücken kräftigen kann? Der US-Physiologe Guang Yue hat nachgewiesen, dass sich Muskeln allein durch Gedankenkraft kräftigen lassen. Die Gehirnimpulse aktivieren die für Muskelbewegungen zuständigen motorischen Nervenzellen. Bereits nach zwei Wochen mentalen Krafttrainings stieg die Muskelmasse um bis zu 13,5 Prozent (Seite 131).

Besonders effizient sind diese Visualisierungsübungen, wenn sich Ihr Gehirn im sogenannten Alpha-Zustand befindet. Im Wachzustand arbeitet unser Gehirn mit einer Frequenz über 14 Hertz im Beta-Zustand. In die Alpha-Phase tauchen wir kurz vor dem Einschlafen ein. Die Gehirnfrequenz sinkt auf 7 bis 14 Hertz. In diesem Zustand sind wir besonders kreativ und emotional hochempfänglich, und das Unterbewusstsein erfüllt uns unsere Wünsche. In diesen Zustand können wir uns aber auch gezielt durch Entspannungsübungen versetzen. Zum Beispiel mit der Qi-Atmung.

7. DIE QI-ATMUNG

Die Qi-Atmung stammt aus der fernöstlichen Medizin, heute nutzen sie auch in Europa viele Therapeuten. Sie hilft, Stresshormone abzubauen, wirkt gegen Phobien (Ängste) und wird erfolgreich in der Schmerztherapie eingesetzt. Sie eignet sich nicht nur dazu, Ihre Visualisierungstechniken zu optimieren, sondern auch, die ersten Schmerzsignale »wegzuatmen«. Es lohnt sich also, mit Frau Dr. Yang auf Seite 146 diese Technik zu lernen.

▸ Nutzen Sie die Qi-Atmung immer, wenn sich Schmerz meldet – und für das tägliche Trainingsprogramm. Begegnen Sie mit dieser Technik beginnendem Schmerz – und wenden Sie sie bei unserem achten und letzten Schritt an.

8. DIE GRENZEN VERSCHIEBEN

Sie haben »Rücken« – und wollen, dass das nicht chronisch wird? Oder Sie leiden gar schon unter

---

RÜCKENDECKUNG

Der Schmerz schwindet durch Nichtgebrauch

Lassen Sie sich für all die Mentaltechniken genug Zeit. Sie müssen erst geübt werden. Sie müssen in Ihrem Gehirn erst die entsprechenden neuronalen Straßen bilden, auf denen der Schmerz verschwindet. Für alles im Körper gilt nämlich: Use it or lose it. Gebrauch es oder verlier es. Das gilt für den Muskel genauso wie für die einstudierte Vokabel und für das Schmerzgedächtnis. Die Mentaltechniken sorgen dafür, dass Sie …

▸ Ihren Rücken nicht mehr als schwach, anfällig, krank, schmerzbereitend sehen und empfinden. Das weckt den inneren Doktor.

▸ sich immer weniger mit dem Schmerz beschäftigen. Gedanken nähren ihn. Ignorieren lässt ihn verschwinden.

chronischen Rückenschmerzen? Dann bewegen Sie sich raus aus der Misere. Kombinieren Sie die Qigong-Übungen ab Seite 147 und/oder unsere Kräftigungsübungen von Seite 58 mit den Mentaltechniken, die Sie hier gelernt haben. Unterstützen Sie Ihr Bewegungstraining mit Mentaltraining – und Sie lernen: Bewegung ist Glück.

Die Schmerzwahrnehmung verlernen – ganz einfach mit »Gegenkonditionierung«

Sie kennen die pawlowschen Hunde, die Verdauungssäfte produzieren, wenn nur das Glöckchen läutet, obwohl die Schüssel fernbleibt. Sie wurden auf »Glöckchen heißt Futter« konditioniert. Und so ähnlich konditionieren Sie sich um. Bislang hieß es: Bewegung heißt Schmerz. Und Sie reagierten mit Schonhaltung. Was die Schmerzen wiederum verstärkt. Nur Bewegung holt Sie aus der Schmerzspirale. Darum müssen Sie lernen: Bewegung heißt nicht Schmerz, sondern Glück. Dazu muss man einen neuen, angenehmen Reiz mit dem schmerzauslösenden Reiz verknüpfen – und die Schmerzreaktion wird verhindert.

Bewegen Sie sich bis an die Schmerzgrenze – und dann belohnen Sie sich

In der Praxis sieht das folgendermaßen aus:
◢ Eine bestimmte Bewegung verursacht Schmerzen – und es gibt eine Grenze, bis zu der Sie die Bewegung noch schmerzfrei ausführen können.
▶ Bis zu dieser Grenze bewegen Sie sich – und hier setzen Sie dann sofort eine Belohnung ein. Durch Entspannung, durch gute Gefühle.
▶ Die Belohnung kann Ihr emotionales Codewort sein, das positive Gefühle auslöst. Das kann Ihr Wunschziel-Film sein, der ebenfalls positive Gefühle auslöst. Und das kann auch eine reale Belohnung sein wie: Jetzt ein Stück Schokolade oder einen Euro in die Kasse für den Lieblingswunsch.
▶ Natürlich müssen Sie den neuen Pfad trampeln. Das dauert seine Zeit. Die Übung wiederholen und wiederholen und wiederholen. Sich belohnen, belohnen, belohnen …

Ihr Körper lernt dabei, dass Bewegung sich lohnt, dass Bewegung etwas Positives ist. Und langsam verschwindet der Pfad, den der Schmerz sich ins Gehirn getrampelt hat, unter dem neuen Pfad: »Bewegung (wird belohnt, sie) tut mir gut.«

BEGINNEN SIE WOHLDOSIERT

▶ Bevor Sie mit dem Bewegungsprogramm anfangen, beschäftigen Sie sich ein bis zwei Wochen mit den Mentalübungen. Das ist wichtig!
▶ Starten Sie dann Ihr Anti-Schmerz-Bewegungstraining mit kleinen Zeithäppchen. Nehmen Sie sich erst mal nur fünf Minuten vor.
▶ Wiederholen Sie eine Körperübung nur so oft, wie Sie es können, ohne dass Sie der Schmerz ereilt. Belohnen Sie sich.
▶ Und steigern Sie Ihr Pensum Wiederholung für Wiederholung, Minute für Minute, indem Sie auf Ihren Körper hören: Was lässt er zu, was tut ihm gut? Es macht überhaupt keinen Sinn, wenn Sie eine halbe Stunde durchpowern – um dann festzustellen: Jetzt tut mir alles noch mehr weh.

Haben Sie keine Angst!

»Nein, nur nicht bewegen!«, denken Sie? Weil Sie glauben, dass diese Übungen Ihnen möglicherweise Schmerzen bereiten könnten, aktiviert die Angst automatisch schon Ihr Schmerzgedächtnis – und Sie haben tatsächlich Schmerzen. Was Sie glauben zu bekommen, bekommen Sie bestätigt. Also, noch einmal: Sie können diese Übungen auch als chronischer Schmerzpatient problemlos durchführen. Es kommt keinerlei negative oder gefährliche Belastung auf Ihre Wirbelsäule zu. Wenn Sie sich absichern wollen, dann sprechen Sie einfach mit Ihrem Arzt, Physio- oder Verhaltenstherapeuten. Geben Sie ihm das Buch zu lesen. All unsere Übungen senden »normale« Bewegungsinformationen ans Gehirn und helfen, das »unnormale« Schmerzprogramm zu überschreiben.

▸ Ertasten Sie sich übenderweise langsam die neuen Schmerzgrenzen. Sie verschieben sich, bis sie verschwinden.

▸ Fordern Sie sich, aber überfordern Sie sich nicht. Und bleiben Sie dran. Täglich. Das ist die größte Belohnung: Gesundheit. Sie wissen ja: Gesundheit ist alles – und ohne Gesundheit ist alles nichts.

Das gewinnen Sie durch Rücken-Braining

Wenn Sie sich parallel zum muskulären Kräftigungstraining und/oder zum Qigong intensiv mit den mentalen Übungen beschäftigen, dann entsteht ein enormer Synergieeffekt: Die Mentalübungen helfen Ihnen, dem Schmerz gegenzusteuern, indem Sie eine positivere Grundhaltung einnehmen, gezielt positive Emotionen aktivieren, schneller entspannen – kurzum, das Leben wieder in einem positiveren Licht sehen. Diese Einstellung sorgt auch dafür, dass Sie regelmäßig Ihre Kräftigungsübungen absolvieren. Dadurch wird nicht nur Ihre Rückenmuskulatur kräftiger – Sie gewinnen zusätzlich an neuem Schwung und Dynamik. Diese körperlichen Fortschritte wiederum wirken sich positiv auf die Psyche aus. Ihr Selbstbewusstsein steigt – immerhin haben Sie bald einen Fitnessstand, von dem Sie bislang nur träumen konnten. Und genauso wie Sie die Herausforderung des Trainings erfolgreich annehmen, werden Sie das auch mit beruflichen und privaten Herausforderungen tun. Sie durchbrechen den Teufelskreis: Schmerzen – Passivität – schlechte Stimmung – Depressionen – Rückzug. Sie gewinnen an Lebensqualität. Und das Entscheidende: Sie selbst schaffen das. Sie unterwerfen sich nicht dem Dauerschmerz, sondern tun Sie aktiv etwas dagegen.

> **RÜCKENDECKUNG**
>
> **Antippen gegen den Mausarm**
>
> Durch vieles Tippen erkrankt man an RSI (Seite 54). Irgendwann reicht es aus, sich an den Computer zu setzen und drei Buchstaben zu tippen – und schon tun Hand, Arm, Nacken, Rücken höllisch weh. Rein physiologisch geht das unmöglich so schnell.
>
> Es zeigt: Schmerzen entstehen im Gehirn. Schmerztherapeuten setzen nun ihre RSI-Patienten in eine angenehme Umgebung mit Musik, lassen sie sich durch richtiges Atmen entspannen. Auf die Tastatur kleben sie eine andere Oberfläche (rau, noppig, samtig), sodass der Reiz, der im Gehirn ankommt, verändert ist. Sie lassen die Patienten nur ganz langsam tippen, im schmerzfreien Bereich. Belohnen immer wieder. Zusätzlich steigern Übungen, in denen Gegenstände blind ertastet werden, den Tastsinn.
>
> Einfache Finger- Arm-Übungen aktivieren andere Muskeln als die überstrapazierten. Übungen, die Alltagsbewegungen entsprechen, senden die richtigen Reize von starker an schwache Muskulatur, die mitarbeiten soll. Langsam erhöht man die Tippfrequenz – bis eine normale Geschwindigkeit ohne Schmerzen erreicht wird. Im Gehirn findet eine per MRT sichtbare Veränderung der beteiligten Nervenzellen statt, eine Reorganisation in Richtung normal.

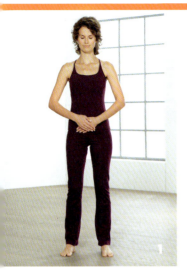
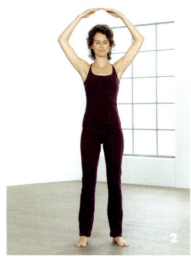
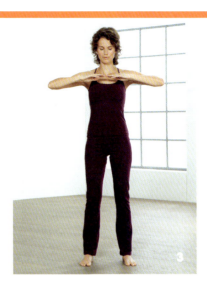

Qi-Atmung gegen Stress

Die Qi-Atmung aus der TCM ist ein wunderbares Mittel, dem Stress sofort Paroli zu bieten, ihn nicht in den Körper einziehen und den Muskel verhärten zu lassen. Die Atemtechnik macht den Muskel geschmeidig, festigt das Nervenkostüm – und lässt die Energie fließen. Negative Gedanken haben gar keine Möglichkeit, sich im Kopf niederzulassen.

Dr. Yang: »Wir nennen diese Atemtechnik auch Qi-Sammlung. Die Aufmerksamkeit richtet sich während der Übung auf das untere Dantian. Es liegt in der Mitte unseres Körpers und ist ein wichtiges Energiezentrum, vergleichbar mit einem Kraftwerk, das die Lebensenergie Qi speichert und transformiert. Das Dantian ist wie eine Wasserquelle, die Lebensenergie in den gesamten Organismus transportiert.« Lernen Sie mit Dr. Yang die Atemtechnik.

Zur Vorbereitung

▸ *Richtig stehen:* Schulterbreit hinstellen, die Füße parallel, die Zehenspitzen zeigen nach vorn. Die Knie leicht beugen. Das Becken locker und entspannt halten. Die Wirbelsäule lang ziehen, indem Sie den Scheitelpunkt des Kopfes gen Himmel strecken und das Kinn etwas zur Kehle ziehen. Die Schultern nach hinten unten sinken lassen und entspannen. Die Hände hängen locker neben den Oberschenkeln, Finger leicht spreizen.

▸ *Bewusst atmen:* Atmen Sie tief durch die Nase ein – und gleichmäßig durch den Mund aus. Beim Einatmen wölbt sich die Bauchdecke nach außen, beim Ausatmen wird der Bauch etwas nach innen gezogen. Atmen Sie ruhig und bewusst. Ungeübte zählen anfangs beim Einatmen bis vier, beim Ausatmen bis acht.

▸ *Die Lebensenergie spüren:* Dr. Yang: »Am Dantian – dem Start und dem Ende – konzentriere ich mich darauf, das Qi zu spüren. Während der Bewegung mit den Armen konzentriere ich mich darauf, das Qi bis in die Fingerspitzen zu spüren.« Und jetzt beginnen Sie …

Die Qi-Übung

▸ *Das Dantian finden:* Schließen Sie die Augen und legen Sie die Hände übereinander auf den Bauch, auf den Dantian-Bereich. Er befindet sich etwas unterhalb des Bauchnabels, im Körperzentrum. Konzentrieren Sie sich darauf. **1**

▶ *Einatmend Arme heben:* Beginnen Sie, tief durch die Nase einzuatmen. Kippen Sie die Hände nach vorn, sodass die Handflächen nach oben weisen. Führen Sie die leicht gestreckten Arme, Handflächen nach oben weisend, in einer kreisförmigen Bewegung über die Seiten hoch bis über den Kopf. Jetzt weisen die Handflächen nach unten, und die Fingerkuppen berühren sich wieder. **2**

▶ *Ausatmend zum Dantian zurück:* Langsam durch den Mund ausatmend führen Sie die Arme vor dem Körper nach unten **3** und wieder zurück. Machen Sie diese Übung einige Minuten lang in fließenden Bewegungen.

Die 18 Übungen des medizinischen Qigong

Die Chinesen haben ein uraltes Rezept gegen Rückenschmerzen: Man geht jeden Morgen in den Park und macht Qigong oder Tai-Chi. Bewegen, konzentrieren und atmen – das bringt Qi, die Lebensenergie, zum Fließen und hält mit dem Rücken den ganzen Körper jung und gesund. Außerdem wecken die Übungen den inneren Doktor. Medizinisches Qigong (sprich: Tschigong) ist eine über 4000 Jahre alte Atem- und Bewegungstherapie. Die Übungen wurden weiterentwickelt, abgewandelt, neu kombiniert und von Generation zu Generation weitergegeben. Heute kennt die Traditionelle Chinesische Medizin (TCM) 60 000 Übungen, die alle dazu dienen, die Gesundheit zu erhalten und Krankheiten zu heilen. An den Universitäten in China picken Mediziner die Übungen, die zu unserer Zeit, zu den modernen Lebensbedingungen, zu den neuen Krankheiten passen, aus diesem uralten Erfahrungsschatz heraus – und überprüfen auch die Wirkung auf den Geist, den Körper und die Seele. In China, sagt Dr. Yang, lernt jeder Student der Medizin und der Sportwissenschaft die Übungen des medizinischen Qigong, um das heilende Wissen weiterzugeben. Auch hier im Westen wird medizinisches Qigong immer öfter erfolgreich eingesetzt, zum Beispiel gegen Gelenkerkrankungen, chronische Schmerzen im Bereich der Wirbelsäule oder nach Operationen. Günstig wirkt sich unsere Übungsabfolge auch auf Atemwegserkrankungen, Stressfolgen und Stoffwechselleiden aus.

WIE WIRKT QIGONG?

Qi ist die Lebenskraft, »gong« heißt »üben«. Wer täglich übt, steigert also seine Lebenskraft – indem er das Qi über seine im ganzen Körper vernetzten Leitbahnen (Meridiane) fließen lässt. Fließt das Qi ungehindert, ist der Mensch gesund. Ist eine Leitbahn blockiert, werden zugehörige Organe nicht mehr mit ausreichend Energie versorgt. Das macht mit der Zeit krank. Die Traditionelle Chinesische Medizin erkennt Störungen des Qi-Flusses schon im Ansatz und behandelt sie, erstickt die Krankheit im Keim. Qigong wirkt in dieser Hinsicht genauso wie Akupunktur. Statt der Nadeln sind es hier die fein abgestimmten Bewegungen, die ruhige Atmung und die Aufmerksamkeit des Übenden, die den Qi-Fluss harmonisieren und Yin und Yang (Seite 31) ins Gleichgewicht bringen. Daran muss man nicht glauben – man kann es fühlen. Probieren Sie einfach aus, was Qigong bei Ihnen bewirkt: mit den folgenden 18 Übungen. Die Übungsabfolge wurde von chinesischen Medizinern entwickelt. Die Übungen nähren Körper, Geist und Seele, bringen die zwölf Hauptmeridiane in Balance – und lassen das Qi frei fließen.

»GONG« HEISST »ÜBEN« ...

Die 18 Übungen des medizinischen Qigong sind ganz einfach zu erlernen. Ihre Wirkung entfalten sie aber nur dauerhaft, wenn Sie regelmäßig üben.

Wo und wann üben?

▸ Suchen Sie sich einen ruhigen Raum, hängen Sie ein »Bitte nicht stören«-Schild davor. Oder noch besser: Gehen Sie raus in die Natur.
▸ Nehmen Sie sich einmal täglich mindestens 15 Minuten Zeit. Am besten nach dem Aufstehen oder vor dem Schlafengehen.
▸ Trinken Sie morgens vorher ein Tässchen Tee und essen Sie nur eine Kleinigkeit. Auch abends sollte der Magen nicht voll sein.
▸ Steigern Sie sich langsam auf 30 Minuten, wiederholen Sie dafür jede der Übungen mehrfach.
▸ Spüren Sie anschließend immer nach, wie das Üben auf Körper und Geist wirkt.

RÜCKENDECKUNG

Darauf sollten Sie beim Üben achten

▸ Üben Sie mit einer inneren Haltung der Gelassenheit. Und ohne Zeitdruck. Sobald Sie den Ablauf beherrschen, versuchen Sie, während der Übungen leer zu werden und sich innerlich zuzulächeln.
▸ Lassen Sie den Atem einfach fließen und spüren Sie, wie er kommt und geht.
▸ Üben Sie im Zeitlupentempo.
▸ Überprüfen Sie während des Übens Ihre Körperhaltung: Stehen die Füße parallel, sind die Knie leicht gebeugt, das Becken locker, der Rücken lang, die Schultern entspannt, das Kinn leicht zur Kehle gezogen?
▸ Richten Sie Ihre Aufmerksamkeit wie bei der Qi-Atmung (Seite 146) in der Grundposition auf das Dantian und während der Bewegung auf den Qi-Fluss in die Hände.
▸ Die Bewegungen werden mit jedem Üben immer harmonischer, immer fließender – Sie werden merken, wie das Qi frei und ungehindert im Körper zu fließen beginnt.

Wann nicht üben?

Leiden Sie an einer der folgenden Krankheiten, dann dürfen Sie kein Qigong üben: akute Erkältung, Grippe, andere ansteckende oder chronische Infektionskrankheiten, akute Entzündungen oder Traumen, bösartige Tumore, schwere psychische Erkrankungen.

Starten Sie zu zweit!

▸ Holen Sie sich einen Übungspartner. Dem lesen Sie die Übungen vor – und gucken zu, wie er das macht. Dann sehen Sie die Abfolge in Bewegung. Das prägt sich schon mal gut ein. Und dann lassen Sie sich die Übungen vorlesen und machen sie selbst. So steigen Sie am besten ein.
▸ Oder Sie bestellen sich das Video »Qi Gong. Der Weg zu grenzenloser Energie« von Dr. Otto Petri, der einen Film über diese Übungen gedreht hat (Bezugsquelle Seite 217).
▸ Sie können auch Ihren Physiotherapeuten bitten, Sie anzuleiten. Oder Sie gehen – am effektivsten – in einen Qigong-Kurs. Wo Sie einen guten finden, sagt Ihnen Ihre Kasse, und sie zahlt oft auch. (Internetadressen siehe Seite 218.)

DIE 18 ÜBUNGEN – SO GEHT'S
0 Die Grundstellung

▸ Stellen Sie sich schulterbreit hin, die Füße parallel. Die Knie leicht beugen und darauf achten, dass sie nicht nach innen kippen, sondern lotrecht über den Füßen sind. Spüren Sie den Boden unter Ihren Fußsohlen.
▸ Das Becken ein paarmal sanft vor- und zurückkippen, um eine mittige Position zu finden.
▸ Die Wirbelsäule aufrichten und lang ziehen, indem Sie das Kinn etwas zur Kehle ziehen und sich am Scheitelpunkt des Kopfes von einem imaginären Faden wie eine Marionette in den Himmel ziehen lassen. Der Kopf ist locker, der Kiefer entspannt.

DIE 18 ÜBUNGEN DES MEDIZINISCHEN QIGONG | 149

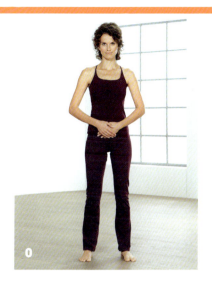
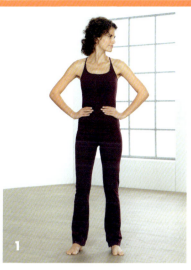
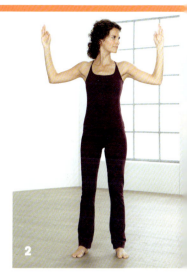

▸ Die Schultern nach hinten unten sinken lassen und entspannen.
▸ Die Hände unterhalb des Bauchnabels auf das Dantian legen (Seite 146).
▸ Stehen Sie nun wie ein Baum: Unterhalb des Nabels sind Sie stabil wie ein Baumstamm, die Füße fest verwurzelt in der Erde. Oberhalb des Nabels fühlen Sie sich flexibel wie die Zweige, leicht und leer. Bleiben Sie während des Übens in dieser Wahrnehmung. **0**

1 Nach allen Richtungen schauen
▸ In der Grundstellung die Hände in die Hüften stützen. Der Rücken bleibt während der ganzen Übung aufrecht und folgt nicht der Kopfbewegung.
▸ Den Kopf gaaaaanz langsam nach links drehen. Langsam zurück zur Mitte führen. **1**
▸ Dann den Kopf langsam nach rechts drehen, zurück zur Mitte.
▸ Den Kopf langsam und vorsichtig nach hinten in den Nacken legen und wieder nach vorn zurückkehren.
▸ Dann den Kopf ebenso langsam nach vorn beugen und wieder in die Ausgangsposition zurückkehren.

2 Den Bogen nach links und rechts ziehen
▸ Die Hände neben den Körper sinken lassen und dann langsam auf Schulterhöhe anheben, Handflächen zeigen nach vorn.
▸ Die Arme in Augenhöhe seitlich auseinanderführen, dabei mit Daumen und Zeigefinger einen Kreis bilden, gleichzeitig den Kopf nach links drehen und durch den Kreis schauen. Die Ellenbogen bleiben dabei etwas angebeugt. **2**
▸ Dann den Kreis öffnen, die Hände langsam wieder nach vorn zurückführen, bis die Handflächen zueinander weisen. Zugleich den Kopf zur Mitte zurückwenden und den Blick senken.
▸ Die Übung zur rechten Seite hin wiederholen. Die gesamte Übung findet in einer fließenden Bewegung statt. 2-mal zu jeder Seite.
▸ Am Ende der Übung lassen Sie die Hände neben dem Körper sinken und wechseln fließend in die nächste Bewegung.

3 Die Hände nach oben strecken
▸ Die Hände vor dem Körper auf Schulterhöhe anheben, Handflächen zeigen nach vorn. Finger leicht beugen, als ob man eine Stange umgreifen würde.

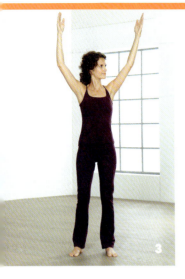 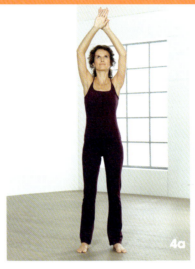 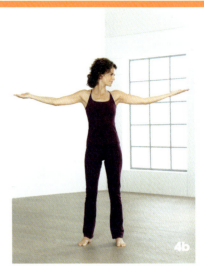

▸ Die Arme – und dann die Finger – so weit wie möglich nach oben strecken, dabei mit dem Blick der linken Hand folgen. **3** Die Schultern entspannt lassen und die Knie leicht gebeugt halten.
▸ Die Hände zurück auf Schulterhöhe führen und die Finger dabei wieder anbeugen. Die Augen folgen dabei den Händen.
▸ Nun die Übung mit dem Blick auf den rechten Arm wiederholen. 2-mal zu jeder Seite.

4 Die Brust erweitern
▸ Die Hände vor dem Dantian übereinanderlegen und dann etwas sinken lassen, bis die Arme gestreckt sind. Die linke Handfläche liegt auf dem Handrücken der rechten Hand.
▸ Die Hände in dieser Stellung vor dem Körper so weit wie möglich nach oben über den Kopf führen. Mit den Augen den Weg der Hände verfolgen und so den Kopf langsam in den Nacken legen. **4a** Die Schultern senken, nicht ins Hohlkreuz gehen.
▸ Arme öffnen, mit den Handflächen nach oben zur Seite führen, bis sie auf Schulterhöhe eine Linie bilden. Der Blick folgt dem linken Arm. **4b**
▸ Handflächen nach unten drehen, die gestreckten Arme seitlich vom Körper nach unten führen.

Den Kopf wieder nach vorn wenden.
▸ Hände vor dem Dantian übereinanderlegen, diesmal die rechte Hand auf die linke.
▸ Die Übung wiederholen, nur folgt diesmal der Blick dem rechten Arm. Jede Seite 2-mal. Und dann führt man die Arme für die nächste Übung nach hinten.

5 Der Vogel öffnet und schließt die Flügel
▸ Die Arme leicht angewinkelt hinter den Rücken führen – der Kopf dreht sich dabei nach links – und die Handrücken oberhalb des Pos auf dem Rücken ablegen. Zeige-, Mittel- und Ringfingerspitzen der beiden Hände berühren sich leicht. Das Becken nicht vorschieben, Schultern entspannt.
▸ Der Kopf bleibt nach links gedreht. Die Handrücken gleiten den Rücken entlang hoch, unter den Achseln hindurch zur Brust, bis sie sich auf Halshöhe treffen. Die Ellenbogen sind abgewinkelt und zeigen nach oben. **5a**
▸ Die Ellenbogen langsam nach unten führen – den Kopf dabei nach vorn drehen –, die Handrücken trennen sich so automatisch bis zu den Fingerspitzen und dann weiter, bis die Handflä-

DIE 18 ÜBUNGEN DES MEDIZINISCHEN QIGONG | 151

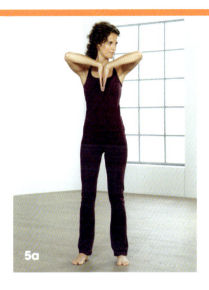
5a

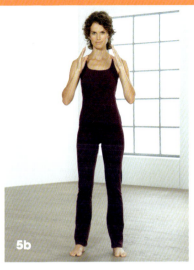
5b

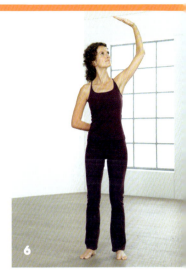
6

chen auf Augenhöhe zueinander zeigen.
▸ Die Hände parallel zueinander vor dem Körper nach unten führen. **5b**
Und seitlich am Körper vorbei nach hinten auf den Rücken.
▸ Die Übung wiederholen, diesmal mit dem Kopf zur rechten Seite. 2-mal zu jeder Seite.

6 Eisenarm heben

▸ Mit der letzten Abwärtsbewegung von Übung 5 den rechten Arm nach hinten führen und den Handrücken in Taillenhöhe auf den Rücken legen. Den Kopf nach links drehen.
▸ Den linken Arm gestreckt seitlich vom Körper nach oben über den Kopf führen. Mit dem Blick der Bewegung des Arms folgen. Im Becken stabil bleiben, Schultern entspannt.
▸ Die Hand am höchsten Punkt so beugen, dass man auf den Handrücken blickt, und die Handfläche nach oben stemmen. **6**
▸ Nun den gestreckten Arm mit dem angewinkelten Handgelenk seitwärts wieder nach unten führen, auf Schulterhöhe Hand lockern. Der Blick folgt der Bewegung der Hand.
▸ Den Arm hinter den Rücken führen. Der Kopf dreht sich nach rechts.

▸ Und nun die Übung mit dem rechten Arm nach oben durchführen. 2-mal zu jeder Seite. Die Arme sinken lassen.

7 Beide Hände tragen den Himmel

▸ Die Hände vor dem Dantian verschränken, Handflächen zeigen nach oben. Der Blick ist auf die Handflächen gerichtet.
▸ Die verschränkten Hände am Körper entlang bis auf Brusthöhe führen und so drehen, dass die Handflächen nach vorn weisen.
▸ Die Arme so weit wie möglich nach oben über den Kopf strecken. Die Augen folgen den Händen. Knie locker, Becken stabil, nicht ins Hohlkreuz gehen, Schultern senken.

RÜCKENDECKUNG

Zur Erinnerung:
Atmen Sie ruhig und tief? Stimmt die Haltung von Kopf, Schultern, Rücken, Becken, Füßen? Stehen Sie fest verwurzelt und flexibel wie ein Baum? Und nehmen Sie das Dantian und das Qi wahr?

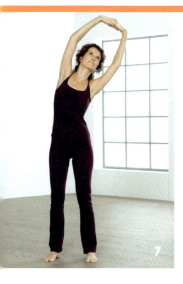 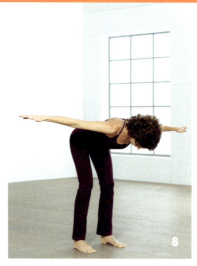 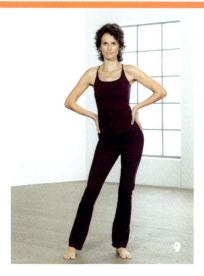

▶ Den Oberkörper mit weit nach oben gedehnten Armen nach links beugen, die Augen blicken auf die Hände. **7**
▶ Zur Mitte zurückführen, noch einmal nach links oben dehnen – und wieder zur Mitte zurückkommen.
▶ Die Hände trennen, Blick nach vorn richten, Handflächen zeigen nach außen, und die Arme im Bogen seitwärts nach unten führen.
▶ Hände erneut vor dem Körper verschränken. Die Übung wiederholen, den Oberkörper diesmal 2-mal nach rechts oben strecken.

8 Arme strecken und Rücken beugen

▶ Die Hände vor dem Dantian übereinanderlegen. Die linke Handfläche liegt auf dem rechten Handrücken.
▶ Die gestreckten Arme nach oben über den Kopf führen. Mit den Augen den Weg der Hände verfolgen.
▶ Die Hände trennen und die Arme gestreckt zur Seite führen, bis sie auf Schulterhöhe eine Linie bilden, Handflächen nach oben. Der Blick folgt dabei dem linken Arm.
▶ Die Handflächen nach unten drehen. Den Kopf nach vorn wenden.

▶ Mit leicht gebeugten Knien, geradem Rücken und zur Seite gestreckten Armen nach vorn beugen, bis Beine und Oberkörper etwa einen 90-Grad-Winkel bilden. Das Kinn heranziehen und den Nacken lang lassen. **8**
▶ Die Arme gestreckt nach unten führen, bis die rechte Hand auf dem linken Handrücken liegt. Der Rücken kann sich leicht runden.
▶ Den Oberkörper Wirbel für Wirbel langsam aufrichten, dabei die Arme mitführen, sodass sie im aufrechten Stand vor der Brust nach vorn gestreckt sind, Hände übereinander.
▶ Die Hände erneut über den Kopf führen und die Übung wiederholen, nur dass der Blick diesmal dem rechten Arm folgt. Beim abschließenden Aufrichten die Arme hängen lassen.

9 Mit den Hüften kreisen

▶ Die Hände in die Hüften stemmen, Daumen nach vorn. Knie leicht gebeugt.
▶ Die Hüfte nach links schieben und dann in einer ganz langsamen, großen Bewegung im Uhrzeigersinn kreisen: nach vorn, rechts, hinten, links, vorn, zur Mitte. **9**
▶ Die Hüfte nach rechts schieben und ebenso gegen den Uhrzeigersinn kreisen.

DIE 18 ÜBUNGEN DES MEDIZINISCHEN QIGONG | 153

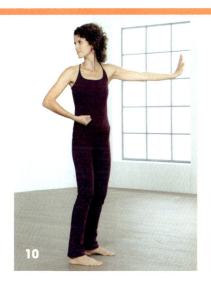 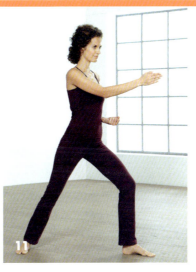 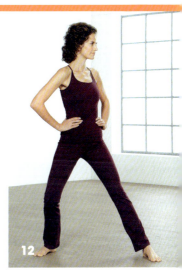

10 Den Oberkörper drehen und die Arme auseinanderziehen

▶ Die Hände zur Faust schließen und so auf die Hüften stützen, dass die Handrücken nach unten zeigen.
▶ Den linken Arm nach vorn schieben, dabei langsam die Faust lösen. Ist der Arm gestreckt, zeigt die Handfläche nach vorn und die Finger weisen nach oben.
▶ Gleichzeitig rechten Arm und Oberkörper nach hinten bewegen, die Faust bleibt auf der Hüfte. Der Blick geht über die rechte Schulter nach hinten. **10**
▶ Beide Arme in die Ausgangsposition zurückführen, wobei sich die Faust des linken Arms wieder schließt.
▶ Die Übung zur anderen Seite hin wiederholen. 2-mal zu jeder Seite.

11 Bogenschritt und Hand nach vorn stoßen

▶ In eine weite Grätsche stellen, die Knie leicht gebeugt. Hände zur Faust schließen und auf die Hüften stützen, Handrücken nach unten.
▶ Den gesamten Körper nach links drehen. Dabei dreht sich auch der linke Fuß mit. Das Gewicht aufs linke Bein verlagern und das linke Knie beugen. Das rechte Bein bleibt gestreckt. Zugleich den rechten Arm nach vorn vor den Körper strecken, die Faust lösen und die Finger strecken. **11**
▶ Den Arm zurück zur Hüfte führen, wobei sich die Faust wieder schließt. Und den Körper zugleich zurück zur Mitte in die gegrätschte Ausgangsstellung drehen.
▶ Die Übung zur anderen Seite wiederholen. 2-mal pro Seite.

12 Breiter Stand mit Drehung und Gewichtsverlagerung

▶ In der Grätsche bleiben, Knie leicht gebeugt, und die Hände in die Hüfte stemmen, Daumen hinten.
▶ Das Gewicht langsam nach rechts verlagern, die Hüfte und das rechte Knie absenken. Dabei Kopf und Oberkörper nach links drehen. Das linke Bein streckt sich, die Füße bleiben fest am Boden. Das Becken weder vor- noch zurückschieben. **12**
▶ Langsam aufrichten und in die Grundposition zurückdrehen.
▶ Die Übung zur anderen Seite wiederholen. 2-mal pro Seite.

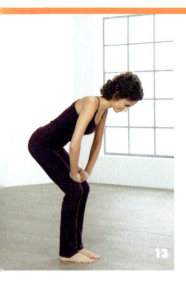 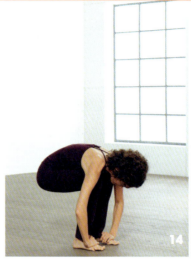 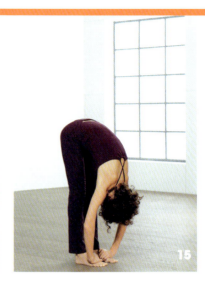

13 Mit den Knien kreisen

▸ Die Füße dicht zusammenstellen, Arme locker hängen lassen. Etwas in die Knie gehen, den Kopf neigen, den Oberkörper leicht nach vorn beugen und die Handflächen so auf den Oberschenkeln knapp über den Knien ablegen, dass die Finger zur Schenkelinnenseite weisen.
▸ Mit den Knien 2-mal nach links kreisen. Kopf, Oberkörper, Becken stabil halten. **13**
▸ Dann 2-mal nach rechts. Wieder aufrichten.

14 In die Hocke gehen und die Beine strecken

▸ Wieder in die Ausgangsposition 13 beugen.
▸ In die Hocke gehen und die Handflächen auf den Fußrücken ablegen. **14**
▸ Langsam die Beine strecken, so weit es Ihnen möglich ist.
▸ Den Oberkörper langsam Wirbel für Wirbel aufrichten, zuletzt den Kopf heben. Die Handflächen gleiten dabei an den Beinen entlang.
▸ Die Übung wiederholen.

15 Beide Hände fassen die Füße

▸ Im engen Stand die Hände vor dem Dantian verschränken, Handflächen zeigen nach oben.
▸ Die Hände am Körper bis zur Brust nach oben führen.
▸ Handflächen nach außen drehen und die Arme über den Kopf zum Himmel ziehen. Der Blick folgt den Händen.
▸ Oberkörper und Arme lang gedehnt nach unten führen und die Handflächen auf die Fußrücken legen. Die Knie so weit beugen, wie es nötig ist. Den Nacken lang machen. **15**
▸ Langsam die Beine strecken und den Oberkörper Wirbel für Wirbel aufrichten, wobei die Handflächen an den Beinen entlanggleiten.
▸ Die Übung wiederholen.

16 Hand aufs Knie stützen und Arm nach oben strecken

▸ Die Füße etwas mehr als schulterbreit auseinanderstellen. Die Knie anbeugen, den Oberkörper leicht nach vorn beugen und die rechte Hand auf das linke Knie legen.
▸ Den linken Arm gestreckt seitwärts nach oben führen. Gleichzeitig den Reitersitz einnehmen: Langsam den Po senken, bis die Oberschenkel etwa waagerecht sind – so als wollten Sie sich auf einen Stuhl setzen. Der Rücken bleibt aufrecht.

DIE 18 ÜBUNGEN DES MEDIZINISCHEN QIGONG | 155

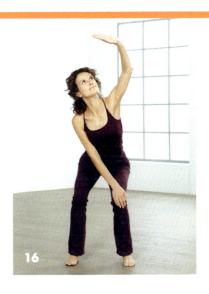
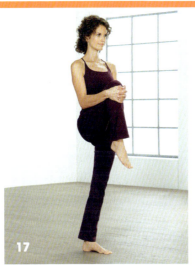
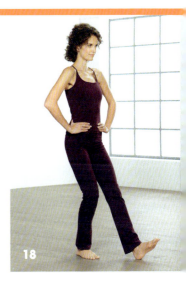

▸ Zur linken Hand hinaufschauen und die Handfläche nach oben stemmen. **16**
▸ Die linke Hand vor dem Körper zum rechten Knie führen, dabei die Knie wieder etwas strecken und den Blick senken. Jetzt ist der Oberkörper wieder leicht nach vorn gebeugt. Die Arme sind über Kreuz und die Handflächen liegen auf den Knien.
▸ Dann den rechten Arm seitlich nach oben führen und die Übung zur anderen Seite wiederholen. Jede Seite 2-mal.

17 Knie mit den Händen festhalten
▸ Wieder in die Grundposition gehen.
▸ Den linken Fuß einen Schritt nach vorn stellen und das Gewicht darauf verlagern. Gleichzeitig die Arme nach oben strecken, Handflächen nach innen.
▸ Am höchsten Punkt die Handflächen nach außen drehen und die Arme gestreckt seitlich am Körper nach unten führen. Zugleich das rechte Knie nach vorn hochziehen und mit beiden Händen das Knie umfassen. Rücken und Kopf bleiben gerade. **17**
▸ Dann die Arme wieder nach oben strecken und das rechte Bein einen Schritt nach hinten setzen, das Gewicht darauf verlagern und das Knie leicht beugen.
▸ Die Arme seitlich gestreckt nach unten führen und das linke Bein neben das rechte stellen.
▸ Die Übung wiederholen, diesmal mit dem rechten Bein beginnen. 2-mal zu jeder Seite.

18 Entlang der Großen Mauer gehen
▸ In der Grundposition die Hände auf die Hüften stemmen, Daumen zeigen zum Rücken. Schultern sinken lassen, Kinn heranziehen.
▸ Den linken Fuß nach vorn mit der Ferse aufsetzen. Das Gewicht im Wiegeschritt erst nach vorn, dann nach hinten verlagern – dabei das belastete Knie beugen und beim unbelasteten Fuß die Ferse beziehungsweise den Vorfuß heben. **18**
▸ Gewicht wieder nach vorn verlagern und den rechten Fuß einen Schritt nach vorn auf die Ferse stellen. Gewicht nach vorn und nach hinten, nach vorn und nach hinten verlagern.
▸ Das rechte Bein einen Schritt nach hinten führen und absetzen.
▸ Gewicht nach hinten verlagern, das linke Bein heranziehen und neben das rechte stellen.
▸ Die Übung mit dem rechten Bein beginnend wiederholen. Jede Seite 2-mal.

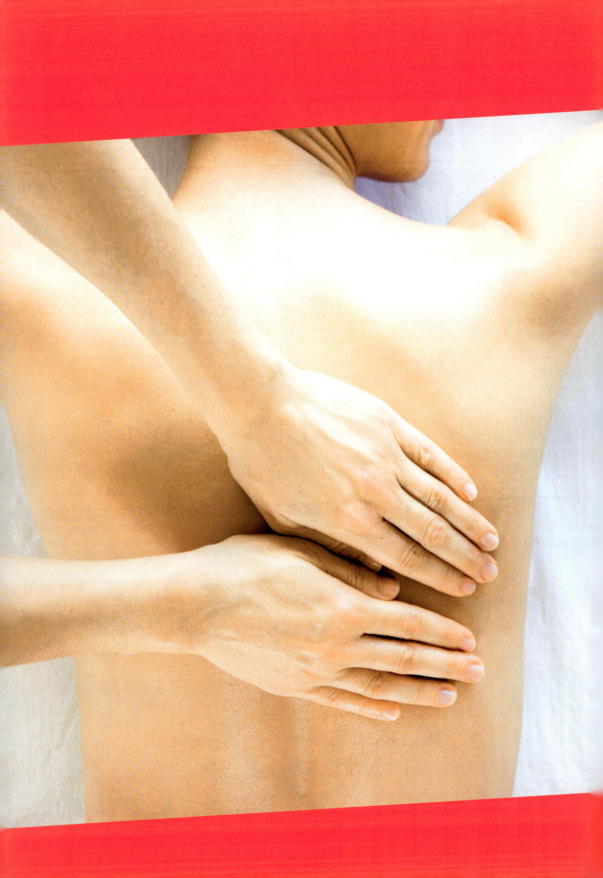

DAS BESTE FÜR IHREN RÜCKEN

Für den Rücken kann man viel tun. Der eine schwört auf Blutegel, der andere auf die heilenden Hände seines Manualtherapeuten. Bei allen Therapieverfahren, die wir hier vorstellen, hat das Medizinische Quartett Punkte vergeben für »empfehlenswert«. Wichtig: Nur selten hilft eine Therapie allein, man muss sie klug kombinieren. Und nicht jede Therapie hilft jedem.

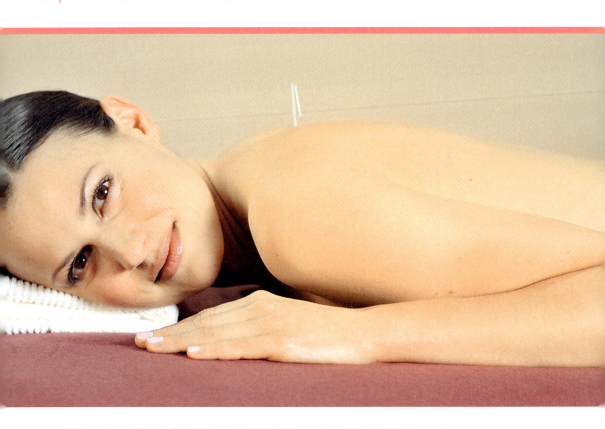

BASISTHERAPIEN: ALLES AUSSER OPERIEREN ...

Wissen Sie, was »integrative Medizin« heißt?

Es wird alles getan, was Ihnen hilft. Egal ob es wissenschaftliche Beweise gibt oder nicht. Es ist völlig wurscht, ob der Rückenschmerz verschwindet, weil Sie ein Medikament nehmen, das mit 100 Doppelblindstudien untersucht wurde – oder ob der Heublumensack zusammen mit Feldenkrais oder Dorn das Leben wieder lebenswert macht. Ob Schulmedizin oder Komplementärmedizin: Wichtig ist nur, dass die Therapie zu Ihnen passt, dass Sie sich mit ihr wohlfühlen – und an sie glauben.

MAL HILFT AKUPUNKTUR ...

Mein Freund Achim litt unter starken Halswirbelsäulenschmerzen und so grässlichen Schwindelattacken, dass er nicht mehr arbeiten konnte. Er machte eine wahre Orthopäden-Odyssee durch. Tankte Spritzen, Wirbelspülungen, Tabletten, hing im Schlingentisch, beim Chiropraktiker, der Physiotherapeutin … Nichts half. Bis ihn sein Freund Piet zu einem Akupunkteur schickte, der ihm selbst geholfen hatte. Achim war zwar skeptisch, aber ließ sich darauf ein. Und prompt war Akupunktur das Erste, was ihm wirklich half. Der Schmerz war weg, der Schwindel war weg. Und Achim führt seitdem ein völlig normales, bewegtes, schmerz- und schwindelfreies Leben.

… MAL DIE SCHULMEDIZIN

Meine Freundin Bettina litt am Lendenwirbelsäulensyndrom. Hatte ständig Schmerzen und schon keine Lust mehr, mit uns essen zu gehen. Sie hatte schon zig physiotherapeutische Sitzungen hinter sich, hatte sich nur im Notfall Spritzen geben lassen und machte zur Stärkung der Lendenwirbelsäule Muskeltraining. Nach drei Monaten hatte sich immer noch nichts getan. Ich habe sie dann zu einem mir gut bekannten Schmerztherapeuten geschickt. Der hat mit Kochsalz und Enzymen den zu engen Wirbelkanal durchgespült und die ständig gereizte Nervenwurzel mit Schmerzmitteln zur Ruhe gebracht. Da war der Spuk endlich vorbei. Bettina möchte das nicht noch einmal erleben, deswegen ging sie auch noch zum Osteopathen. Der spürte schwache Muskeln auf und riet ihr, die linke Pomuskulatur verstärkt zu trainieren – und empfahl ihr zudem Feldenkrais.

Die Therapie muss passen

Wer Rückenschmerzen hat, braucht eine gute Diagnose. Einen Therapeuten, der nicht nur in den Pschyrembel, sondern hinter die Kulissen guckt. Der lindernde Sofortmaßnahmen ergreift – und nach der Ursache hinter der Ursache forscht, das Unterbewusstsein mit einbezieht. Einen Menschen, der den Heilungsprozess koordiniert, indem er dem Patienten verschiedene auf seine Bedürfnisse zugeschnittene Therapiemaßnahmen empfiehlt. Einen Arzt, der weitere Therapeuten empfiehlt – und den Heilungsverlauf kontrolliert. Den Akutschmerz mag man mit einer Injektion wegbringen. Aber der Schmerz kommt wieder – wenn an den Muskeln, der Seele, der Körperwahrnehmung nichts geändert wird. Erst wenn alle Symptome beseitigt und der Lebensstil so angepasst wurde, dass ein Rückfall unwahrscheinlich ist, darf der Arzt den Patienten als geheilt entlassen. Ich wünsche Ihnen, dass Sie so einen Arzt treffen.

WAS HILFT IHNEN?

Verschaffen Sie sich mithilfe dieses Kapitels einen Überblick. Gegen Rückenschmerz, vor allem chronischen, hilft selten nur eine Therapie.

▶ Sie brauchen *Maßnahmen gegen den akuten Schmerz* – je nach Stärke die Injektionstherapie, die Tablette oder die Wärmflasche.
▶ Sie sollten mit *Physiotherapie* Muskelschwächen aufspüren und beseitigen. Und sich dann mit einem *Muskeltraining* ein gutes Korsett zulegen.
▶ Idealerweise regen Sie mit einer *Reiztherapie* wie Akupunktur oder Osteopathie die Selbstheilungskräfte an.
▶ Und Sie verbessern mit *Selbstwahrnehmungsmethoden* wie Feldenkrais oder Eutonie Ihre Körperhaltung und Bewegungsmuster im Alltag.
▶ Wem der Stress im Nacken sitzt, der braucht natürlich eine *Entspannungstherapie*.
▶ Chronisch Rückenschmerzkranke sollten unbedingt auch *psychotherapeutische Hilfe* suchen. Das klingt nach viel. Aber im Grunde dauert es nicht mehr als ein paar Stunden pro Woche, die Sie in Lebensqualität investieren. Picken Sie sich raus, was Ihnen zusagt. Und probieren Sie es aus.

Ihr Rücken wird Ihnen bald erzählen, was ihm guttut. Noch ein Tipp für Ihre Suche nach einer geeigneten Therapie: Empfiehlt ein Therapeut seine Methode als einzig segensreiche, 1000-prozentig wirkungsvolle, dann sollte bei Ihnen langsam, aber sicher eine dicke Portion Skepsis hochkriechen.

Medikamentöse Therapien: Pillen & Co.

Um den Teufelskreis »Schmerz – Schonhaltung – noch mehr Schmerz« zu durchbrechen, empfehlen Mediziner Schmerzmittel. Ganz schnell und hochwirksam als Spritze – oder als Tablette oder Salbe. Einige wirken nur gegen den Schmerz (analgetisch), andere zugleich auch gegen Entzündungen (antiphlogistisch). Manche sind rezeptfrei, andere verschreibungspflichtig.

RÜCKENDECKUNG

Kosten sparen

Viele der Therapien werden natürlich auch von den gesetzlichen Kassen übernommen, häufig gibt es zumindest einen Zuschuss. Klären Sie das auf alle Fälle vorher ab. Manche Kassen bieten auch ein ganz spezielles Rückencoaching an und übernehmen davon den Großteil der Kosten. Und wenn die Kasse nicht zahlt, sprechen Sie mit Ihrem Steuerberater. Denn manche Methoden erkennt das Finanzamt als Heilmethode an. Zahlt die Krankenkasse nicht, können Sie die Kosten im Lohnsteuerjahresausgleich eventuell als »Außergewöhnliche Belastungen« geltend machen. Leider ändern sich hier die Richtlinien ständig.

Gegen den Akutschmerz: Stufenplan nach der WHO

▸ *Stufe 1*: Hier kombiniert der Arzt verschiedene Analgetika (Schmerzmittel), analgetische Antiphlogistika (Entzündungshemmer) mit Co-Analgetika: Muskelrelaxanzien, Neuroleptika, Antidepressiva.
Der Komplementärmediziner setzt auch pflanzliche und homöopathische Mittel ein.
▸ *Stufe 2*: Man behandelt mit Mitteln der Stufe 1 plus schwach wirksamen Opioiden (Seite 163).
▸ *Stufe 3*: Hier kombiniert der Arzt zu den Stufen 1 und 2 noch stark wirksame Opioide. Dieser Stufenplan hilft, die Nebenwirkungen gering zu halten.

SCHMERZLINDERER UND ENTZÜNDUNGSHEMMER

Medikamente sind für die akute Schmerzphase wichtig. Wir stellen hier die Wirkstoffe vor, die in gängigen Schmerzmitteln und Entzündungshemmern enthalten sind.

MEINUNG DES MEDIZINISCHEN QUARTETTS

▪▪▪ *Um abzuschätzen, welche der Basismedikamente der Patient braucht, muss der Arzt mit dem Patienten reden. Seelische Probleme sieht das technische Auge nicht. Jedes Medikament muss von einem Fachmann individuell kombiniert und dosiert werden und darf nicht über längere Zeit eingenommen werden. Bei milden Beschwerden helfen auch pflanzliche oder homöopathische Mittel (Seite 165 –169).*

Opioid- und kortisonfreie Analgetika und Antiphlogistika (NSAR)

Indikation: Entzündungen • Rückenschmerzen

ASS (ACETYLSALICYLSÄURE): Der Klassiker unter den NSAR-Schmerzmitteln (= nichtsteroidale

Antirheumatika, kortisonfrei). Wirkt schmerzlindernd und entzündungshemmend. Nachteil: belastet den Magen, kann bei längerer Einnahme zu Magenblutungen oder Gastritis führen.
COXIBE (SELEKTIVE COX-2-HEMMER) wie Etoricoxib, Celecoxib, Lumiracoxib oder Valdecoxib hemmen ein spezielles Enzym (Cyclooxygenase 2), das die Produktion von Entzündungsbotenstoffen fördert. Sie greifen nicht die Magenschleimhaut an, allerdings zu einem hohen Preis: Je magenfreundlicher der Wirkstoff, desto herzgefährlicher ist er, warnt inzwischen die American Heart Association. Nicht geeignet sind Cox-2-Hemmer für Patienten mit Herzproblemen (siehe unten).
DICLOFENAC, IBUPROFEN und NAPROXEN: Sie hemmen Entzündungen und Schmerzen. Alle drei Substanzen können wie ASS zu Nieren-, Leber- und Magenproblemen führen. Nicht geeignet für Patienten mit Magen-/Darmgeschwüren, Kinder unter 12 Jahren, Schwangere und Asthmatiker. Vorsicht: Viele Menschen sind allergisch dagegen.
METAMIZOL: Verschreibt der Arzt bei Hexenschuss, akuten Rückenschmerzen, Bandscheibenvorfall und schmerzhaften Muskelverspannungen. Das Mittel besitzt in der Gruppe der Nichtopioid-Analgetika den höchsten schmerz- und fiebersenkenden Effekt, wirkt auch leicht entzündungshemmend. Nebenwirkung: In einigen Fällen kann es zur Störung der Blutbildung (Agranulozytose) kommen. Eine Langzeiteinnahme ist nicht ratsam.
PARACETAMOL: Hemmt Entzündungsbotenstoffe und die Schmerzweiterleitung ins Gehirn. Gilt in niedrigen Dosierungen als gut verträglich und als schnell wirksam. Vorsicht: Dosierung mit dem Arzt oder Apotheker besprechen! In Überdosierung kann der Wirkstoff die Leber schwerstens schädigen. Nicht geeignet für Patienten mit Nieren- und Leberfunktionsstörungen.

Kortison

Indikation: starke Entzündungen

Kortison verschreibt der Arzt dann, wenn eine starke Entzündung im Rückenmarkskanal vorliegt. Das synthetisch hergestellte Hormon, das auch unsere Niere produziert, hemmt Entzündungen, unterdrückt immunologische Reaktionen, nimmt Schmerzen. Allerdings muss die Dosis höher sein, als sie der Körper selbst herstellt. Bei Einnahme über längere Zeit hat das Nebenwirkungen. Kortison schadet zum Beispiel als Spätfolge dem Knochen mit Osteoporose. Deswegen Kalzium, Vitamin D und Fluor dazu aufnehmen. Und: Der Körper drosselt bei Dauergabe die eigene Kortisolproduktion – deshalb

VIEL WIRBEL

... macht das Wissen um die Gefährlichkeit der im Akutfall segensreichen Schmerzkiller. Klassische Schmerzmittel der NSAR-Gruppe sollten so kurz wie möglich (aber so lange wie nötig) eingenommen werden. Diclofenac kann die Gefahr für Herzinfarkt und plötzlichen Herztod um 40 Prozent steigern – so die Auswertung von 23 Studien mit insgesamt 1,6 Millionen Probanden (Universität Newcastle, Australien). Auch Naproxen wird von Experten als herzschädigend eingestuft. Und Cox-2-Hemmer erhöhen das Risiko für Herzprobleme um 86 Prozent! Wegen der herzschädigenden Wirkung im Langzeitgebrauch (18 Monate) musste 2002 das Coxib Vioxx (Rofecoxib) vom Markt genommen werden.

muss man sich aus der Therapie auch ganz langsam wieder rausschleichen. Kortison ist das wirkungsvollste Medikament gegen starke Entzündungsreaktionen, sollte aber nur von einem Spezialisten verordnet werden: in geeigneter Dosis mit optimaler Wirkung. Dann muss man sich auch nicht davor fürchten.

MUSKELRELAXANZIEN

Indikation: starke Muskelverspannungen
• Ischiasneuralgie • Hexenschuss
• Nackensteifigkeit • rheumatische Muskel- und Gelenkbeschwerden

FLUPIRTIN, TOLPERISON: Diese verschreibungspflichtigen Muskelrelaxanzien lindern Schmerz, entkrampfen Muskeln. Sie werden häufig in Verbindung mit NSAR (Seite 160) verordnet. Nachteil: Müdemacher – besser nicht Auto fahren!

BENZODIAZEPINE: Verschreibungspflichtige Mittel gegen stressbedingte Muskelverspannung (wie Tetrazepam oder Tizanidin) setzen den Spannungszustand der Muskeln herab, verhindern neue Verkrampfungen. Sie werden meist dann verordnet, wenn andere Medikamente und Maßnahmen versagen – und nur für kurze Zeit, denn sie machen abhängig. Nachteil: verlangsamtes Reaktionsvermögen – Autofahren vermeiden!

PRIDINOL: Greift über die Blockierung von Nervenbotenstoffen am Muskel an, entspannt ihn. Hat geringere Nebenwirkungen und schont den Magen. Pridinol unterbricht den Kreislauf »Verspannung – Schmerz – Verspannungsverstärkung« und entlastet das Schmerzgedächtnis. Vermindert allerdings auch das Reaktionsvermögen.

ANTIDEPRESSIVA

Indikation: Störung der Schmerzverarbeitung

Zeigt der Patient Anzeichen erhöhter Anspannung, depressiver Störungen, Schmerzverarbeitungsstörungen, dann setzen Ärzte im Rahmen einer Schmerztherapie heute als Basistherapie auf der ersten Stufe auch Antidepressiva ein. Die sollen helfen, aus dem Teufelskreis »Schmerz – Isolation – Depression« herauszukommen. Auch hier ist bei der Verschreibung ein Fachmann gefragt – und zusätzlich Verhaltenstherapie (Seite 202).

NEUROLEPTIKA

Indikation: chronische Schmerzen mit Angstzuständen

Neuroleptika verschreibt der Arzt bei chronischen Schmerzen, wenn das allgemeine

RÜCKENDECKUNG

Salben, Cremes, Sprays, Gels

Indikation: Muskelverspannungen • Zerrungen

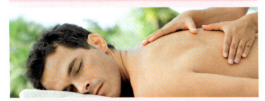

Schmerz- und entzündungshemmende Salben, Cremes, Sprays oder Gels (Apotheken) enthalten meist die Wirkstoffe Diclofenac, Ibuprofen, Salicylsäure und Piroxicam, die Schmerzen lindern und damit die Muskelentspannung ermöglichen. Sie sollten maximal drei- bis viermal pro Tag auf die schmerzende Stelle aufgetragen werden – auf keinen Fall aber bei entzündeten Hautstellen oder Wunden. Kritiker bemängeln, dass die Wirkstoffe nicht bis in tiefere Gewebeschichten gelangen.

Wohlergehen, die Gefühle und Stimmung deutlich beeinträchtigt sind, wenn innere Unruhe, Schlafstörungen und Ängste hinzukommen. Oft ist die Kombination mit einem Antidepressivum sinnvoll. Neuroleptika wirken nicht direkt schmerzlösend, können aber die seelischen Nebenwirkungen von chronischen Schmerzen, das Schmerzerleben und ängstliche Denkstrukturen positiv beeinflussen. Im Schmerztherapie-Stufenschema (Seite 160) werden Neuroleptika als »Nebenschmerzmittel« bereits auf der Stufe 1 angewendet, sollten aber aufgrund der Nebenwirkungen nur von erfahrenen Schmerztherapeuten verschrieben werden.

OPIOIDE: OPIUMÄHNLICHE STOFFE

Indikation: starke Schmerzen

Opioide ahmen die Endorphine nach, die unser Körper ausschüttet, um uns kurzfristig vor unerträglichem Schmerz zu schützen. Sie sind zentral wirksam, setzen also direkt am Rezeptor der Nerven an. Mit ihnen behandelt man starke Schmerzen – zum Beispiel nach einer Operation, bei degenerativen, entzündlichen Gelenkerkrankungen und wenn andere Methoden und Medikamente nicht oder nicht ausreichend helfen. Dazu zählen Morphium, das dem Betäubungsmittelgesetz unterliegt, und das zehnmal schwächere Tramadol, das gleichzeitig eine antidepressive Wirkung hat. Opioide verlieren nicht mit der Zeit ihre Wirkung. Höhere Dosen sind nur notwendig, wenn die Erkrankung und damit der Schmerz zunimmt. Im Grunde gehören sie zu den besser verträglichen Schmerzmitteln und sind für Langzeittherapien geeignet. Ideal: in Pflasterform. Doch: Falsch angewendet können Opioide süchtig machen, darum sollten sie nur von Spezialisten verordnet werden.

MEINUNG DES MEDIZINISCHEN QUARTETTS

Im Vergleich zu anderen europäischen Ländern werden Opioide bei uns wegen des strengen Betäubungsmittelgesetzes zu wenig verordnet. Schmerzforscher empfehlen, bei starken Schmerzen auch zu starken Schmerzmitteln zu greifen, damit das Schmerzgedächtnis nicht aktiviert wird.

KREUZVERHÖR   DR. YUEPING YANG

Was halten Sie von Schmerztabletten?
Handelt es sich um akute und starke Schmerzen, bin ich absolut damit einverstanden, wenn der Patient eine Schmerztablette nimmt. Handelt es sich jedoch um chronische Schmerzen, kann man Schmerzmittel gar nicht vorsichtig genug dosieren! Die lange Einnahme von Schmerztabletten führt in einen Teufelskreis aus mehr Tabletten, stärkeren Tabletten und zum Schluss Depression. Hier wieder rauszukommen ist sehr schwer! Aus meiner Praxis kenne ich viele entsprechende Leidensverläufe – nicht nur von Rückenschmerzpatienten.

Eine Tablette zu nehmen ist viel schneller als jede Therapie und viel bequemer als Kraftübungen, und man kann einem anderen (der Tablette oder dem Arzt, der sie verschrieben hat) die Verantwortung zuschieben. Wichtig ist aber, dass sich der Patient mit chronischen Schmerzen am Umgang mit diesen beteiligt. Aktiv in Form von Muskelaufbau und parallel dazu passiv durch ganzheitliche therapeutische Maßnahmen. Das ist in der Summe unbequemer, sichert aber auf lange Sicht nicht nur stundenweise Schmerzfreiheit. Denn eine Tablette lässt nur kurzzeitig das Symptom verschwinden, nicht aber die eigentliche Ursache der Schmerzen.

Spezielle nichtinvasive Injektionstherapien

BOTOX – DAS NERVENGIFT

Indikation: extreme Muskelanspannungen

Neuerdings arbeitet nicht nur der Schönheitschirurg, sondern auch der Schmerztherapeut mit dem Nervengift Botulinumtoxin. Das spritzt er in Triggerpunkte, in die Muskelknötchen, in denen der Schmerz entsteht (Seite 110). Botulinumtoxin wendet man vor allem dann an, wenn diese Punkte durch erhöhte, therapieresistente Muskelverspannungen hervorgerufen werden. Das Gift löst die Verspannung in der Muskulatur: Es unterbricht die Reizübertragung von Nerven auf Muskeln und lähmt so den Muskel. Das führt zur maximalen Entspannung – nicht nur in der Hautfalte. Doch man muss Geduld haben, der Effekt tritt erst zwei bis zehn Tage später ein. Die Rückenmuskeln sind groß. Darum lässt sich Botulinumtoxin nur durch besonderen Aufwand gezielt anwenden, zum Beispiel durch Kontrolle per Ultraschall oder Computertomografie. Der Körper baut das Gift binnen drei bis sechs Monaten ab. Die Therapie muss also regelmäßig wiederholt werden – wenn man seine Verspannungen nicht über die Seele in den Griff kriegt. Hilft übrigens auch gegen Spannungskopfschmerz.
Kosten: Die Behandlung ist teuer, wird aber zum Teil von den privaten Kassen übernommen.

MEINUNG DES MEDIZINISCHEN QUARTETTS

■■ *Zwar liegen bisher keine Langzeitergebnisse vor, aber die Experten Dr. Tempelhof und Dr. Marianowicz finden: interessanter Ansatz, der gut helfen kann. Sollte aber nur angewendet werden, wenn andere Therapien, die zur Entspannung des Muskels führen, nicht anschlagen.*

RÜCKENDECKUNG

Die kleinen Spritzen

▸ **Quaddeln:** Kann leichte Schmerzen lindern. Der Arzt verteilt ein Betäubungsmittel, Kochsalz oder ein Homöopathikum in das Gewebe. Weil die Flüssigkeit direkt unter die Haut gespritzt wird, bilden sich kleine Quaddeln.

▸ **Triggerpunkt-Infiltration:** Sitzt der Schmerz in einem Punkt in einem Muskel (Seite 110) und strahlt dieser aus, spritzt der Arzt ein Anästhetikum direkt dort hinein, damit sich der Muskel entspannt, der Schmerz verschwindet.

PROLIFERATIONSTHERAPIE

Indikation: Schmerzen, die durch lockere Bandstrukturen verursacht werden

Manchmal ist das Band schuld. Wenn es schlaff herumhängt, führt das zur Instabilität im Bereich eines Wirbelgelenks. Schuld können eine angeborene Bindegewebsschwäche, ein Trauma oder Verschleißerscheinungen sein. Mittels der Proliferationstherapie werden die Bandstrukturen zum Beispiel mit hochprozentigen Zuckerlösungen angespritzt. Sie verhärten und gewinnen ihre Straffheit zurück. Hierfür ist eine ganz lange Spritze nötig, örtliche Betäubung – und manchmal auch eine Röntgenkontrolle. Nach mehreren Monaten muss die Behandlung wiederholt werden.
Kosten: Pro Sitzung sind 100 bis 200 Euro zu veranschlagen. Manche Kassen übernehmen einen Teil der Kosten – vorher nachfragen!

MEINUNG DES MEDIZINISCHEN QUARTETTS

■■■ *Verlangt einen gut manualtherapeutisch/osteopathisch ausgebildeten Arzt, um das geschwächte Band aufspüren zu können.*

ANTI-TNF-ALPHA-SPRITZEN

Indikation: Rheuma • Facettensyndrom • chronische Entzündung des Kreuz-Darmbein-Gelenks • Arthrose • Morbus Bechterew

Antikörperspritzen mit Anti-TNF-α hemmen den körpereigenen Entzündungsverstärker und Botenstoff TNF-α (Tumor-Nekrose-Faktor alpha). Auf diese Weise soll die Gewebszerstörung durch Entzündungen gestoppt, abgenutzte Knorpel erhalten werden. Bislang half das Rheumatikern. Und nun sind auch Rückenpatienten dran. Forscher der Universität Heidelberg stellten in einer Studie fest, dass es einen deutlichen Zusammenhang gibt zwischen chronischen Rückenschmerzen und einem erhöhten Blutspiegel der Entzündungsbotenstoffe TNF-α und Il-1ß (Interleukin 1 beta).

Unter den Wirkstoffbezeichnungen Infliximab und Etanercept sind bereits zwei TNF-α-Blocker für die Behandlung von Polyarthritis und Morbus Bechterew zugelassen. In Studien können sich Rückenpatienten mit einer unspezifischen Entzündung der Wirbelgelenke ebenfalls dieser Behandlung unterziehen. Einige Orthopäden setzen verdünnte Injektionen auch in der Arthrosetherapie ein.

Kosten: Eine Spritze mit Anti-TNF-α kostet rund 50 Euro, vier bis fünf sind nötig – als Arthrosetherapie übernehmen die gesetzlichen Kassen die Kosten in der Regel nicht.

MEINUNG DES MEDIZINISCHEN QUARTETTS

■■ *Dr. Marianowicz: »Das wird die Zukunft der Arthrosetherapie sein.« Da die medikamentöse Blockierung von TNF-α einen Eingriff ins Immunsystem darstellt und zum Beispiel das Infektrisiko erhöhen kann, sollte eine Behandlung am besten unter Aufsicht eines Rheumatologen oder Immunologen erfolgen. Dr. Tempelhof: »Neue Konzepte, die vom theoretischen Modell her überzeugen, aber noch ihre Wirksamkeit beweisen müssen.«*

Phytotherapie & Co. – die Apotheke der Natur
BEWÄHRTE PFLANZLICHE HEILMITTEL

Indikation: akute Rückenschmerzen • leichte Arthrose • Muskelverspannungen • Blockaden • Hexenschuss

MEINUNG DES MEDIZINISCHEN QUARTETTS

■■■■ *Phytotherapie ist sehr empfehlenswert, aber bei chronischem Rückenschmerz keine ausreichende Therapie.*

ARNIKA: Sie blüht in Gelb auf wilden Wiesen. Die Korbblütlerpflanze enthält ätherische Öle, Flavonoidglykoside, Phenolcarbonsäure und Cumarine, die entzündungs- und schmerzhemmend wirken, die Freisetzung von Entzündungsbotenstoffen bremsen. Salben mit Arnikaextrakt gibt es in Apotheken, Drogerien und Reformhäusern.
▸ *Anti-Schmerz-Massageöl*: 1 Teil Arnikaöl (Mazerat) mit 3 Teilen Johanniskrautöl (Seite 167) mischen. An den schmerzenden Stellen einmassieren. Nicht anwenden bei Allergie gegen Arnika und andere Korbblütler (wie Kamille, Schafgarbe, Beifuß).

BEINWELL: Bestandteile aus den Blättern und der Wurzel – wie spezielle Schleimstoffe, Rosmarinsäure und Cholin – wirken bei Muskelschmerzen, Verstauchungen und Verrenkungen entzündungshemmend, abschwellend, keimhemmend und durchblutungsfördernd. Eine Studie ergab, dass Heilsalben mit dem Wurzelextrakt ebenso wirksam sind wie der chemische Entzündungs- und Schmerzhemmer Diclofenac.

▶ Beinwellwurzelpasten (Apotheke) speichern Wärme und eignen sich auch gut für Packungen und Umschläge bei verspannungsbedingten Rückenschmerzen. Vorsicht: Beinwellsalben nicht länger als vier bis sechs Wochen pro Jahr anwenden! Das rät die Kommission E (Phytotherapie) des Bundesinstituts für Arzneimittel. Grund sind leberschädigende Substanzen (Pyrrolizidinalkaloide), die in geringen Mengen in der Pflanze enthalten sind.

RÜCKENDECKUNG

Blutegel

Indikation: Hexenschuss • Ischiasprobleme • chronische Rückenschmerzen • nach Rückenoperationen • Arthrose • Phantomschmerzen

Er schielt mit zehn Augen auf das Kreuz, beißt mit zwei Mäulern und 240 Zähnen zu, saugt einem das Blut aus den Adern. Dabei schickt der Süßwasseregel Hirudo medicinalis seine Miniapotheke in den Körper: 40 Wirkstoffe, die die Gerinnung hemmen, die Gefäße erweitern, Entzündungen bremsen und Schmerz lindern. Führend in der Egeltherapie ist die Abteilung für Naturheilkunde des Klinikums Essen-Mitte. Dort hat man bereits mehr als 1000 Arthrosepatienten mithilfe von Blutegeln geholfen. Schon nach einmaligem 45-minütigem Anlegen von sechs heilsamen Vampiren schwindet der Schmerz – für drei Monate. Allerdings sollte man den Egel nicht stressen, nicht mit Parfüm schocken, sonst erbricht er sich in die Bisswunde – und das kann zur Infektion führen.

MEINUNG DES MEDIZINISCHEN QUARTETTS

■ ■ ■ ▢ *Leider eine aufwendige Therapie.*

BRENNNESSEL: Von wegen Unkraut! Ungesättigte Fettsäuren, Caffeoylchinasäure und Kieselsäure sowie Mineralsalze aus der Brennnessel wirken abschwellend und entzündungshemmend. Bereits vor über 2000 Jahren empfahlen Heilkundige die Pflanze gegen rheumatische Beschwerden und Rückenschmerzen – allerdings in Form von Auspeitschungen, da die Brennhaare der Blätter mit ihren biogenen Aminen die Durchblutung der Schmerzregionen stark ankurbeln. Heute wissen die Forscher, dass auch weniger schmerzhafte Brennnesseltherapien hochwirksam sind: Studien mit mehreren Tausend Probanden, die an Arthroseschmerzen litten, zeigten, dass Brennnesselextrakt binnen drei Wochen Schmerzen deutlich verringert und den Knorpel schützt – ein sanfter Helfer für verschlissene Bandscheiben.

▶ 3-mal täglich 1 EL *Frischpflanzenpresssaft* (Reformhaus) einnehmen. Alternativ mehrfach täglich 1 Tasse heißen *Brennnesseltee* trinken.

CAYENNEPFEFFER: Das Capsaicin des Pfeffers fördert in Heilsalben die Durchblutung, löst Muskelverspannungen und lindert den Schmerz deutlich und anhaltend. Denn Capsaicin hemmt die Freisetzung eines Schmerzbotenstoffs namens Substanz P, sodass keine Schmerzsignale mehr ans Gehirn transportiert werden.

▶ Capsaicin oder sein chemisches Pendant Nonivamid gibt es in Apotheken als Salben, Emulsionen oder als Pflaster. *Wärmecremes* mit Cayennepfefferextrakt schleusen das Capsaicin in die Haut, erwärmen das Gewebe, lockern Verspannungen. *Wärmepflaster* wirken allerdings intensiver.

FRANZBRANNTWEIN: Er heißt so, weil Frankreich früher Hauptproduzent von Branntwein war und weil der hochprozentige Brandy dort bis ins 18. Jahrhundert eines der populärsten Hausmittel gegen Muskelschmerzen und Verspannungen war. Seit damals reichert man ihn mit Kampferöl (siehe rechts) oder Latschenkiefernöl an.

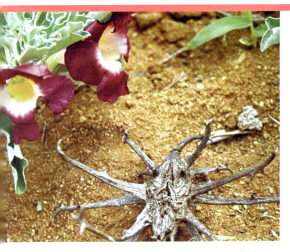

Die Teufelskralle (Harpagophytum procumbens) lindert Schmerzen und Entzündungen und hemmt eiweißabbauende Enzyme im Knorpel.

▸ Bei verspannungsbedingten Schmerzen betroffene Stellen 1- bis 2-mal pro Tag mit der alkoholischen Lösung (Apotheke, Drogerie) einreiben.

JOHANNISKRAUTÖL: In der griechischen Antike nannte man das Johanniskraut »Mannsblut«, weil aus den gequetschten Blüten ein blutroter Saft läuft – und der wurde bei Ischiasbeschwerden verwendet. Im mittelalterlichen Europa verordneten Heilkundige das Kraut gegen Gicht und rheumatische Beschwerden. Heute ist die Pflanze vor allem als pflanzliches Antidepressivum bekannt, wird aber aufgrund ihrer schmerzlindernden und entspannenden Wirkung auch vielen Muskel- und Gelenkölen beigemischt. Hilft wunderbar gegen Nervenschmerzen am Bein. Unter dem Namen Rotöl wird ein Johanniskrautölauszug in Apotheken und Reformhäusern verkauft.

▸ *Einreibung:* Bei Muskelschmerzen betroffene Stellen mehrfach mit Rotöl massieren.

▸ *Rotölkompresse:* Etwas Rotöl im Wasserbad erhitzen, ein Stück Watte darin tränken, möglichst heiß auf die Schmerzregion legen, Frischhaltefolie um den Körperbereich wickeln und damit die Ölwatte fixieren. 30 Minuten ruhen.

KAMPFER: Die ätherischen Öle des tropischen Kampferbaums wirken krampflösend, durchblutungsfördernd und schmerzlindernd. Kampfer ist deshalb oft Bestandteil von Salben gegen verspannungsbedingte Muskelschmerzen, meist kombiniert mit weiteren ätherischen Ölen wie Eukalyptus-, Nelken-, Rosmarinöl und Menthol.

▸ *Einreibung mit Kampferspiritus:* Dazu 2-mal täglich mit einer Massagebürste über die schmerzende Rückenregion kreisen, anschließend die Schmerzstellen mit einigen Tropfen Kampferspiritus massieren, danach 30 Minuten ruhen. Spiritus camphoratus mit 9,5 bis 10,5 Prozent Kampfergehalt erhalten Sie in der Apotheke.

RETTERSPITZ: Wirksame Inhaltsstoffe sind Zitronensäure, Weinsäure, Alumen, Rosmarinöl, Arnikatinktur und Thymol. »Retterspitz äußerlich« kann für Wickel oder Einreibungen gegen Entzündungsprozesse verwendet werden.

▸ *Retterspitzwickel:* Ein Leinen- oder Baumwolltuch mit Retterspitzlösung durchfeuchten, Temperatur etwa 14 bis 18 °C. Auf den Rücken faltenfrei auflegen, darüber ein weiteres trockenes Tuch decken.

TEUFELSKRALLE: Warum sie wirkt, weiß man noch nicht. Dass sie wirkt, ist wissenschaftlich belegt. Die Wurzel der Pflanze aus dem heißen Sand Südwestafrikas enthält heilende Stoffe, die Entzündungen hemmen und Schmerzen lindern. Wirkt vor allem in Kombination mit 800 mg Vitamin E pro Tag. Sie hilft bei Arthrose, Rheuma und chronischen Rückenschmerzen. Man kann sie auch zur Langzeitbehandlung und begleitend zu einer medikamentösen Therapie einsetzen. Der Wirkung sollte man Zeit geben: Sie setzt erst nach drei Wochen ein.

▸ Im Handel findet man die Teufelskralle in Form von Tabletten, Tees und Tinkturen.

WEIDENRINDE: Gilt seit dem Mittelalter als schmerzlindernd, entzündungshemmend und fiebersenkend. Der Hauptwirkstoff der Weidenrinde ist das Salicin, das erst in der Leber zum Aspirin-Wirkstoff Salicylsäure umgebaut wird. Weidenrindenaufguss oder -extrakt (als Kapseln und Dragees in Apotheken) ist vor allem bei chronischen Rückenschmerzen geeignet. Im Gegensatz zur chemischen Acetylsalicylsäure löst natürliches Weidenrindenextrakt keine Mikroblutungen im Magen aus und ist daher sehr gut verträglich.

▸ *Weidenrindenaufguss:* 1 TL klein geschnittene Rinde junger Zweige mit 1 Tasse kochendem Wasser übergießen, 20 Minuten ziehen lassen, abseihen. Mehrmals täglich 1 Tasse heiß trinken. Hemmt die Freisetzung von Entzündungs- und Schmerzbotenstoffen (Prostaglandinen).

AROMATHERAPIE

Indikation: Rücken- und Schulterschmerzen aufgrund von Stress und Verspannungen

Ätherische Öle, die Duftstoffe der Pflanzen, haben vielfältige heilsame Wirkungen, nehmen über den Geruchssinn, über Haut und Schleimhaut Einfluss auf den ganzen Organismus. Ideal bei Rückenschmerzen, da die Öle sowohl körperlich als auch seelisch helfen: Sie entspannen die Muskeln und den Geist, wirken entzündungshemmend, lindern Schmerzen, beruhigen das Nervensystem, stärken das Immunsystem – und steigern das Wohlbefinden, tun der Seele gut. Wichtig ist, nur hochwertige, 100 Prozent reine ätherische Öle zu nehmen, denn nur sie haben die gewünschte Wirkung. Hier eine Rezeptur zum Kennenlernen (Buchtipp Seite 217):

▸ Grundrezeptur: 2 Tropfen Angelika
• 4 Tropfen Cajeput • 4 Tropfen Lavendel fein
• 2 Tropfen Muskatellersalbei.

▸ *Im Bad:* Öle in 1 Tasse Sahne verrühren, in ein Vollbad (35 bis 38 °C) geben. 15 Minuten darin entspannen, 1-mal täglich. Dann eine Massage:

▸ *Im Massageöl:* Die Öle in 50 ml Johanniskrautöl (Seite 167) tropfen, gut verschütteln. Den Rücken mehrmals täglich damit einreiben. Ideal wäre, wenn Ihr Partner Ihnen öfter mal eine Rückenmassage schenkt (Anleitung Seite 172).

GLUCOSAMINSULFAT CHONDROITINSULFAT

Indikation: Arthrose • chronische Rückenschmerzen • Bandscheibenprobleme

Also ich kenne das unter Grünlippmuschelextrakt. Den geb ich meinem Pferd – für seine Hufe. Chondroprotektiva (chondros = Knorpel) sind Bioschutzmittel, die knorpelabbauende Enzyme hemmen, die Regeneration von Knorpelgewebe fördern und Schmerzen lindern. Dazu gehört das *Glucosamin*, eine körpereigene Zuckerverbindung, die Grundbaustoff für Knorpel, Sehnen, Bänder, Bindegewebe und Arterienwände ist und auch die Knorpelreparatur in den Gelenken und in der Wirbelsäule fördert. *Chondroitin* ist der Wasserspeicher im Gelenk und Baustein für die Gelenkschmiere, treibt die Nährstoffe in die Gelenkknorpel. Es hemmt Entzündungen und stärkt die Knorpelstruktur. Beide Substanzen kommen in der Natur nur in Tierknorpel oder im Chitinpanzer von Schalentieren vor. Als Glucosaminsulfat und Chondroitinsulfat gibt es beide Substanzen einzeln wie auch in Kombination als rezeptfreie Nahrungsmittelergänzungen. Neue Studien bestätigen die deutliche Schmerzlinderung bei Arthrose, wenn man beide kombiniert.

MEINUNG DES MEDIZINISCHEN QUARTETTS

Kein Punkt. Das Quartett ist der Meinung, dass beide Sulfate eher bei großen Gelenken wie dem Knie oder beim Pferdehuf gute Wirkung zeigen.

SCHÜSSLER-SALZE

Indikation: akute und chronische Rückenschmerzen

Der Oldenburger Arzt Wilhelm Schüßler begründete im Jahre 1874 eine Form der Homöopathie, die auf Mineralsalzen beruht. Nach Dr. Schüßler benötigt der Körper Mineralsalze für die Zellkommunikation und den Stoffwechsel, ein Mangel soll entsprechend zu Krankheiten führen.

Bei akutem Rückenschmerz

▶ *Magnesium phosphoricum (Nr. 7):*
5 bis 10 Tabletten in einem Glas mit heißem Wasser auflösen, schluckweise über 1 Stunde verteilt trinken, möglichst lange im Mund halten. Das kann mehrere Stunden lang wiederholt werden. Wenn die Wirkung dieses Mittels nicht ausreicht, kann es mit dem folgenden kombiniert werden – dann nimmt man beide parallel wie angegeben.
▶ *Calcium phosphoricum (Nr. 2):*
Alle 15 Minuten 1 Tablette langsam im Mund zergehen lassen, bis der Schmerz nachlässt. Dann je nach Bedarf.

Bei chronischem Rückenschmerz

▶ *Natrium phosphoricum (Nr. 9) – Silicea (Nr. 11) – Calcium fluoratum (Nr. 1) – Calcium phosphoricum (Nr. 2).* Die Tabletten aufsteigend einnehmen: Zuerst Natrium phos. etwa 1 Woche lang, dann kommt Silicea dazu … Tablette im Mund zergehen lassen, bei geringen Beschwerden 1-mal am Tag, bei größeren Beschwerden sogar bis zu 10-mal am Tag.

MEINUNG DES MEDIZINISCHEN QUARTETTS

Wird von Patienten gerne als Selbstmedikation angewandt und zeigt gute Erfolge.

KREUZVERHÖR **DR. SIEGBERT TEMPELHOF**

Wie hilft die Homöopathie bei Rückenschmerzen?
Im Sinne der klassischen Homöopathie kann der Therapeut nur optimal behandeln, wenn er die Geschichte des Patienten kennt. Selbstmedikation kann aber bei akuten Rückenschmerzen sinnvoll sein. Das Mittel sucht man aufgrund des Symptoms aus. Homöopathie hilft jedoch nur, wenn die Selbstregulation des Körpers noch gut ist. Bei chronischen Schmerzen oder Strukturschäden (Bandscheibenvorfall, Verwachsungen, Entzündungen) kann sie wenig ausrichten.

Folgendes kann man ausprobieren:
▶ **Starke Rückenschmerzen:**
Nux vomica D6, 3-mal täglich 5 Globuli oder Tropfen
▶ **Muskelverspannungen, die stärker werden, wenn man sich bewegt:**
Bryonia D4, kann mit Nux vomica abgewechselt werden, 3-mal täglich 5 Globuli/Tropfen – bis zu 3 Globuli/Tropfen stündlich
▶ **Akuter Schmerz, ins Bein ziehend:**
Rhus toxicodendron D4, stündlich 10 Globuli/Tropfen
▶ **Schmerzen im Bereich des Kreuzbeins und der Lendenwirbelsäule:**
Aesculus hippocastanum D6, 3-mal täglich 5 Globuli/Tropfen
▶ **Schmerzen im Bereich des Steißbeins:**
Castor equi D6, 3-mal täglich 5 Globuli.
Einnahme:
eine Stunde vor oder nach dem Essen; unmittelbar davor oder danach ist es besser, nicht Kaffee oder Alkohol zu trinken, zu rauchen oder sich die Zähne zu putzen.

Dr. Yangs chinesische Hausapotheke

Wärme, Druck und Kräuter wenden die Chinesen seit Jahrtausenden an, um ein harmonisches Verhältnis von Yin und Yang herzustellen, den Energiefluss im Körper zu verbessern. Das kommt natürlich auch dem Rücken zugute. Die chinesischen Kräuter bekommt man in einer TCM-Apotheke (Bezugsquellen Seite 219). Dort kann man sie auch gleich nach den Rezepturen mischen lassen.

MEINUNG DES MEDIZINISCHEN QUARTETTS

■■■ *Die chinesischen Kräuter helfen als unterstützende Maßnahme bei akuten und chronischen Rückenschmerzen.*

KREUZVERHÖR — DR. YUEPING YANG

Darf man sich einfach selbst behandeln?
Bäder, Kräutertees und -weine kann man gut selbst zubereiten und anwenden. Die Rezeptur für ein Bad, die ich Ihnen vorschlage, wirkt neutral, das heißt, man kann sie bei jeder TCM-Rückenschmerzdiagnose einsetzen. Die Tees und Weine wirken speziell und müssen an die individuelle TCM-Diagnose angepasst sein.
Deshalb ist bei der Selbstbehandlung zu beachten: Sie können versuchen, aufgrund der typischen Symptome (Seite 101) selbst herauszufinden, welche Ursache Ihre Rückenbeschwerden aus Sicht der TCM haben. Besser aber gehen Sie auf Nummer sicher und lassen die Diagnose von einem erfahrenen TCM-Arzt bestätigen! Und: In der Schwangerschaft sollten die Anwendungen immer mit dem Arzt abgesprochen werden!

REZEPTUR FÜR EIN BAD
Zutaten und Wirkung

▸ 9 g Qiang Huo: wirkt schweißtreibend, zerstreut die Kälte, hilft gegen Rheuma (Wind-Nässe) und stillt den Schmerz.
▸ 9 g Du Huo: hilft bei Rheuma, stillt Schmerzen.
▸ 9 g Du Zhong: hilft gegen Rheuma und stillt den Schmerz, tonisiert Leber und Niere, stärkt Knochen und Muskeln.
▸ 9 g Dang Gui: nährt das Blut, reguliert die Menstruation, regt den Kreislauf an, stillt Schmerzen.
▸ 9 g Fang Feng: schweißtreibend, treibt Wind und Feuchtigkeit aus, stillt den Schmerz.
▸ 12 g Chi Shao: beseitigt Hitze aus dem Blut, regt den Kreislauf an, löst Blutstauung.
▸ 9 g Gui Zhi: erwärmt die Meridiane, fördert den Yang-Qi-Durchfluss.
▸ 12 g Sang Ji Sheng: hilft gegen Rheuma und fördert die Blutbildung.

Zubereitung & Anwendung

▸ Alle Zutaten in 1 bis 1,5 Liter Wasser aufkochen und mindestens 30 Minuten lang kochen lassen.
▸ Den Sud ins etwa 37 °C warme Badewasser geben und sich 20 Minuten darin entspannen.
▸ Die Kräuter können am nächsten Tag noch einmal genauso ausgekocht und verwendet werden.

KRÄUTERWEINE & TEES
Zubereitung & Anwendung

▸ … *der Weine:* Die Kräuter je nach Indikation in Rot- oder Weißwein ansetzen, an einem kühlen Ort mindestens 3 Wochen ziehen lassen. Nach dem Abendessen 1 Likörglas voll trinken – bei akutem Schmerz ein paar Tage lang, bei chronischem mehrere Wochen. Der Geschmack ist für den europäischen Gaumen aber ungewöhnlich!
▸ … *der Tees:* Kräuter in 750 ml Wasser aufkochen, 20 Minuten bei geringer Hitze köcheln las-

sen, abseihen, in eine Thermoskanne füllen. Über den Tag verteilt trinken – bei akuten Schmerzen einige Tage lang, bei chronischen andauernd. Die Kräuter in den Kühlschrank tun und noch 2-mal aufbrühen, dann neue Kräuter verwenden.

Gegen Nieren-Schwäche

Zutaten für den Tee bei Nieren-Yang-Schwäche:
- 15 g Du Zhong: hilft gegen Rheuma und stillt den Schmerz, tonisiert Leber und Niere, stärkt Knochen und Muskeln.
- 10 g Shan Zhu Yu: stärkt Leber und Niere, hält Spermatorrhö (unwillkürlicher Spermafluss) auf und stillt den Schweißfluss.
- 15 g Rou Gui: stärkt Nieren-Yang, wärmt Milz und Magen, hilft gegen innere Kälte und mangelnde Durchgängigkeit der Blutgefäße.

… bei Nieren-Yin-Schwäche:
- 15 g Du Zhong (siehe oben).
- 10 g Shan Zhu Yu (siehe oben).
- 15 g Gou Qi Zhi: fördert Yin, regt die Blutbildung an, aktiviert Qi, verbessert die Sehkraft.

Zutaten für den Kräuterwein:
- 15 g Du Zhong (siehe oben).
- 10 g Shan Zhu Yu (siehe oben).
- 15 g Niu Xi: tonisiert die Niere, belebt den Blutfluss.
- 15 g Shu Di Huang: fördert die Blutbildung, ernährt das Yin.
- 15 g Gou Qi Zi (siehe oben).
- 1,5 bis 2 Liter Rotwein bei Nieren-Yang-Schwäche bzw. Weißwein bei Nieren-Yin-Schwäche.

Gegen Kälte-Feuchtigkeit

Zutaten für den Tee:
- 12 g Qiang Huo: wirkt schweißtreibend, zerstreut die Kälte, hilft gegen Rheuma (Wind-Nässe) und stillt Schmerzen.

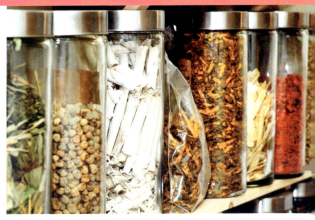

Chinesische Kräuter bekommen Sie in der TCM-Apotheke – dort mischt man nach Ihren Wünschen.

- 12 g Sang Ji Sheng: hilft gegen Rheuma und fördert die Blutbildung.
- 9 g Du Zhong: tonisiert Leber und Niere, stärkt Knochen und Muskeln.
- 9 g Sang Zhi: hilft gegen Rheuma, beseitigt Energieblockaden in den Meridianen, wirkt wassertreibend, senkt den Bluthochdruck.

Zutaten für den Wein: Man braucht für den Weinansatz die gleichen Kräuter wie für den Tee – und zusätzlich:
- 12 g Du Huo: hilft bei Rheuma, stillt Schmerzen.
- 1 bis 1,5 Liter Rotwein.

Gegen gestörtes Leber-Qi

Für Verspannung im Nacken-Schulter-Bereich, verursacht durch eine Störung von Leber-Qi, haben wir Xiao Yao San (»Pulver der Ungebundenheit«) als Fertigmischung. Gibt es in der TCM-Apotheke. Gegen ein gestörtes Leber-Qi gibt es nur Tee, denn Alkohol, Wein eignet sich da nicht.
Heilwirkung von Xiao Yao San: beseitigt Leber-Qi-Stau, die häufige Ursache für Depressionen, Reizbarkeit, Beklemmung in der Brust. Stillt Schmerzen, macht Meridiane durchgängig, entspannt.
- *Anwendung:* 2-mal täglich 5 g mit 150 ml lauwarmem Wasser angerührt als Tee trinken.

Unspezifische Reiztherapien lindern Schmerzen

Bestimmte Reize dämpfen Schmerzen und regen die körpereigenen Heilkräfte an. Die *unspezifischen Reiztherapien* wie Wärme-, Kälte-, Magnetfeld- oder Elektrotherapie stimulieren allgemein die Selbstheilungskräfte und leiten so Heilung ein. Bei *spezifischen Reiztherapien* wie Akupunktur, Osteopathie, Chirotherapie werden Störungen wie eine Verspannung, eine Blockade, ein Ungleichgewicht vom entsprechend geschulten Therapeuten geortet und dann gezielt beseitigt – nun kann der innere Doktor die Arbeit übernehmen.

MASSAGE

Indikation: Verspannungen • Muskelverhärtung (Myogelose) • chronische Rückenschmerzen • leichte Bandscheibenvorwölbung • Hexenschuss

Die Massage hat ihren Ursprung vor Tausenden von Jahren in der chinesischen Medizin sowie in der ayurvedischen Heilkunde. Der griechische Arzt Hippokrates führte sie um 400 v. Chr. in Europa ein, um verletzte Gladiatoren zu therapieren. Und der schwedische Gymnastik- und Fechtlehrer Per Henrik Ling (1776–1839) hat sie dann zu dem weiterentwickelt, was man heute als Schwedische oder Klassische Massage bezeichnet. Die Massagegriffe – Streichen, Kneten, Reiben, Klopfen, Hacken, Vibration – fördern die Durchblutung von Muskeln und Bindegewebe, regulieren die Muskelspannung, lindern Schmerzen. Sie senken die Ausschüttung von Stresshormonen und fördern die Produktion von Glücksbotenstoffen wie Endorphinen und Entspannungshormonen wie Oxytocin. Eine Studie der Berliner Charité mit depressiven Patienten, die auch unter Nacken- und Schulterverspannungen litten, wies nach: Schon drei sanfte Ganzkörpermassagen linderten die Depressionen sowie die Muskelverspannungen deutlich. Es gibt die unterschiedlichsten Massageformen, manche gehören auch zu den spezifischen Reiztherapien, etwa die Tuina-Massage (Seite 183). *Kosten:* Wird eine medizinische Massage vom Arzt verordnet und von einem staatlich geprüften Masseur oder Physiotherapeuten durchgeführt, übernehmen die Kassen die Kosten.

MEINUNG DES MEDIZINISCHEN QUARTETTS

■■■■ *Grundsätzlich wohltuend, aber: Bei bestimmten Muskelverspannungen kann der Zustand durch Klassische Massage verschlimmert werden.*

RÜCKENDECKUNG

Das tut gut: Partnermassage

▶ **Streichen:** Der »Patient« liegt auf dem Bauch. Mit eingeölten Händen (Sesam-, Mandelöl) beidseitig mit sanftem Druck vom Becken zum Nacken über die Schulter und wieder zum Becken streichen. 3-mal wiederholen.

▶ **Kneten & Reiben:** Mit beiden Daumen und etwas Druck beidseits der Wirbelsäule auf der Muskulatur kleine Kreise oder Spiralen reiben, vom Becken bis zum Nacken. Die Handflächen sanft zurückgleiten lassen. 3-mal wiederholen.

▶ **Klopfen:** Das Muskelgewebe leicht mit den Fingerspitzen vom Becken bis zum Nacken beklopfen. Hände zurückgleiten lassen. 3-mal wiederholen. Dann leicht (!) mit den Handkanten entlang der Wirbelsäule klopfen – streckt und entlastet die Bandscheiben.

▶ Zum Abschluss den Rücken noch mal großflächig und liebevoll ausstreichen.

ELEKTROTHERAPIE

Indikation: Hexenschuss • Ischiasprobleme • Verspannungen

Schwache elektrische Impulse verschiedener Frequenzen gelangen über Elektroden auf der Haut in den Körper. Und dort wirkt der Strom auf die Muskeln und Nerven. Verkrampfte Muskeln entspannen sich, die Schmerzweiterleitung über die Nerven ans Gehirn wird unterdrückt. Der Körper schüttet vermehrt schmerzstillende Endorphine aus. Die Elektrotherapie ist eine Leistung der gesetzlichen Krankenversicherung.

MEINUNG DES MEDIZINISCHEN QUARTETTS

■■■ *Hilft nur bei akuten Rückenschmerzen.*

TENS

Indikation: chronische Rückenschmerzen • Hexenschuss • Bandscheibenschäden • Schulterverspannungen • Muskelverspannung durch Fehlhaltung

Transkutane elektrische Nervenstimulation nennt man die Behandlung von Muskelverspannungen mit Reizstrom. Niedrig dosierte Stromreize wirken über aufgeklebte Softpad-Elektroden wie eine sanfte Massage auf Schmerzpunkte und entkrampfen so die verspannte Muskulatur. Die Methode ist wissenschaftlich anerkannt und wird von Ärzten und Physiotherapeuten angewendet, insbesondere bei chronischen Rückenschmerzen. Auch bei Hexenschuss gilt sie als hilfreich. Allerdings gibt es mittlerweile auch moderne kleine TENS-Geräte für den Hausgebrauch (etwa 50 bis 100 Euro). Für Patienten mit Herzschrittmachern ist TENS nicht geeignet. Es gibt auch kleine Elektrodenpflaster aus der Apotheke ohne variable Stromimpulse.

MEINUNG DES MEDIZINISCHEN QUARTETTS

■■■ *Geräte für zu Hause nur im Fachhandel mit guter Beratung kaufen!*

MAGNETE

Indikation: Verspannungen • chronische Rückenschmerzen • Hexenschuss • Bandscheibenschäden • rheumatische Beschwerden • Arthrose

Seit der Antike kennt man die heilende Wirkung von Magneten, die besonders in Japan in den 1960er-Jahren wiederentdeckt wurde. Die Weltgesundheitsorganisation (WHO) hält ihre Anwendung für unbedenklich, und die »Ärzte Zeitung« schrieb sogar: »Magnettherapie – da scheint tatsächlich was dran zu sein.« Studien, die eine Wirkung bei Rückenschmerz beweisen, stehen zwar noch aus, bei anderen Schmerzzuständen wie Gelenkschmerzen aber hat man nachweisen können, dass Magnete Schmerzen lindern. In der Apotheke oder im Versandhandel gibt es kleine Magnete oder Magnetfolien, die man auf die Haut klebt – sogar auf Rezept. *Kosten:* Zwei Magnetfolien kosten 50 bis 60 Euro.

MEINUNG DES MEDIZINISCHEN QUARTETTS

■■■ *Alle finden, es sei einen Versuch wert, das einmal auszuprobieren.*

MAGNETFELDRESONANZTHERAPIE

Indikation: Verspannungen • Hexenschuss • Ischiasprobleme • chronische Rückenschmerzen • Arthrose • Bandscheibenverschleiß

Die Magnetfeldresonanztherapie hilft begleitend zu einigen anderen Therapien. Der schmerzende

Körperteil wird vom Magnetfeld bestrahlt. Das kurbelt den Heilungsprozess an, fördert die Durchblutung und Sauerstoffversorgung des geschädigten Gewebes, das Wachstum von Knochen-, Knorpel- und Bindegewebszellen. Kranke und inaktive Zellen normalisieren ihre natürlichen elektrischen Potenziale. Im Allgemeinen verordnet der Arzt fünf bis zehn Sitzungen à 15 bis 20 Minuten, mehrmals die Woche.
Kosten: etwa 50 Euro pro Sitzung. Die gesetzliche Krankenversicherung zahlt in der Regel nicht. Eine Sonderform stellt die *PST-Therapie* dar, die mit wechselnden, pulsierenden Gleichstromimpulsen niedriger Frequenz arbeitet. Die Patienten liegen mit dem betreffenden Körperteil in einer kleinen Ringspule, die die Impulse berührungslos und schmerzfrei auf das Gewebe überträgt. Die Therapie wirkt auf geschädigte Knorpelzellen, die mechanische Qualität und Wasserbindungsfähigkeit soll zunehmen.
Kosten: etwa 75 Euro pro Anwendung.

MEINUNG DES MEDIZINISCHEN QUARTETTS

■■ *Punktabzug von Dr. Tempelhof:* »*Gerade bei Rückenbeschwerden sind die Erfolge eher dürftig. Ob die Magnetfeldmatten, die für zu Hause angeboten werden, tatsächlich positiv wirken, darüber gibt es keine gesicherten Erkenntnisse. Bei degenerativen Gelenkerkrankungen hingegen lohnt sich ein Versuch.« Und Dr. Yang hat keine Erfahrung mit der Methode.*

SCHRÖPFEN

Indikation: Verspannungen • Rückenmuskelschwäche • Muskelverhärtungen (Myogelosen) • Hexenschuss • rheumatische Beschwerden

Das Schröpfen, das chinesische Heiler schon vor 5000 Jahren einsetzten, gilt bis heute als Therapie

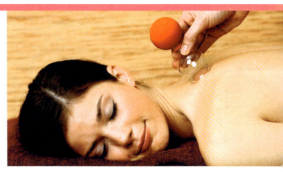

Der gläserne Schröpfkopf weckt den inneren Doktor, leitet Gifte aus, vertreibt den Schmerz.

bei Stoffwechselstörungen und Muskelbeschwerden. »Wo die Natur einen Schmerz erzeugt, da hat sie schädliche Stoffe angesammelt und will sie ausleiten«, stellte der Arzt und Naturphilosoph Paracelsus (1493–1541) fest. Er empfahl das Schröpfen als Patentrezept gegen rheumatische Beschwerden. Giftstoffe werden gezielt ausgeleitet und Reize gesetzt – das regt den Organismus zur Selbstheilung an. Nur die Methode wurde verfeinert: Setzten einst die Bader Schröpfköpfe aus Bambus, Ton oder Tierhörnern auf die Haut, in denen glimmende Hanffasern einen Unterdruck erzeugten, sind es heute meist leichte, gläserne Schröpfköpfe. Der Patient liegt auf dem Bauch, der Therapeut setzt mit Vaseline bestrichene Schröpfköpfe auf spezielle Reflexzonen des Rückens. Der Unterdruck in den Gefäßen saugt die Haut tief in die Schröpfköpfe hinein. Dieser Ansaugeffekt regt Blut- und Lymphfluss an, fördert die Durchblutung der Muskeln und schleust schädliche Stoffe über die Haut aus. Dauer der Behandlung: 5 bis 10 Minuten.
Kosten: ab 10 bis 20 Euro. Gesetzliche Kassen zahlen in der Regel nicht, private in Einzelfällen.

MEINUNG DES MEDIZINISCHEN QUARTETTS

■■■ *Kann man ebenso zu den unspezifischen Reiztherapien rechnen, da das Schröpfen auch allgemeine Heilprozesse im Körper anregt.*

STOSSWELLENTHERAPIE

Indikation: Kalkablagerungen in der Schulter

Diese Therapie wendet der Arzt erst dann an, wenn bei Kalkablagerungen in der Schulter andere Therapien versagen. 20 Minuten lang sendet ein mit Wasser gefüllter Schallkopf Stoßwellenimpulse auf die Schmerzzone. Das steigert die Stoffwechselaktivität der Zellen, aktiviert körpereigene Reparaturzellen, lindert und vertreibt Schmerzen. Kalkablagerungen lösen sich in 75 Prozent aller Fälle und werden von den Fresszellen des Immunsystems abtransportiert. Es ist notwendig, den Behandlungspunkt lokal zu betäuben.
Kosten: Die Stoßwellentherapie ist eine Individuelle Gesundheitsleistung (IGeL) und kostet pro Sitzung etwa 200 Euro. Normalerweise sind drei Sitzungen im Abstand von ein bis zwei Wochen nötig.

MEINUNG DES MEDIZINISCHEN QUARTETTS

Hilft bei Kalkschulter, sollte man nur machen lassen, wenn sonst nichts anderes hilft – als ein operationsersetzendes Verfahren. Dr. Yang gibt keinen Punkt: »Keine Erfahrung!«

KLEINE STOSSWELLENTHERAPIE: ESWT

Indikation: Muskelschmerzen

Die relativ neue ESWT (niedrigenergetische Extrakorporale Stoßwellentherapie) kann ein gutes Verfahren bei Muskelschmerzen sein. Kurze gepulste Stoßwellen durch Luftdruckimpulse wirken auf das schmerzhafte Gewebe. Wenn man den Rücken behandelt, richtet man die Energie auf Muskelverquellungspunkte. Das regt den Stoffwechsel an, beseitigt die Triggerpunkte (Seite 110), lindert den Schmerz. drei bis sechs Behandlungen.
Kosten: Erstbehandlung 100 Euro, jede weitere 50 Euro. Viele private Kassen zahlen. Vorher fragen!

MEINUNG DES MEDIZINISCHEN QUARTETTS

Dr. Tempelhof: »Von mir keinen Punkt, da die klinischen Ergebnisse sehr unterschiedlich ausfallen und für die anfängliche Behandlung gute andere Methoden zur Verfügung stehen. Kann allerdings in Einzelfällen durchaus erfolgreich sein. Dr. Marianowicz: »Auch diese Methode verdient wenigstens einen Punkt: Was heilt, hat recht.« Die beiden anderen haben keine Erfahrung mit ESWT.

KINESIO-TAPING

Indikation: Lymphstau • schmerzhafte Muskel- oder Gelenkbeschwerden • Nervenschmerzen • Rheuma

Tut's weh? Dann tu ein Pflaster drauf. Einfacher geht's nicht. So was gefällt mir. Vor allem, wenn das Ganze auch noch null Nebenwirkungen hat. Und wenn es Menschen testen, die es wissen müssen. Zum Beispiel Spitzensportler. Denen tut es nämlich ziemlich oft ziemlich arg weh am Bewegungsapparat. Spitzensportler wie der deutsche Biathlet Ricco Groß oder der tschechische Fußballspieler Jan Koller schwören auf die kunterbunten Klebestreifen namens Kinesio-Tape. Und die tapen sofort, wenn Muskeln verspannt oder gezerrt sind, Entzündungen schmerzhafte Schwellungen verursachen, ein Gelenk Beschwerden macht oder ein Band verletzt ist. Und tapen kann man auch ganz normale Rückenschmerzen.

Massage, natürlich asiatisch

Bereits vor 30 Jahren erfand der Japaner Kenzo Kaze das elastische Klebeband. Auf der Suche nach einem Material, das seine eigenen massierenden und heilenden Hände ersetzen könnte, beschichtete er Streifen aus reiner Baumwolle mit Acryl. Sonst nichts. Kein Kleber, der die Haut reizt und Allergien verursacht. Keine medizinischen Wirkstoffe. Und so schuf er ein Klebeband, das so elastisch ist wie der Muskel und so dehnbar und dick wie unsere Haut. Kommt das Kinesio-Tape mit der Haut in Berührung, aktiviert allein die Körperwärme die Klebeeigenschaft und sorgt dafür, dass das luft- und wasserdurchlässige Band bis zu zehn Tagen getragen werden kann. Auch Duschen ist in dieser Zeit erlaubt.

Und so wirkt's (wahrscheinlich)

Anders als bei klassischen, starren Tapeverbänden dehnen sich die elastischen Fasern des Kinesio-Tapes mit der Haut und verhindern so, dass sich das Blut in den Gefäßen staut. Bewegt der Patient den beklebten Körperteil, bewegt er auch die Struktur des Klebebandes mit. Und das wirkt wie eine Dauermassage. Haut- und Muskelrezeptoren, die den Schmerz einer Verspannung an das Rückenmark weiterleiten, empfangen gleichzeitig den wohltuenden Reiz des Pflasters. Neben Lymphstau und schmerzhaften Muskel- oder Gelenkbeschwerden lassen sich mit den bunten Pflastern auch Nervenschmerzen, Rheuma, Verstopfung, Inkontinenz oder Menstruationsbeschwerden lindern. Allerdings können selbst die Anbieter bei manchen Wirkungen nicht erklären, wie sie zustande kommen. Die Krankenkasse übernimmt die Kosten in der Regel nicht. Die belaufen sich auf etwa 25 Euro pro Sitzung. Kleben tut der Arzt oder der Physiotherapeut.

MEINUNG DES MEDIZINISCHEN QUARTETTS

Dr. Tempelhof: »Ich habe damit bei meinen Patienten überraschend gute Erfolge.«

ELASTISCHE RÜCKENBANDAGE

Indikation: Schmerzen im Lendenwirbelbereich • Hexenschuss • Ischiasprobleme • Muskelverspannung • Arthrose im Lendenwirbelbereich

Ist das Kreuz schief und krumm, wickelt man am besten eine Bandage darum ... Elastische Rückenbandagen aus der Apotheke stützen vor allem den Lendenwirbelbereich. Zwei Studien (Institut für Sport und Sportwissenschaft, Uni Freiburg, und Institut für Sportmedizin, Uni Bremen) ergaben: Das Tragen von Rückenbandagen stabilisiert die Lendenwirbelsäule, ermöglicht und erleichtert Bewegungen und wirkt der schädlichen Schonhaltung entgegen; darüber hinaus wirkt bei Patienten mit Rückenbandage ein Muskeltrainingsprogramm deutlich besser als bei Patienten ohne die Bandagenstütze.
Kosten: Ab etwa 35 Euro, die Kasse zahlt.

MEINUNG DES MEDIZINISCHEN QUARTETTS

Kein Punkt. Junge Menschen sollten lieber trainieren. Dr. Marianowicz: »Bandagen nur nach einem Eingriff, ganz kurz. Oder bei älteren Menschen zur Stabilisierung.«

MATRIX-RHYTHMUS-THERAPIE

Indikation: akute und chronische Rückenschmerzen • Verspannungen • Blockaden • kleine Bandscheibenvorfälle • Arthrosen

Die neue Rückenschmerztherapie basiert auf der Erkenntnis, dass Körperrhythmen sich in jeder Zelle zeigen und gesunde Zellen in einem bestimmten Frequenzmuster schwingen. Durch Krankheit verändern sich die natürlichen Schwingungen und damit auch die Stoffwechselprozesse des umgebenden Bindegewebes. Ein

spezielles oszillierendes Gerät (mechanisch-magnetischer Resonator) reaktiviert die natürlichen Schwingungen.
Kosten: Erstbehandlung etwa 100 Euro, Folgebehandlung etwa 50 Euro.

MEINUNG DES MEDIZINISCHEN QUARTETTS

■■■ *Nur drei Punkte, weil Wolfgang Scheiber die Therapie nicht kennt. Dr. Tempelhof: »Studien zeigen vielversprechende Therapieerfolge. Die Matrix-Rhythmus-Therapie kann sehr gut mit der Osteopathie und mit manuellen Therapien kombiniert werden. Manche Krankenkassen übernehmen bereits die Therapiekosten.«*

WÄRMEANWENDUNGEN

Indikation: Muskelverspannungen • Rückenschmerz • Hexenschuss • Bandscheibenvorfall • Muskelschmerz bei Arthrose

MEINUNG DES MEDIZINISCHEN QUARTETTS

■■■ *Natürlich nur als begleitende Therapie. Und nie, wenn eine Entzündung im Vordergrund steht – dann verstärkt Wärme die Beschwerden.*

ROTLICHT: Wärmendes Infrarotlicht aus sogenannten Rotlichtlampen (Apotheke, Elektronikfachhandel) erhöht die Gewebetemperatur, weitet verengte Blutgefäße – so fördert es die Durchblutung und Entspannung verkrampfter Muskeln.
Vorsicht: Ist eine Entzündung (etwa der Muskeln oder Knochen) die Ursache der Rückenschmerzen, ist Kälte das Mittel der Wahl – Hitze verschlimmert die Beschwerden. Auch wichtig: Auf den richtigen Abstand der Lampe zur Haut achten (am besten den Arzt fragen!) – sonst drohen Verbrennungen.
Kosten: Etwa 11 Euro, die Kasse zahlt.

RÜCKENDECKUNG

So hilft Omas Wärmflasche!
Omas gute alte Wärmflasche hilft wirklich! Das haben britische Wissenschaftler des University College in London bewiesen. Ihre Erklärung: Spezielle Wärmerezeptoren des Körpers werden bei einer Temperatur ab 40 Grad aktiviert und blockieren dann Schmerzrezeptoren sowie chemische Botenstoffe, die uns den Schmerz erst so richtig fühlen lassen. Diese Schmerzminderung kann, so die Forscher, bis zu einer Stunde vorhalten.

KARTOFFELAUFLAGE: Lindert Schmerzen bei Schulter-, Nacken- und Rückenschmerzen, löst Verspannungen.
So geht's: 0,5 bis 1 kg Kartoffeln mit Schale kochen, abgießen, in ein Leintuch wickeln und zerstampfen. Auf eine wasserfeste Unterlage im Bett oder auf dem Sofa packen, mit der schmerzenden Stelle am Rücken direkt darauflegen. Etwa 10 bis 15 Minuten einwirken lassen. Dr. Tempelhof: »Allein durch das Selber-Zubereiten tut man sich mehr Gutes als mit einer Rotlichtlampe.«
FANGO: Das Wort »Fango« stammt aus dem Italienischen und bezeichnet Schlamm, der sich in Thermalquellen ablagert und Stoffe wie Tonerde, Kieselsäure, Aluminiumoxid, Eisenoxid und Magnesium sowie Spurenelemente wie Jod oder Brom enthält. Der Schlamm wird luftgetrocknet, gereinigt und zu feinem Pulver gemahlen.
So geht's: Für eine Packung mischt man das Pulver mit Wasser, erwärmt das Ganze auf etwa 50 °C und trägt es etwa 20 bis 40 Minuten lang auf die Schmerzregion auf. Die heiße Packung lockert verspannte Muskeln und regt die Produktion schmerzlindernder Endorphine an.
Kosten: Gibt's als Pulver oder Fangokompressen

(Apotheke), pro Stück ab etwa 16 Euro. Wichtig: Fangobehandlungen gibt's auch auf Rezept.

HEUBLUMENSACK: Man nennt ihn »das Morphium Kneipps«, weil er beruhigt, entspannt und Schmerzen lindert. Die heilende, feuchte Wärme des kneippschen Heusacks wirkt intensiver und länger als heiße Umschläge. Übrigens: Bei der klassischen Kneippkur wird das duftende Säckchen schon um fünf Uhr morgens auf die schmerzende Körperregion aufgelegt.

MOORBAD: Moorbäder sind bei Rücken-, Muskel- und Gelenkschmerzen eine anerkannte Therapie. Kuranstalten bieten Überwärmungsbäder an. Wirksam sind entzündungshemmende Substanzen aus dem Moor wie etwa die Huminsäure, außerdem die tiefenwirksame Wärme, die ein künstliches Fieber erzeugt. Sie stärken das Immunsystem, lindern Muskelverspannungen und Schmerzen, fördern die Durchblutung – die positiven Effekte sollen bis zu einem halben Jahr vorhalten. Experten empfehlen eine Kur von sechs Moorbädern, maximal zwei bis drei pro Woche. Die Kasse zahlt einen Zuschuss.

HYPERTHERMIE: Über eine spezielle Infrarotstrahlung wird das tief liegende Gewebe erwärmt (Sauna erwärmt nur die Oberfläche!) – bis maximal 40 Grad. Hilft gut bei chronischen Schmerzerkrankungen und Fibromyalgie. Gesetzliche Kassen übernehmen das nicht, private auf Anfrage.

BADEWANNE: Baden Sie in Rosmarin oder Fichtennadeln. Inhaltsstoffe wie Cineol, Kampfer, Borneol, Terpene verbessern die Durchblutung selbst in feinsten Blutgefäßen, lindern Entzündungen, lösen Verspannungen. Auf Seite 168 und 170 finden Sie Rezepturen zum Selbermischen.

KÄLTEANWENDUNGEN

Indikation: Bandscheibenvorfall, der schlecht auf Wärme reagiert • akute Gelenkentzündung • Ischiasbeschwerden • Zerrungen • Prellungen

Kälte wird immer bei Entzündungen eingesetzt. Und bei den Patienten, denen Wärme nicht hilft. Bereits Hippokrates wusste um die heilende Wirkung von Kälte und linderte in der Antike Fieber, Schmerzen, Schwellungen und Blutungen mit Eiswasser. Kälte betäubt den Schmerz. Sie verengt die Blutgefäße und blockiert die schmerzleitenden Nerven. Die Stoffwechselaktivität an der schmerzenden oder entzündeten Stelle sinkt.

RÜCKENDECKUNG

Wassertherapie bei Osteoporose?
Im Kurort Bad Füssing bewegt man sich in 39°C warmem, schwefelhaltigem Thermalwasser. Warum, erklärt der Osteoporosespezialist Dr. Christian Günther: »Wasser heißt ein bisschen Schwerelosigkeit – und das bedeutet Knochenabbau. Die Osteoblasten sind nur aktiv mit Knochenaufbau beschäftigt, wenn Sie sich bewegen – im Trockenen. Bewegung im Thermalwasser ist aber die Basis einer guten Osteoporosetherapie, um a) die Muskeln zu entspannen und b) die Beweglichkeit der Gelenke, auch der Wirbelgelenke, zu verbessern. Nur mit beweglichen Gelenken kann man mit Trockengymnastik die Muskeln aufbauen, die Osteoblasten wecken und auch Stürze verhindern. Stürze sind häufig der Grund für brechende Wirbel. Fehlt es an Muskelkraft, kann das auch ein Hinweis auf Vitamin-D-Mangel sein (Seite 66). Raucher haben übrigens ein doppelt erhöhtes Risiko, eine osteoporotische Fraktur zu bekommen.«

MEINUNG DES MEDIZINISCHEN QUARTETTS

■■■ *Bei richtiger Indikation empfehlenswert. Aber nur in Absprache mit dem Arzt anwenden. Mit Kälte kann man viel falsch machen.*

KALTE WICKEL zählen zu den milden Formen der Kälteanwendungen. Als kalte Auflagen eignen sich Fango, Heilerde, Moor, Schlamm, Quark oder Erbsen, um Haut und Gewebe Wärme zu entziehen, Schmerzen zu lindern und Entzündungen zu hemmen. In der Sportmedizin sind natürlich die praktischen Kühlsprays beliebt. Hier ein Wickelrezept:

▶ *Kalter Quarkwickel:* Zimmerwarmen Quark fingerdick auf ein Leinen- oder Baumwolltuch streichen. Auf die schmerzende Stelle legen und mit einem Handtuch fixieren. Den Wickel nach 30 bis 60 Minuten wieder entfernen.

EISPACKUNGEN: Eiswürfel in einen Gefrierbeutel geben und mit dem Fleischklopfer zerkleinern. Das Eis in einen dicken Waschlappen füllen, ein paar Minuten auf die betroffene Stelle legen. Falsch angewendet kann sich ein Problem verstärken: Also erst mit dem Arzt sprechen! Oder beim Physiotherapeuten eine Eismassage machen lassen.

KALTLUFTTHERAPIE (KRYOJET): Ein Gerät verdampft flüssigen Stickstoff, die Luft kühlt sich auf bis zu minus 180 °C ab. Mit einem Schlauch wird die kalte Luft aus 40 bis 60 Zentimetern Entfernung über die schmerzenden Gelenke geblasen. Die lokale Kälteanwendung lindert Schmerzen und macht die Gelenke beweglicher. Darum folgt auf die Kälte- meist eine gezielte Physiotherapie. *Kosten:* Eine Anwendung kostet etwa 8 Euro. Nicht alle Kassen zahlen, erkundigen Sie sich.

KÄLTEKAMMER: Mithilfe flüssigen Stickstoffs kann man die Luft in der Kammer auf bis zu minus 110 °C abkühlen. Dort hält man es drei Minuten aus. Die extreme Kälte blockiert Schmerzrezeptoren und schmerzleitende Nervenfasern, sodass man unmittelbar nach der Behandlung kaum noch oder gar keine Schmerzen verspürt. 90 Prozent der Patienten geben an, nach Ende einer sechswöchigen Behandlung (20 bis 30 Kältekammerbesuche) wesentlich weniger Schmerzen zu haben und die Dosis ihrer Schmerzmittel reduzieren zu können.

Kosten: Ein Aufenthalt in der Kältekammer kostet zwischen 15 und 20 Euro. Nicht alle Kassen unterstützen eine Ganzkörper-Kältetherapie.

KNEIPPANWENDUNGEN wie Güsse, Bäder, Wickel, Packungen können sowohl bei akuten als auch chronischen Rückenbeschwerden kleine Wunder bewirken. *Infos:* www.kneippbund.de

Spezifische Reiztherapien wecken den inneren Doktor

Die Therapien nehmen den Schmerz, beseitigen Energie- und Gewebeblockaden und setzen dadurch die Selbstheilung in Gang.

AKUPUNKTUR

Indikation: Hexenschuss • Ischiasprobleme • Phantomschmerzen • chronische Rückenschmerzen • Bandscheibenvorfall • nach Rückenoperationen • Arthrose

»Wie hätten Sie's gern? Mit Spritze oder Akupunktur?«, fragt heutzutage der Orthopäde. Nette Alternative: Man hat die Wahl zwischen einer und zwölf Nadeln. Was soll's. Spritzen kann man immer noch – und Ötzi hat's auch ausgehalten. Die Forscher fanden an der 5300 Jahre alten Gletschermumie Tätowierungen an Schmerzpunkten – eine Frühform der Akupunktur. Der arme Kerl litt unter Lendenwirbelsäulensyndrom und Arthrose. Die stählernen Einwegnadeln sind dünn. Aber lang. 10 Zentimeter. Auf dem Bauch liegend bleibt einem der Anblick erspart. Die Akupunkteurin streicht über die Meridiane. Entlang der Meridiane liegen über 300 Akupunkturpunkte in 1 bis 30 Millimetern Tiefe – je nach Körperbau. Ein Informationssystem des Körpers, ein Netzwerk der körperlichen, seelischen, geistigen Reaktionsfähigkeit (Seite 31). Eine neurophysiologische Verknüpfung, die wissenschaftlich belegbar ist. Durch diese unsichtbaren Bahnen unter der Haut strömt Lebensenergie. Chinesen sagen: Gerät der Fluss ins Stocken, werden wir krank. Die Akupunkteurin nimmt die Nadel mit Daumen, Zeigefinger und Mittelfinger am Griff, sticht sie mit einer gezielten Bewegung in die gespannte Haut – und schiebt sie langsam im Gewebe weiter, bis sie den Punkt erreicht hat. Sie trifft. Es kann sich anfühlen wie eine Mini-Explosion, ein Blitz. Seltsam, aber nicht schmerzhaft. Ein paar kleine Blitze später – entlang dem Rücken und am Po – wird der Körper schwer. Man fühlt, wie das Energiesystem schuftet: Die Botenstoffe Enkephalin und Dynorphin flitzen los, elektrische Impulse schwingen über das Rückenmark zum Gehirn zu den Hinterhornneuronen. Und dämpfen von dort den rebellierenden Ischiasnerv. Dr. Yang: »Indem wir die Energiepunkte reizen, können wir über elektrische Impulse Selbstheilungskräfte des Körpers anregen, Einfluss nehmen auf Abwehrkräfte, Nervenbotenstoffe und Hormonsystem, auf Muskelspannung, Durchblutung, Schmerzgeschehen.«

Eine lange Geschichte

In China gehört Akupunktur seit 5000 Jahren zur Medizin. Mit Bambus- und Bronzenadeln stellte man die Harmonie des Menschen wieder her, die in ihm selbst und die mit seinem Umfeld. Akupunktur harmonisiert Yin und Yang, bringt das Qi, die Lebensenergie, wieder zum Fließen (Seite 31). Die Nadeln lösen Blockaden, rücken Seele und Körper ins Gleichgewicht. Die im Gehirn ankommenden Reize kurbeln die Selbstheilungskräfte an und locken Botenstoffe, die den Schmerz vertreiben. Zwei Nadeln in der Kniekehle können binnen Minuten den Hexenschuss verschwinden lassen.

KREUZVERHÖR — **DR. YUEPING YANG**

Bei wie vielen Patienten schlägt die Nadel an? Je nach Beschwerden bei 60 bis 85 Prozent.

Wie erkennt man einen guten Akupunkteur? Daran, dass es einem besser geht. Bei akuten Schmerzen zum Beispiel oft schon nach der ersten Sitzung.

Wo hat Akupunktur ihre Grenzen? Bei Verletzungen. Und meist, wenn es schnell gehen muss. Die chinesische Medizin wirkt langsamer, hat aber kaum Begleiterscheinungen. Die westliche Medizin wirkt schneller, hat aber Nebenwirkungen. Manchmal ist die Akupunktur nur eine sinnvolle Ergänzung.

Wie lange hält die Wirkung an? Das kann ein halber Tag sein, aber auch Wochen, Monate, manchmal für immer.

Wie oft soll man sich behandeln lassen? Ein- bis dreimal pro Woche – mindestens ein Tag Pause dazwischen. Wer wenig Zeit hat, alle 14 Tage, dann lässt aber auch der Erfolg etwas auf sich warten.

Sie setzen zusätzlich zur Akupunktur ja auch Moxibustion ein ... Ja. Erwärmende Kräuter und Gewürze wie Ingwer und Beifuß werden angezündet und verstärken die Akupunktur. Sie hilft besser bei kältebedingten und hat gute Ergebnisse bei chronischen Rückenschmerzen.

Wann helfen die Nadeln der Chinesen?

Akupunktur wirkt nicht bei allen Menschen gleich – wie jedes Medikament. Und auch der Arzt muss sein Fach verstehen. Krankenkassenstudien zeigten, dass Akupunktur bei Rückenschmerzen fast doppelt so wirksam ist wie eine westliche Standardtherapie mit Antiphlogistika (entzündungs- und schmerzhemmende Mittel), Opiaten, Krankengymnastik und Massage. Und die Schmerzfreiheit hält auch noch nach sechs Monaten an.

Sehr erfolgreich ist die Akupunktur bei Hexenschuss, Ischiasproblemen und Phantomschmerzen – über ihren heilenden Einfluss auf das Nervensystem. Bei akuten Formen wie Hexenschuss zeigt sich die Wirkung meist schon nach ein bis zwei Sitzungen. Chronische Rückenschmerzen erfordern oft 10 bis 20 Sitzungen, idealerweise begleitet von Moxibustion (siehe Kasten) und Tuina-Massage (Seite 183). Bei Schmerzen nach Bandscheibenoperation sind oft über 20 Behandlungen notwendig. Wunderbar wirkt Akupunktur auch bei Arthrosen. 10 bis 20 Sitzungen können Schmerzen dauerhaft reduzieren.

Kosten: Eine Akupunktursitzung kostet je nach Aufwand zwischen 25 und 80 Euro. Die Kassen zahlen in der Regel – anfragen!

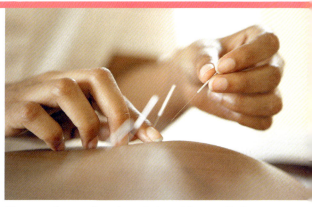

Was zugegebenermaßen schmerzhaft aussieht, vertreibt den Schmerz oft für mehrere Monate.

MEINUNG DES MEDIZINISCHEN QUARTETTS

■■■■ *Alle vier Experten halten Akupunktur für ein probates Mittel gegen Rückenschmerzen.*

AYURVEDA

Indikation: Verspannungen • Hexenschuss • Ischiasprobleme • chronische Rückenschmerzen • Arthrose

Das 3000 Jahre alte indische Medizinsystem Ayurveda (Sanskrit: Wissen vom Leben) gilt als die Mutter aller Heilkünste. Im Mittelpunkt steht der Mensch und seine individuelle Konstitution. Sie wird geprägt durch dessen persönliche Mischung der drei Energieformen (Doshas) mit den Bezeichnungen Vata, Pitta und Kapha. Die Philosophie: Sind diese drei Doshas nicht im Gleichgewicht, entstehen Krankheiten. Geheilt werden sie, indem man die Balance durch Entgiftungs-, Entspannungs- und Ernährungsmaßnahmen wiederherstellt.

Eine intensive Behandlungsmethode ist Panchakarma, eine mindestens zweiwöchige Reinigungskur, die durch das Trinken von Ghee (geklärter Butter), durch Ölmassagen, Schwitzkuren und ausleitende Verfahren (vom Einlauf bis zum Schröpfen) erfolgt. Dazu gehören auch eine konstitutionsgemäße Ernährung sowie Massagen, Yoga und Meditation. All das ist natürlich wie geschaffen für unser gestresstes Kreuz.

Kosten: Eine Ayurveda-Anwendung kostet je nach Aufwand zwischen 10 und 70 Euro. Kasse fragen!

MEINUNG DES MEDIZINISCHEN QUARTETTS

■■■ *Die Behandlung von Beschwerden darf nur nach Diagnose und Anleitung eines gut ausgebildeten Ayurveda-Arztes erfolgen.*

CHIROTHERAPIE

Indikation: Ischiasprobleme • Hexenschuss • Muskelverspannung • Fehlhaltung • Blockaden

Die Chirotherapie (griechisch: Handheilung) läuft auch unter dem Namen Manualtherapie oder manuelle Medizin. Sie umfasst heute nicht nur das Einrenken von Knochen. Mit verschiedenen Handgrifftechniken lockert man Muskelverspannungen, Wirbel- und Gelenkblockaden. Strecken und Dehnen verspannter Muskeln gehört ebenso dazu wie das »Einrenken« verschobener und verkanteter Wirbelgelenke. Dieses Heilprinzip hat eine lange Tradition: Schon im 4. Jahrhundert v. Chr. vermutete Hippokrates, dass zahlreiche Krankheiten mit der Wirbelsäule zusammenhingen – und riet zum »Einrichten verschobener Wirbel«. Bei einigen Indianerstämmen und anderen alten Völkern – Anrainer des Ägäischen Meeres, auch Ungarn und Polen – war es Brauch, dass Kinder barfuß über die Wirbelsäule ihrer Eltern liefen, wenn diese nach schwerer Feldarbeit an Rückenschmerzen litten. 1895 begründete der kanadische Gemischtwarenhändler und Magnetopath Daniel David Palmer die moderne Form der Chirotherapie, die heute von der modernen Schulmedizin anerkannt wird.

Vor der Behandlung sollte es immer ein Vorgespräch geben, eine körperliche Untersuchung und die Prüfung der Röntgenbilder. Dann spürt der Chirotherapeut versteckte Blockaden von Wirbelgelenken auf – und bringt die Gelenke durch gezielte Handgriffe mit einem Ruck wieder in ihre korrekte Stellung (»Manipulationsbehandlung«). Oder er setzt die »weiche Technik« ein, bei der verspannte Muskeln und Bindegewebe gedrückt und gedehnt werden (»Mobilisationstechnik«). Nicht geeignet ist eine chiropraktische Behandlung für Menschen mit akutem Bandscheibenvorfall, Osteoporose, Arthritis, Morbus Bechterew, Morbus Scheuermann, frischen Wirbelverletzungen sowie für Patienten mit Tumoren oder Metastasen.

Wichtig: Insbesondere die Behandlung der Halswirbelsäule ist nicht risikofrei, da hier lebenswichtige Arterien verlaufen. Werden diese eingeengt, können unter anderem Lähmungen, Sehstörungen oder Schlaganfälle auftreten. Umso wichtiger ist es, einen qualifizierten Therapeuten zu finden.

Kosten: Die Kasse zahlt die Behandlung, wenn der Arzt eine Zusatzausbildung vorweisen kann.

MEINUNG DES MEDIZINISCHEN QUARTETTS

■■■□ *Sehr wirksame Methode, die aber nur von einem spezialisierten Arzt durchgeführt werden sollte.*

OSTEOPATHIE

Indikation: Verspannungen • Blockaden • Hexenschuss • Ischiasprobleme • chronische Rückenschmerzen • nach Rückenoperationen • Arthrose

Noch mal kurz zusammengefasst: Der Osteopath arbeitet vor allem mit seinen Händen (Seite 22). Er spürt Blockaden in Gelenken, Muskeln, Organen auf – insbesondere im Bindegewebe, das den ganzen Körper durchzieht. Die Osteopathie

Durch Schieben, Drücken, Greifen, Ziehen regt eine Tuina-Massage die Selbstheilungskräfte an.

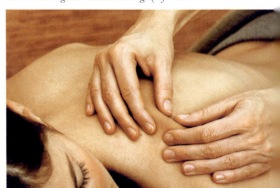

geht davon aus, dass der gesunde Körper ständig in Bewegung ist. Nicht nur Muskeln und Gelenke bewegen sich, auch Blut, Lymphe, Rückenmark, Herz, Lunge, Darm und Bindegewebe. Krankheit entsteht, wenn eine dieser Bewegungen im Körper an einer Stelle blockiert ist. Findet der Osteopath, den Körper abtastend, eine Blockade, dann versucht er, sie mit gezieltem Drücken, Ziehen und Schieben aufzulösen und die Selbstheilungskräfte zu mobilisieren. Manchmal reichen ein bis zwei Sitzungen, für chronische Leiden braucht er sechs und mehr.

Kosten: Pro Sitzung ab etwa 40 Euro beim Physiotherapeuten, bis 200 Euro beim ausgebildeten Facharzt (Internetadressen Seite 219). Noch zahlt kaum eine gesetzliche Kasse.

MEINUNG DES MEDIZINISCHEN QUARTETTS

■■■■ *Sehr empfehlenswert! Aber Vorsicht: Osteopath nennt sich schon ein Therapeut mit einer Wochenendausbildung. Achten Sie bei Physiotherapeuten und Ärzten auf ein anerkanntes Diplom, das eine mehrjährige Ausbildung garantiert.*

TUINA-MASSAGE

Indikation: Verspannungen • Blockaden • chronische Rückenschmerzen • TCM-Diagnose: Nieren-Schwäche

Dr. Yang erklärt sie folgendermaßen: »Tuina, auch Tuina-Anmo, ist als manuelle Therapie ein sehr wichtiger Teil der Traditionellen Chinesischen Medizin. Sie ist so etwas wie eine Mischung aus Elementen der Chiropraktik, der Akupressur und verschiedener Massagetechniken. ›Tui‹ bedeutet ›schieben, drücken‹, und ›na‹ heißt ›greifen, ziehen‹ – denn diese manuellen Techniken werden bei der Behandlung angewandt.«

Warum Tuina-Massage heilt

Die Massage wirkt erstens vor Ort: Blutzirkulation und Lymphfluss werden verbessert, verletzte Weichteile (Muskeln, Haut, Bindegewebe) behandelt. Zweitens hat sie natürlich auch eine Fernwirkung durch die Wechselwirkung von Punkten, Meridianen und Organen. Bei der Behandlung werden teilweise andere Meridiane berührt als bei der Akupunktur. Sie verändert Organfunktion, Körperflüssigkeit, Qi, Blut, Gedanken, Emotionen und vieles mehr. Durch den Ausgleich von Yin und Yang (Seite 31) reguliert Tuina den ganzen Körper. Die Behandlung kann durchaus etwas schmerzhaft sein, dafür wirkt sie dann aber auch.

Die Technik

Der Therapeut arbeitet mit Fingerkuppen, Handballen, Handflächen und dem Ellenbogen. Es geht darum, bestimmte Punkte der Meridianbahnen zu reizen. Die Haupttechniken sind Druck, Vibration, Bewegung auf dem Gewebe und »greifendes Kneifen«. Dabei entwickelt jeder Therapeut seine eigene Technik. Er manipuliert auch, ähnlich wie der Chiropraktiker, die Gelenke. Jede Behandlung erfolgt in drei Phasen: Aktivierung, Intervention und Harmonisierung. Eine Massage dauert rund 15 bis 30 Minuten. Eine Tuina-Behandlung umfasst meistens etwa zwölf Termine.

Der Behandlungserfolg hängt von Ausbildung und Erfahrung des Behandelnden ab. Natürlich muss er vor und nach der Behandlung den Patienten befragen, um zu erfahren, ob er den richtigen Weg einschlägt. Viele der westlichen Patienten reagieren mit einer Erstverschlimmerung stark bis sehr stark auf die erste oder die ersten beiden Behandlungen.

Kosten: Eine einstündige Massage kostet etwa 70 Euro.

MEINUNG DES MEDIZINISCHEN QUARTETTS

🟩🟩🟦 *Ausprobieren – und sich überzeugen lassen! Nicht anwenden bei akuten Infektionen, Tumoren, akuten Verletzungen, Schwangerschaft.*

DORN-METHODE

Indikation: Hexenschuss • Ischiasprobleme • Beckenschiefstand • Skoliose • Blockaden • Verspannungen

Kranke Rücken soll man drücken, so die Philosophie von Dieter Dorn, dem Begründer dieser sanften Therapieform. Vor seiner Zeit soll sie Kühen Erleichterung verschafft haben. Uns hilft sie bei einer Vielzahl von Wirbelsäulen- und Gelenkproblemen – von Hexenschuss über Beckenschiefstand und Skoliose bis zu Blockaden. Da an den Wirbeln auch Nerven ihre Ausgänge haben – und die chinesischen Meridiane dort verlaufen –, lindert sie viele weitere Beschwerden wie Schwindel, Kopfschmerzen, Magen-, Herz- und Atemprobleme.

Der Allgäuer Landwirt und Sägewerksbesitzer Dieter Dorn erlitt 1975 einen Hexenschuss – und ließ seine Schmerzen von einem betagten »Knocheneinrenker« aus dem Nachbardorf durch Daumendruck auf die Wirbelsäule kurieren. Später entwickelte der geheilte Landwirt diese Behandlungsform weiter. These der Dorn-Methode: Ursache vieler Rückenbeschwerden sind meist Beinlängenunterschiede, häufig verursacht durch einen Beckenschiefstand. Durch seitlichen Daumendruck werden die Wirbel wieder ins Lot gebracht, mit ein paar Handgriffen das zu lange Bein »verkürzt« beziehungsweise das entsprechende Hüftgelenk sanft korrigiert. Anders als bei der Chiropraktik gibt es auch Selbsthilfeübungen, mit denen der Patient seine Skelettmuskulatur stabilisieren kann.

So funktioniert's: Man genießt 20 bis 30 Minuten lang die durchblutungsfördernde, entspannende *Breuß-Massage* mit Johanniskrautöl. Dann überprüft der Therapeut durch sanftes Tasten die Stellung des Beckens, Kreuzbeins und der Wirbel von der Lenden- bis zur Halswirbelsäule, korrigiert Fehlstellungen durch Daumendruck. Die Behandlung ist vollkommen schmerzfrei. Ein guter Therapeut gibt dem Patienten Übungen für zu Hause mit: weil die richtigen Gelenkstellungen noch instabil sind und durch Übungen gefestigt werden müssen. Gut zu wissen: Die Dorn-Methode ist nicht wissenschaftlich bewiesen, es gibt keine staatlich geregelte Ausbildung. Wichtig ist die Erfahrung des Therapeuten. Angeboten wird die Behandlung von Heilpraktikern, Physiotherapeuten und naturheilkundlich tätigen Ärzten.

Kosten: Volkshochschulen bieten einzelne Kurse und das Erlernen von Übungen an (2 Stunden ab etwa 9 Euro). Eine Dorn-Behandlung (60 bis 90 Minuten) kostet etwa 100 Euro – die Kassen zahlen die Therapie in der Regel nicht.

MEINUNG DES MEDIZINISCHEN QUARTETTS

🟩🟩🟦 *Dieses Erklärungsmodell ist für Wissenschaftler zwar schwer nachzuvollziehen, hilft aber einigen Menschen wirklich.*

FUSSREFLEXZONENMASSAGE

Indikation: Verspannungen • Gelenkschmerzen • rheumatische Beschwerden

Diese Methode gehört zu den ältesten Heilweisen. Alle Kulturen haben sich schon früh auf den Fuß konzentriert und verschiedene Praktiken ersonnen. Als Begründer der modernen Fußreflexzonenmassage gelten der US-Arzt William Fitzgerald und die Masseurin Eunice Ingham,

SPEZIFISCHE REIZTHERAPIEN WECKEN DEN INNEREN DOKTOR | 185

> **RÜCKENDECKUNG**
>
> **Reflexzonenmassage für die Lendenwirbelsäule**
> Die Reflexzone der Lendenwirbel finden Sie an der Großzehenseite des Fußes, von der Ferse bis zur Mitte des Fußgewölbes, am Übergangsbereich zwischen Fußsohle und Fußinnenseite.
> ▸ Gleiten Sie mit dem Daumen (kurzer Fingernagel!) diese Zone entlang und suchen Sie sie mit sanftem Fingerdruck nach schmerzenden Punkten ab.
> ▸ Drücken Sie bei einem schmerzempfindlichen Punkt den Daumen kräftig in das Gewebe, ohne eine weitere Bewegung zu machen. Halten Sie den Druck, bis der Schmerz deutlich nachlässt.
> ▸ Dann behandeln Sie den nächsten Schmerzpunkt, bis alle aufgelöst sind.

die Anfang des 20. Jahrhunderts die Grundlagen erarbeiteten, sowie Hanne Marquardt, die sie seit 1958 weiterentwickelte. Das Prinzip: Spezielle Bereiche an den Füßen, die über Nervenimpulse mit dem Körper in Verbindung stehen, spiegeln den Gesundheitszustand der Organe wider. Eine Massage dieser Zonen regt die Selbstheilungskräfte an und harmonisiert Energien.
Also ich habe das kürzlich mal machen lassen. War völlig verspannt im Schulterbereich. Die gleichen grießigen Knoten, wie sie im Rücken saßen, fand die Therapeutin im Fuß. Und mit den Grießkörnern dort verschwanden auch die Knoten im Rücken. Von ihr hab ich gelernt, dass das über die Hände genauso funktioniert. Jetzt massiere ich mir immer mal wieder die Handflächen zwischen den Fingerknochen. Auch da sitzen bei Verspannung im Rücken Grießkörner. Ruhig mal ausprobieren. Da kann man nichts falsch machen.

Kosten: Eine Stunde Massage kostet etwa 35 Euro. Kasse fragen! Sinnvoll: ein Kurs oder ein Buch, um die Selbstbehandlung zu lernen (Seite 216).

MEINUNG DES MEDIZINISCHEN QUARTETTS

■■■ *Gut geeignet auch zur Selbstbehandlung. Eine wichtige Therapie gegen Rückenschmerzen ist im Übrigen, die Wahrnehmung über die Fußsohle zu verbessern und zu schulen. Sprich: barfuß laufen, mit Füßen Dinge greifen …*

NEURALTHERAPIE

> Indikation: chronische Rückenschmerzen • unspezifische Rückenschmerzen

Das Prinzip der Neuraltherapie (= Nervenbehandlung) ist simpel: Injektionen mit dem Lokalanästhetikum Procain ins Gewebe wirken über das Nervensystem an ganz anderen Stellen im Körper – und lindern so auch chronische Schmerzen. Der Düsseldorfer Arzt Ferdinand Huneke entwickelte die Methode zusammen mit seinem Bruder Walter ab 1925. Seine These: Innere Organe sind über Nervenstränge mit bestimmten Hautzonen verbunden. Wird dort ein lokales Betäubungsmittel injiziert, lassen sich auch Beschwerden in den Organen lindern. Berühmt ist das sogenannte Sekundenphänomen: Durch die Injektion eines Betäubungsmittels in den Bereich einer Oberschenkel-Knochenhautentzündung heilte Ferdinand Huneke innerhalb von Sekunden eine schmerzhafte Schultererkrankung.
So entstand die Huneke-Theorie von Störfeldern im Körper mit Fernwirkungen. Studien und Anwendungsbeobachtungen zeigen bis heute, dass die Neuraltherapie bei vielen Schmerzzuständen wirksam ist.
So funktioniert's: Durch Vorgespräch und Untersuchung spürt der Therapeut Narben früherer

Verletzungen, Unfälle, Operationen oder krank machende Zahnherde auf. Er injiziert Procain oder Lidocain in die Störfelder. Meist reicht eine Behandlung pro Woche. Es gibt drei Vorgehensweisen:

Lokaltherapie: Man injiziert das Betäubungsmittel dort, wo es wehtut. Zum Beispiel an Gelenkkapseln, Bändern oder Muskeln, Nerven.

Segmenttherapie: Reicht die Lokaltherapie nicht aus, muss weiter untersucht werden. Viele Organe haben eine Reflexzone im Rücken. Die Nerven aus dem entsprechenden Organ münden – zusammen mit den Nerven des Haut- und Unterhautgewebes vom Rücken – an einem bestimmten Wirbel in den Wirbelkanal, der Dickdarm zum Beispiel in L2 bis L4. Deshalb kann es im Hautareal neben diesen Wirbeln zu Schmerzen kommen. Dort behandelt der Neuraltherapeut den Darm. Manchmal muss er in die tief sitzenden Nervenganglien (Nervenbahnhöfe) stechen.

Störfeldtherapie: Jede Stelle des Körpers, die krankhaft verändert ist oder einen Fremdkörper darstellt, kann zum Störfeld werden. Ein Herd oder Störfeld kann die Funktion des ganzen Körpers stören und Schmerzen verursachen. Schmerzort und Schmerzverursacher liegen unter Umständen weit auseinander. Eine Narbe am Sprunggelenk kann zum Beispiel der Grund von Lendenwirbelsäulenbeschwerden sein, eine unbemerkte Zahnentzündung kann Schulter-Nacken-Beschwerden auslösen. Mögliche Störfelder sind: Zahnentzündungen, abgestorbene Zähne, chronische Mandelentzündungen, chronische Mittelohr- oder Kieferhöhlenentzündungen, Narben außen am Körper oder innen an Organen, Reizzustände der Prostata oder des gynäkologischen Raums. Etwa 70 Prozent aller Störfelder lassen sich übrigens im Kopf-Hals-Bereich finden. Störfelder werden ebenfalls mit einem lokalen Betäubungsmittel unterspritzt.

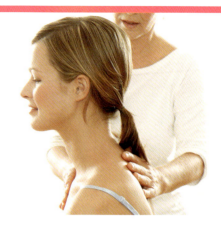

Rolfer richten Rückengeplagte mit Bindegewebsmassagen und Haltungsübungen wieder auf.

Kosten: je nach Aufwand, Schwierigkeit und Menge der anzuspritzenden Nerven zwischen 50 und 100 Euro pro Sitzung. Lokal- und Segmenttherapie werden von den Kassen übernommen, die Störfeldtherapie in der Regel nicht.

MEINUNG DES MEDIZINISCHEN QUARTETTS

Dr. Tempelhof: »Die lokalen Betäubungsmittel schalten falsche Impulse kurzfristig aus – ermöglichen dem Nervensystem, ›normal‹ zu werden. Der genaue Wirkmechanismus ist unbekannt. Vor allem Injektionen in tiefer liegende Nervenwurzeln sollten einem speziell ausgebildeten Facharzt vorbehalten bleiben.«

ROLFING

Indikation: Verspannungen • Fehlhaltungen • Wirbelsäulenschäden • Bandscheibenbeschwerden • Ischialgien • Arthrose • Skoliose • psychosomatische Beschwerden

Faszien sind straffe Häute aus Bindegewebe, die Knochen, Muskeln und Organe umhüllen und miteinander verbinden. Sie bilden ein dreidimensionales Netz, das die Grundstruktur des Körpers bestimmt. Faszien sorgen für die nötige

Körperspannung, um zu stehen, zu gehen, zu laufen, zu sitzen. Ständiger Stress, Tipporgien am Computer und eine falsche Körperhaltung zerstören die Struktur dieses Netzes. Die Faszien verkürzen sich, verkleben miteinander. Die Folge: chronische Verspannungen, Muskelschmerzen, Ermüdung und abgenützte Gelenke. Der Rolfing-Therapeut löst verklebte Bindegewebsschichten, dehnt das verkürzte Gewebe und lockert verhärtete Stellen mit präzisem und sensiblem Druck. Er hilft dabei, die Körperhaltung zu verbessern. Verspannungen verschwinden – und auch der Schmerz. Ziel der Behandlung ist es, die gesamte Körperstatik zu normalisieren und nicht nur einzelne Symptome zu vertreiben. Der Patient soll lernen, sich ökonomischer zu bewegen, um so Rücken und Gelenke weniger zu belasten.
So geht's: Um langfristige Erfolge zu erzielen, hat sich in der Praxis eine Serie von zehn aufeinander aufbauenden Sitzungen bewährt. Die ersten Sitzungen stehen ganz im Zeichen der Bindegewebsmassagen. Erst später kommen Übungen, die die Körperhaltung schulen, dazu. Jede Sitzung dauert zwischen 50 und 90 Minuten. Zwischen zwei Rolfing-Sitzungen sollten etwa zwei bis drei Wochen liegen, damit der Körper Zeit hat, die Therapie zu verarbeiten, und der Patient die gelernten Haltungsübungen verinnerlichen kann.
Kosten: Eine Sitzung kostet etwa 90 Euro. Kinder zahlen weniger, da die Sitzungen wesentlich kürzer sind. Manche Krankenkassen unterstützen die Therapie als präventive Maßnahme.
Kontraindikationen: Für Menschen mit Herzerkrankungen, akutem Bandscheibenvorfall, entzündlichen Erkrankungen, akutem Schlaganfall, Osteoporose, Lähmungen oder Krebs ist diese Therapie nicht geeignet. Und auch wer regelmäßig Blutverdünner einnehmen muss, sollte auf eine Rolfing-Behandlung besser verzichten.

MEINUNG DES MEDIZINISCHEN QUARTETTS

■■■ Dr. Tempelhof: *»Eine äußerst gute Methode, aber mitunter ganz schön schmerzhaft.«*

ATLASTHERAPIE NACH ARLEN

> Indikation: Muskelverspannungen im Lendenwirbelsäulenbereich • Nackenschmerzen • Kopfschmerzen, die von der Wirbelsäule ausgehen

Der Atlas ist der oberste Wirbel der drei Kopfgelenke, die den Kopf auf dem Körper ausbalancieren (Seite 104). All unsere Sinne sorgen dafür, dass wir den Kopf am liebsten gerade halten, damit wir die Orientierung im Raum nicht verlieren. Es gibt vier kleine Muskeln zwischen Schädel und Atlas, und die registrieren jede kleinste Stellungsänderung des Kopfes. Über einen wohldosierten Fingerimpuls auf den Atlas-Querfortsatz kann der speziell ausgebildete Arzt Einfluss auf den Spannungszustand der Muskulatur im Rumpfbereich bis in die Beine nehmen – und so Verspannungen lösen.
Kosten: 50 bis 100 Euro pro Sitzung. Fragen Sie bei ihrer Krankenkasse nach.

MEINUNG DES MEDIZINISCHEN QUARTETTS

■■■ *Hilft nicht nur Erwachsenen, sondern wirkt besonders bei Kindern. Muss aber von einem sehr gut ausgebildeten Therapeuten ausgeführt werden.* Dr. Tempelhof: *»Es gibt viele unterschiedliche Atlastherapie-Arten, auch mit Geräten, die nicht von Medizinern ausgeführt werden. Obgleich man immer wieder von guten Ergebnissen hört, muss aus medizinischer Sicht davor gewarnt werden, da über die ausgeprägten Nervenverbindungen zum ganzen Körper sehr viel durcheinandergebracht werden kann.«*

TRIGGERPUNKT-THERAPIE

Indikation: Muskelverspannungen • Rückenschmerzen infolge von Dysbalancen

Triggerpunkte sind schmerzenden Verhärtungen in einem Muskel, die ausstrahlen (Seite 110). Der Triggerpunkt wird immer begleitet von einem Ungleichgewicht der Muskulatur. Der Muskel, in dem der Triggerpunkt sitzt, verliert an Kraft, ein anderer Muskel in der Muskelkette kann sich übermäßig anspannen. Eine spezielle physiotherapeutische Behandlung mit Dehn- und Kräftigungsübungen stellt das Zusammenspiel der Muskeln in dieser Kette wieder her. Reicht das nicht aus, geht man durch unterschiedliche Techniken den Triggerpunkt direkt an. Der Therapeut übt einen starken Druck über die Hand oder einen Stab aus oder er zerstört den Triggerpunkt direkt über eine Akupunkturnadel, eine Spritze oder auch niedrig dosierte Stoßwellentherapie (Seite 175). Das Triggern integrieren Orthophäden, Osteopathen, Chirotherapeuten in ihre Behandlung. *Kosten:* pro Sitzung etwa 15 Euro. Gesetzliche Kassen zahlen in der Regel nicht.

MEINUNG DES MEDIZINISCHEN QUARTETTS

Triggerpunkte heilen selten von selbst, sie müssen behandelt werden. Diagnostik und Therapie der Triggerpunkte verlangen viel Erfahrung. Man muss die Muskelketten kennen.

Dr. Yangs Hausmittel: Akupressur

Indikation: Verspannungen • Hexenschuss • chronische Rückenschmerzen

»Durch Akupressur wird wie bei der Akupunktur blockierte Energie wieder zum Fließen gebracht und der Körper produziert schmerzhemmende Substanzen«, sagt Dr. Yueping Yang. Probieren Sie ihre Empfehlungen zur Selbstbehandlung aus. Sie werden spüren: Es lohnt sich. Denn Akupressur, der sanfte Fingerdruck auf spezielle Akupunkturpunkte, heilt chronische Rückenschmerzen im Lendenwirbelbereich besser als sogenannte physikalische Maßnahmen (Thermo-, Infrarot-, Elektro-, Bewegungstherapie), ergab eine Studie der National Taiwan University (Taipeh).

MEINUNG DES MEDIZINISCHEN QUARTETTS

Die schnelle kleine Hilfe für zu Hause. Damit kann man auch dem Partner etwas Gutes tun. Dr. Tempelhof: »Ich halte übrigens nichts von Akupressursets für zu Hause, schon gar nichts von denen mit Laser in der Hand des Laien. Kaufen Sie sich lieber ein gutes Akupressurbuch. Und nutzen Sie das Heilpotenzial Ihrer eigenen Finger.«

UND SO GEHT'S

▶ *Mit den Fingern kreisen:* Man drückt mit der Kuppe des Daumens (kurzer Fingernagel!) leicht auf den Akupressurpunkt und macht dabei eine feine, kreisende Bewegung im Uhrzeigersinn.
▶ *Leicht oder stark drücken?* Bei akuten Schmerzen sollte eher leicht, bei chronischen Beschwerden kann auch stärker gedrückt werden.
▶ *Muss man den Punkt genau treffen?* Keine Angst, das ist nicht so entscheidend wie bei der Akupunktur. Auch wenn man etwas danebenliegt, wirkt die Massage. Die Angabe »Daumenbreite« bezieht sich übrigens auf die Daumenbreite des Patienten.

Akupressur gegen Nackenschmerzen

Behandeln Sie die Punkte einfach der Reihe nach wie angegeben:

▶ *Dazhui* (»Punkt aller Strapazen«): liegt unterhalb des 7. Halswirbels – dessen Dornfortsatz steht prominent vor, wenn man den Kopf senkt – auf der Verbindungslinie der Schultern. **1** 10-mal kreisend drücken.
▶ *Fengchi* (»Teich des Windes«): etwa auf halber Strecke zwischen Ohrläppchen und Halswirbelsäule, der tiefste Punkt direkt unter der Kante, die der Kopf dort bildet. **2** 30-mal beidseitig kreisend drücken. Dann lassen Sie 10-mal den Finger mit sanftem Druck am Nacken entlang zur Schulter gleiten. Dort jeweils ein paar Sekunden verweilen, wobei der Druck bestehen bleibt.
▶ *Jianjing* (»Brunnen der Schulter«): Er liegt in der Mitte zwischen 7. Halswirbel (siehe Dazhui) und dem höchsten Punkt der Schulter. **3** Schlagen Sie mit der Kante einer halb offenen Faust locker 30-mal auf den Punkt.
▶ *Quchi* (»Windung des Teiches«): Winkeln Sie die Arme um 90 Grad an – nahe der Armbeuge ertasten Sie am Unterarm innen eine Vertiefung direkt am Knochen. Drücken Sie den Punkt in Richtung Knochen 30-mal kreisend, beidseitig.
▶ *Hegu* (»Rachen des Tigers«): an den Händen in der Grube zwischen Daumen und Zeigefinger. 30-mal kreisend drücken, beidseitig.
▶ Streichen Sie Ihre Oberarme hinten und seitlich kräftig jeweils 20-mal mit der flachen Hand aus.
▶ Zum Abschluss kneten Sie jeweils 5-mal alle Finger von der Mitte der Hand bis zu den Fingerspitzen durch. Dabei spielt die Reihenfolge der Finger keine Rolle. Allerdings hat man festgestellt, dass bei Nackenschmerzen meist die Seite mit dem kleinen Finger empfindlicher oder gar schmerzhafter reagiert. Dort kann man etwas mehr und stärker arbeiten.

Für alle Arten von Rückenschmerzen

Hier werden einige Punkte am Rücken behandelt – dafür brauchen Sie einen Partner. Um die folgenden Akupressurpunkte zu orten, legt Ihr Partner erst einmal beide Hände auf den Beckenkamm unterhalb der Taille, Daumen zur Mitte. Auf der Verbindungslinie zwischen beiden Daumen liegt leicht oberhalb der Dornfortsatz (knöcherner Vorsprung) des 4. Lendenwirbels (L4). Darüber liegt der knöcherne Vorsprung des L3 und darüber der L2. L4 und L2 brauchen Sie.
▶ *Shenshu* (Nieren-Punkt): 1,5 Daumenbreiten seitlich links und rechts unter dem Dornfortsatz des 2. Lendenwirbels (L2). **4**
▶ *Zhishi* (»Kleines Zimmer des Willens«): 3 Daumenbreiten seitlich links und rechts unter dem Dornfortsatz des 2. Lendenwirbels. **5**
▶ *Dachangshu* (Dickdarm-Punkt): 1,5 Daumenbreiten seitlich links und rechts unter dem Dornfortsatz des 4. Lendenwirbels (L4). **6**
Diese 3 Punkte beidseitig mit den Daumen jeweils 30-mal kreisend drücken.
▶ Dann auf dem Lendengebiet mit den Fäusten 10- bis 20-mal leicht »trommeln«.
▶ *Weizhong* (»Mitte der Beugefalte«): Wenn Sie etwas in die Knie gehen, bildet sich in der Kniekehle eine Querfalte. Den Punkt in der Mitte dieser Falte sanft bis mittelstark 30-mal drücken.
▶ *Yaoyan* (»Augen des Rückens«): Höhe 4. Lendenwirbel; 3 bis 4 Daumenbreiten links und rechts davon gibt's eine Vertiefung. Mit der Handinnenseite reiben, bis Wärme entsteht. **7**

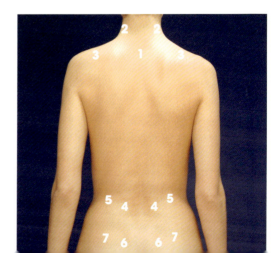

Hilfe bei Hexenschuss

Diese Akupressur können Sie gut selbst machen. Behandeln Sie die folgenden Punkte nacheinander, und zwar nur auf der Seite, auf der Sie der Ischiasschmerz plagt. Jeweils 10- bis 30-mal kreisend kräftig drücken, je nach Stärke der Schmerzen.

▸ *Sizhukong* (»Frei von feinem Bambus«): Am äußeren Ende der Augenbrauen gibt es eine kleine Vertiefung.
▸ *Hegu* (»Rachen des Tigers«): an den Händen in der Grube zwischen Daumen und Zeigefinger. 30-mal kreisend drücken, hier beidseitig.
▸ *Weizhong* (»Mitte der Beugefalte«): Wenn Sie leicht in die Knie gehen, bildet sich in der Mitte der Kniekehle eine Querfalte. Den Punkt exakt in der Mitte dieser Falte drücken.
▸ *Kunlun* (hoher Berg in Tibet): liegt an der Fußaußenseite auf Knöchelhöhe, in der Vertiefung zwischen Knöchel und Achillessehne.
▸ *Shenmai* (»Aufleitendes Gefäß«): liegt eine halbe Daumenbreite unter dem Außenknöchel.

Bewegungstherapien – für ein stabiles Muskelkorsett

Klar: Die Muskeln brauchen Bewegung. Die Physiotherapie mit ihren unterschiedlichen Konzepten spürt Haltungsfehler auf, beseitigt gezielt Muskelschwächen. Ein Muskelkorsett kriegen Sie im gesundheitsorientierten Fitnessstudio. Oder durch das Work-Hardening-Programm, das Patienten mit chronischen Rückenschmerzen den Wiedereinstieg ins Berufsleben erleichtern kann. Aber vielleicht ist für Sie eine Therapie wichtig, die die Seele mit einbezieht, die Ihre Körperwahrnehmung trainiert: Lesen Sie deshalb ab Seite 196 auch über Feldenkrais & Co.

PHYSIOTHERAPIE

> Indikation: Fehlhaltungen • Muskelverhärtungen (Myogelosen) • Ischiasbeschwerden • bewegungsabhängige Rückenschmerzen • muskuläre Dysbalancen • Bandscheibenvorfall • Rückenoperationen

Seit 1994 heißt die Krankengymnastik offiziell Physiotherapie. Von Physiotherapeuten angeleitete Übungen, die die Muskulatur dehnen und kräftigen, sind jedoch nur ein Bestandteil: Zur Physiotherapie zählen unter anderem auch manuelle Therapie, Wärme-, Kälte- oder Elektroanwendungen. Grob unterteilen lässt sich die Physiotherapie in einen aktiven Übungsteil – Bewegungs- und Halteübungen, um die Bewegungen zu harmonisieren und die Muskulatur zu kräftigen – und ein passives Training. Dabei führt der Therapeut die Bewegungen der Gelenke aus oder unterstützt sie, um die Beweglichkeit zu verbessern sowie die Muskeln zu lockern.
So funktioniert's: Der Arzt verordnet die Krankengymnastik (maximal sechs Anwendungen). Der Therapeut erstellt den krankengymnastischen Befund und den Therapieplan.
Kosten: 20 Minuten etwa 23 Euro. Bei Verordnung tragen gesetzliche Krankenkassen die Kosten, der Patient zahlt lediglich den Eigenanteil (10 Euro) je Behandlungseinheit.

Physiotherapeutische Verfahren

Die Therapeuten arbeiten mit vielen verschiedenen Verfahren – aus Platzmangel können wir leider all diese Therapien nicht beschreiben. Hier eine Liste der gängigsten Methoden, die alle empfehlenswert sind, wenn der Therapeut gut ausgebildet ist: manuelle Therapie, McKenzie-Konzept, Atemtherapie, Brügger-Therapie, Proprioceptive Neuromuskuläre Fazilitation (PNF), Funktionelle Bewegungslehre nach Klein-

RÜCKENDECKUNG

Der Muskel-Stufenplan

1. Stufe: Muskel testen

Am Anfang steht eine gezielte Muskeluntersuchung durch einen gut ausgebildeten Orthopäden, Manualmediziner, Osteopathen oder Physiotherapeuten. Man deckt Triggerpunkte auf, die die Muskulatur abschwächen oder verkürzen, ebenso: Fehlkoordination mit Überlastung falscher Muskelgruppen (die Schultermuskeln arbeiten mehr, weil der Pomuskel schwach ist). Moderne computergesteuerte Trainingsgeräte finden Muskelkraftdefizite, Seitenunterschiede und Kraft-Ausdauer-Schwächen. Tritt der Rückenschmerz erstmalig auf, ist dieser Test nicht unbedingt notwendig, aber empfehlenswert. Tritt der Schmerz allerdings noch einmal auf, sollten Sie diesen Test durchführen. Und bei chronischem Rückenschmerz ist er unbedingt erforderlich, weil jeder Patient mit chronischen Rückenschmerzen Muskelschwächen hat.

2. Stufe: Dysbalancen beseitigen

Mit einem spezifischen, überwachten Training werden schwache Muskeln aufgebaut. Hier führt kein Weg am speziell geschulten Physiotherapeuten oder Sportlehrer vorbei.

3. Stufe: Muskelkraft und Muskelausdauer

Dafür braucht man Trainingsgeräte. Anfangs bitte nicht ohne Anleitung eines Profis, der Haltungsfehler korrigiert.

Vogelbach, Mobilisation des Nervensystems nach David S. Butler, Behandlung nach Brunkow, Dynamische Wirbelsäulentherapie nach Horn, Analytisches Konzept nach Sohier, Chirogymnastik, Dynamische Integration, E-Technik nach Peter Hanke, Fascial Balancing, Konzentrative Bewegungstherapie (KBT), Mulligan-Konzept, Spiraldynamik, Schlüsselzonenmassage nach Marnitz, Bindegewebsmassage, Sensomotorische Fazilitation nach Janda, Schwimmtherapie nach der McMillan-Methode, Kombinationsmassage nach Schoberth, Lösungstherapie nach Schaarschuch & Haase, Neurostrukturelle Integrationstherapie (NST). Wer mehr über die Therapien wissen will: www.therapeuten.de

MEINUNG DES MEDIZINISCHEN QUARTETTS

■■■■ *Diese Therapieverfahren kann man durchweg empfehlen. Die Technik ist so gut wie der Therapeut, der sie anwendet.*

RÜCKENSCHULE

Gehen Sie zur Rückenschule! Inzwischen bieten fast überall Fitnessstudios, Volkshochschulen, Turn- und Kneipp-Vereine Rückenschulkurse an. Dort lernen die Teilnehmer, wie man sich im Alltag rückenfreundlich bewegt – richtig sitzt, steht, geht, hebt und trägt. Ein weiteres Element sind gezielte Kräftigungsübungen für den Rücken. Meistens endet der Kurs mit einer kleinen Entspannungseinheit, die nicht nur dem Rücken, sondern auch der alltagsgestressten Seele guttun. *Kosten:* Variiert von kostenlos bis 70 Euro. Viele Kassen übernehmen sie. Infos: www.vhs.de

KINESIOLOGIE

Indikation: Muskelverspannungen • akute und chronische Schmerzen

Das Wort »Kinesiologie« kommt aus dem Griechischen und heißt übersetzt »Lehre von der Bewegung«. Dr. George Goodheart entwickelte diese ganzheitliche Methode Anfang der 1960er-Jahre – basierend auf der Traditionellen Chinesischen Medizin, kombiniert mit Elementen aus der Ernährungswissenschaft, Chiropraktik,

Psychologie, Pädagogik, Schulmedizin und aus Naturheilverfahren.

Die Kinesiologie berücksichtigt nicht nur körperliche Symptome, sondern auch emotionale, mentale und umweltbedingte Faktoren, die den Menschen krank machen können. Voraussetzung für einen gesunden Körper ist, dass die Lebensenergie ungehindert in den Meridianen (Seite 31) fließen kann. Mithilfe von Muskeltests erfährt der Therapeut, ob Bewegungsapparat, Stoffwechsel und Psyche im Gleichgewicht stehen.

Und so funktioniert der Muskeltest: Die zu testende Person muss einen Arm oder ein Bein in einer bestimmten Position halten. Der Kinesiologe übt nun für etwa zwei Sekunden einen leichten Druck darauf aus. Der Muskel hält dagegen? Dann kann im dazugehörigen Meridian die Energie ungehindert fließen. Gibt der Muskel nach, weist das auf eine Energieblockade im entsprechenden Meridian hin. Diese Blockade kann mit verschiedenen Übungen gelöst werden: Sie entspannen den Körper, aktivieren seine Selbstheilungskräfte und sorgen für mehr Wohlbefinden.

Kosten: für eine Sitzung etwa 70 Euro.

MEINUNG DES MEDIZINISCHEN QUARTETTS

■■■■ *Dr. Tempelhof: »In der praktischen Arbeit haben sich die kinesiologischen Methoden sehr gut bewährt. Ich arbeite gern mit Kinesiologen zusammen. Leider zahlen nicht alle Kassen.«*

WORK-HARDENING

Indikation: chronische Rückenschmerzen • Rückenoperationen • Rückenverletzungen • Bandscheibenprobleme

Work-Hardening (»Arbeitsabhärtung«) ist ein neues Programm aus den USA, das mit Arbeitsbelastung unter Zeitdruck arbeitet – und dem

---

RÜCKENDECKUNG

Kieser-Training

Kieser-Studios bieten ein Rückenkrafttraining mit speziellen Geräten an. Werner Kieser, Begründer der Kieser Training AG, wurde in der Zeitschrift »Der Spiegel« als »Todfeind der Orthopäden« bezeichnet – warum, erklärt er selbst: »Die Rechnung ist einfach: Der Rücken der Deutschen kostet im Jahr etwa 20 Milliarden Euro, Arbeitsausfälle, Operationen und Renten mit eingerechnet. Mit präventivem Krafttraining und der Kräftigungstherapie könnten wir etwa 80 Prozent dieser Kosten vermeiden. Die Kräftigungstherapie empfehlen wir speziell bei chronischen Rücken- oder Nackenbeschwerden. Sie hilft auch bei Verschleißerscheinungen, Bandscheibenvorfällen, Wirbelgleiten oder Osteoporose. Denn die Beschwerden gehen oft mit einer schwachen Muskulatur einher.« (Mehr Infos unter www.kieser-training.com)

Patienten Selbstbewusstsein vermittelt. Mit dem Ziel, dass er in den Alltag und Beruf zurückkehren kann. Mit gezielten Übungen werden arbeitstypische Bewegungen und Haltungen trainiert, Schonhaltungen bewusst vermieden. Der Patient soll lernen, dass Schmerzen trotz Belastung nachlassen – und er soll seine Aufmerksamkeit weniger auf den Schmerz fokussieren. Häufig wird der Partner mit einbezogen. Das kann nur in multimodalen Programmen angewendet werden, mit psychotherapeutischer Betreuung. Angeboten wird diese Therapie in Rehazentren und Kliniken.

Am Anfang stehen ein Eingangsgespräch, in dem auch psychosoziale Belastungen aufgespürt werden, sowie eine medizinische Untersuchung. Dann trainiert man, angeleitet von Ergotherapeuten, alltags- und berufsrelevante Bewegungen und Belastungen. Darüber hinaus lernt der Patient in Gesprächen, seine körperliche Leistungsfähigkeit realistisch einzuschätzen. Gleichzeitig wird abgeklärt, ob diese mit den beruflichen Anforderungen übereinstimmt – oder ob eine Veränderung am Arbeitsplatz sinnvoll wäre (etwa Hocker statt Lehnstuhl, Akten sortieren statt Postkästen stapeln). Intensität und Zeitaufwand des Programms steigern sich stetig, der (Zeit-)Druck wird bewusst verstärkt, bis man wieder fit genug ist für eine Rückkehr an den Arbeitsplatz. Die täglichen Übungen dauern zwei bis sechs Stunden, die Therapie dauert vier bis sechs Wochen.

Kosten: In der Regel werden sie von den Kassen beziehungsweise nach einem Arbeitsunfall von den Berufsgenossenschaften übernommen.

MEINUNG DES MEDIZINISCHEN QUARTETTS

■■■ *Ein Punkt Abzug von Wolfgang Scheiber: »Ich lehne alles ab, was mit Druck und Zwang verbunden ist.« Dr. Yang: »Sanfter Druck auf Psyche und Körper ist durchaus positiv.«*

KRAFTTRAINING

Indikation: fast alle Rückenprobleme – um die Muskulatur zu stärken

Zwei- bis dreimal die Woche etwa 45 Minuten – das garantiert ein gesundes und starkes Muskelkorsett. Trainiert werden müssen alle Muskeln, nicht nur der Rücken – Muskelkraft, Balance und Koordination. Mit Fitnessgeräten, Hanteln, Flexband und so weiter. Geräte haben den Vorteil, dass sie bewegungsgeführt sind. Falsche Bewegungen sind weitestgehend ausgeschlossen. Nachteil: Geräte schulen weder die Koordination noch sind sie geeignet für den Ausgleich muskulärer Dysbalancen. Deswegen ist das Training mit kleinen Geräten wie Hanteln oder auch Flexband wichtig: weil nur sie die gesamten Muskelketten im natürlichen Bewegungsablauf trainieren und Dysbalancen beseitigen. Dieses Training sollte immer unter fachlich qualifizierter Anleitung gelernt und auch immer wieder korrigiert werden.

Kosten: Manche Kassen zahlen einen Bonus.

MEINUNG DES MEDIZINISCHEN QUARTETTS

■■■ *Alle europäischen Experten würden dem Krafttraining gerne mehr Punkte geben. Dr. Yang: »In China braucht man das nicht, weil die täglichen Bewegungsübungen wie Tai-Chi und Qigong das Muskelkorsett ein Leben lang trainieren.«*

RÜCKENDECKUNG

Das Medina-Programm »Gesunder Rücken«
Deutschlandweit kann man in rund 200 Fitnesszentren und Reha-Anlagen ein professionelles, qualitätsgeprüftes 12-Wochen-Programm für den Rücken buchen. Mit Gesundheits-Check durch Fachpersonal – vorher und nachher. Dann trainiert man wöchentlich zweimal, individuell angeleitet an Großgeräten. Man erntet mit spezieller Wirbelsäulengymnastik neben Kraft auch neue Beweglichkeit. Daneben hilft ein Seminar, etwas am Verhalten zu ändern, mit Schmerzen anders umzugehen, den Rücken nicht mehr als Last, sondern als wertvollen Lebensbegleiter zu sehen. Bislang haben die Teilnehmer in den drei Monaten 12 Prozent an Muskelleistung gewonnen. Und zu 28 Prozent ihr Verhalten geändert. Das Ganze kostet 480 Euro oder in der abgespeckten Version 200 Euro. Man hofft, dass bald alle Krankenkassen das Projekt bezuschussen (mehr dazu unter www.medina-gesundheit.de).

GASTKOMMENTAR   **PROF. DR. DIETER FELSENBERG**

VIBRATION HÄLT DIE MUSKELN STARK UND JUNG

Leiter des Zentrums für Muskel- und Knochenforschung in der Charité, Universitätsmedizin Berlin, erzählt von jungen Muskeln und Knochen und von Vibration.

Wie altert der Muskel eigentlich?

Um das festzustellen, untersuchten wir etwa 800 ältere Leichtathleten im Alter zwischen 35 und 95 Jahren. Wir wollten wissen, wie sich deren Muskelkraft und Muskelleistung verändert – also die in einem elastischen Muskel gespeicherte Energie, die uns vom Stuhl aufspringen lässt, die uns eine schnelle, dynamische Bewegung ermöglicht. Wir haben die Leichtathleten auf einer Bodenreaktionsplatte springen lassen und die entsprechenden Werte gemessen. Selbst diese Hochleistungssportler verlieren mit zunehmendem Alter an Muskelleistung. Nur: Die Durchschnittsbevölkerung verfügt über eine um 40 Prozent geringere Muskelleistung. Altern heißt also: Verlust an Muskelleistung.

Und was ist mit der Muskelkraft?

Die Muskelkraft ist entscheidend für den Einfluss auf den Knochen. Der Knochen wird über die Muskelkraft stimuliert. Und wenn die Muskelkraft nachlässt, dann wird auch der Knochen abgebaut. Das ist in vielen Studien dokumentiert. Bei den Sportlern haben wir natürlich auch untersucht, wie sich die Muskelkraft verändert. Und da haben wir gesehen, dass sich bei den älteren Sportlern die Kraft fast nicht verändert. Das heißt: Wenn ich trainiere, dann verliere ich praktisch keine Kraft. Und diese Muskelkraft hält den Knochen auch in seiner Festigkeit. Würden wir uns genug bewegen, gäbe es keine Osteoporose.

Was tun?

Nur zu sagen: »Bewegt euch!« – das reicht nicht. Man muss schon klare Anweisungen geben. Ich bekomme nur Kraftzuwachs, wenn ich auch Kraft trainiere, wenn ich gegen einen Widerstand meine Muskulatur anstrenge. Wenn ich ein Spaziergängchen mache, kann ich zwar Kondition trainieren, aber keine Muskelkraft. Man muss ein spezifisches Training machen, viele Treppen steigen, Anspurten, Power-Walking …

In immer mehr Orthopädiepraxen, Rehazentren, Physiotherapiestudios steht ein »seitenalternierendes Vibrationsgerät«. Was steckt dahinter?

Im All schwinden Muskeln, Knochen und Knorpel. Darum wird weltweit daran geforscht, wie man den Astronauten dieses Schicksal erspart. Heraus kam das seitenalternierende Muskelvibrationstraining mit dem Galileo-System. Mit dem wir auch in der Charité viel forschen, weil es ebenso irdische Probleme löst: Muskelschwund, Osteoporose, Arthrose.

Wie funktioniert das?

Man steht auf einer Wippe, die mit winzigen Auf-und-ab-Bewegungen die Muskeln im Körper dazu bringt, sich anzuspannen und zu entspannen. So bauen sich in wenigen Minuten Muskeln und Knochen auf.

Eine Wundermaschine?

Nein, aber ein Beschleuniger von Effekten. Der Galileo macht nichts anderes als jedes andere Krafttraining, nur eben wesentlich effizienter.

Wie testen Sie das?

In Bed-Rest-Studien. Das sind Studien, in denen die Probanden über Wochen nur im Bett liegen und sich nicht bewegen dürfen. So kann man den Effekt der Schwerelosigkeit auf den Körper simulieren. Die Ergebnisse der Bed-Rest-Studien sprechen für das Vibrationstraining: Die eine Gruppe wurde mit dem Galileo trainiert, die andere nicht. Wir konnten nachweisen, dass der Knochenverlust durch das Training fast gegen 0 ging. Und die Kontrollgruppe verlor ohne Training 30 Prozent an Muskulatur und 3,5 Prozent an Knochenmasse.

Welches Prinzip steckt dahinter?

Das Vibrationstraining arbeitet mit hohen Frequenzen von 27 Hertz. Das heißt, der Muskel zieht sich 27-mal pro Sekunde zusammen und streckt sich wieder – so, als wenn Sie 27-mal in der Sekunde ein Gewicht stemmen. Wer das Training vier Minuten lang macht, hat so viele Muskelzyklen wie bei einem 10-Kilometer-Lauf.

Tun die »good vibrations« auch dem Rücken gut?

Natürlich. Das Training beugt ja sogar Osteoporose vor. Das kommt jedem Wirbel zugute.

Tut es auch etwas für die Tiefenmuskulatur?

Ja, im Rahmen unserer Bed-Rest-Studien forschen wir gerade daran, wie sich die Tiefenmuskulatur durch Inaktivität verändert. Wir haben die Probanden acht Wochen ins Bett gelegt und mit Kernspinaufnahmen untersucht, welche Veränderungen am Muskelvolumen auftreten. Und da fanden wir erste Hinweise darauf, dass die Atrophie, also der Schwund der Tiefenmuskulatur, mit der Ausbildung von Rückenschmerzen zusammenhängt. Regelmäßiges seitenalternierendes Vibrationstraining kann die Atrophie der Tiefenmuskulatur stoppen. Es trainiert alle Muskelgruppen – auch die tiefen – so, wie man sie für die tägliche Bewegung braucht.

Kann man muskuläre Dysbalancen abbauen?

Gerade die Dysbalance ist eine Indikation für den Galileo, weil man auf dem Gerät die Bewegungen des Gehens nachvollzieht, also die Kombination der Muskelfunktionen für den komplexen Ablauf des Gehens trainiert. Um die Balance zu trainieren, reichen leichte Gewichtsverlagerungen in alle vier Richtungen, immer bis an die Grenze der Balancefähigkeit.

Die Massage liefert das Gerät ja auch gleich mit ...

Ja. Niedrige Frequenzen lösen Verspannungen und regen die Durchblutung an. Durch das Reflextraining regenerieren und optimieren sich die körpereigenen Regelkreise aus Muskeln, Bändern, Sehnen, Knorpeln und Nerven. Galileo-Training bei niedrigen Frequenzen (unterhalb 20 Hertz) dient auch zur Behandlung von unspezifischen Rückenschmerzen, zur Wiederherstellung und Verbesserung der Muskelfunktionen, insbesondere nach Immobilisation und Verletzungen, und es hilft gegen funktional bedingte Stressharninkontinenz.

Ist das Training anstrengend?

Ja. Aber nur kurz, denn nach zwei, drei Minuten ist das Training auch schon wieder vorbei. Danach läuft es sich wie auf Wolken, weich und ein wenig beschwingt. Wer es übertreibt, kann sogar Muskelkater bekommen – den man dann wieder mit einer niedrigen Frequenz aus den Beinen schüttelt.

Mehr Info und Bezugsquellen für einen Galileo Home auf Seite 217.

Körperwahrnehmungstherapien wirken Wunder

Wer unter einem akuten Rückenschmerz leidet und nicht will, dass er wiederkommt, dem kann schon eine Körperwahrnehmungstherapie allein helfen. Für Patienten mit chronischen Rückenschmerzen gilt: Sie brauchen eine ärztliche Schmerztherapie, Physiotherapie, Muskelkrafttraining, eine Entspannungstechnik – plus eine Körperwahrnehmungstherapie. Das wäre ideal …

ALEXANDER-TECHNIK

Indikation: Nacken- und Schulterschmerzen • stressbedingte Rückenprobleme • Muskelverspannungen • leichte Wirbelsäulenverkrümmung

Harmonische Bewegungsabläufe und eine aufrechte Körperhaltung haben großen Einfluss auf unsere Gesundheit. Störungen in dieser Harmonie führen zu seelischen und gesundheitlichen Problemen – das erkannte um 1890 der australische Schauspieler und Rezitator Frederic Matthias Alexander (1869–1955). Er stellte fest, dass sich die meisten Menschen beim Bewegen, Fühlen und Denken »zusammenziehen« und ihre Wirbelsäule damit in Bedrängnis bringen – für ihn die Ursache zahlreicher Krankheiten. So entwickelte er die heute weltweit bekannte F.-M.-Alexander-Technik, mit deren Hilfe Menschen lernen, ihre Haltung und Bewegung zu optimieren sowie bei Alltagstätigkeiten Fehlhaltungen und unnötige Muskelanspannung zu vermeiden. Der Erfolg bei stressbedingten Rückenschmerzen stellt sich, wenn man die Methode beherrscht, meist binnen weniger Wochen ein.
Kosten: Kurse gibt es an Volkshochschulen oder privaten Instituten/Lehrern. Gesetzliche Krankenkassen zahlen in der Regel nicht. Einführungskurse (1 bis 3 Stunden) etwa 40 bis 80 Euro, Einzelstunde etwa 40 Euro.

MEINUNG DES MEDIZINISCHEN QUARTETTS

■■■ *Schöne Technik, beliebt bei Tänzern und Musikern. Man braucht Geduld und Ausdauer, um sie zu lernen.*

FELDENKRAIS-METHODE

Indikation: Fehlhaltungen • Stress • Verspannungen • muskuläres Ungleichgewicht

Wie sich jemand bewegt, ist immer Ausdruck seines Ich-Bildes, seines Selbst-Bewusstseins. Da setzt die Methode von Moshé Feldenkrais an. Sie sieht sich nicht als Therapie, eher als Impuls zur Veränderung und Selbstentfaltung – durch Bewegung. Grundlage ist, sich den Zusammenhang von Bewegung, Sinnesempfindung, Gefühl und Denken bewusst zu machen. Feldenkrais-Schüler lernen, die eigenen Bewegungsabläufe wahrzunehmen und zu verändern. Klingen dabei auch Beschwerden ab, sieht man das als positiven Nebeneffekt. Und das passiert ganz, ganz oft. Die Übungen helfen, Bewegungseinschränkungen aufzulösen, eine bessere Haltung und Koordination zu lernen, Stress abzubauen, das emotionale Wohlbefinden zu verbessern, auch die Leistung von Sportlern zu optimieren. Die Erfahrung, dass Bewegungsmuster veränderbar sind, ermutigt dazu, auch Lebensmuster zu verändern, das Ich-Bild zu erweitern, das eigene Potenzial zu entfalten. Lernen kann man die Methode in Einzel- und Gruppensitzungen. Therapeuten finden Sie unter www.feldenkrais.de
Kosten: Gruppenunterricht kostet 10 bis 12 Euro je Stunde, Einzelstunden 50 bis 80 Euro.

MEINUNG DES MEDIZINISCHEN QUARTETTS

■■■ *Finden alle toll. Weil Feldenkrais einfach zu lernen ist und schnell wirkt – auf Seele und Körper. Der Arzt darf es sogar verschreiben.*

YOGA

Indikation: Nacken- und Schulterschmerzen • chronische Rückenschmerzen • Rückenschmerzen durch Fehlhaltungen • Muskelverspannungen • Arthrose

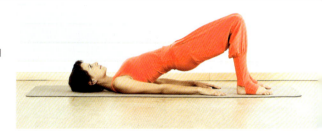

Yogaübungen sind in der Regel keine wilden Verrenkungen, sondern einfache Körperhaltungen, die intensiv wirken. Die Schulterbrücke zum Beispiel aktiviert unter anderem Kreislauf und Verdauung, stärkt die Rückenmuskulatur, vertieft die Atmung und beruhigt das Nervensystem.

Yoga ist eine über 3500 Jahre alte philosophische Lehre aus Indien. Den Übungsweg des Hatha-Yoga, der heute bei uns vorwiegend gelehrt wird, gibt es seit etwa 1200 Jahren. Sein Ziel: den Geist ruhig und klar werden zu lassen, die Ursachen körperlicher und seelischer Probleme zu erkennen und zu beheben, die Lebensqualität zu verbessern, Lebensenergie in Fluss zu bringen. Und das mithilfe von Körper- und Atemübungen, Entspannung, Selbstwahrnehmung, Konzentration und Meditation.

Speziell bei Rückenschmerzen sind viele Yogaübungen sehr hilfreich, da sie verspannte Muskeln dehnen und lockern, Bauch- und Rückenmuskulatur kräftigen, die Durchblutung anregen, Schmerzbotenstoffe bremsen – und auf Dauer resistent gegen Stress machen. Yoga üben kann jeder, nur ein bisschen Geduld und Ausdauer muss man (wie bei allen Übungsmethoden) mitbringen.
Wichtig: Yogaübungen sind nicht geeignet bei akuten oder chronischen Erkrankungen, bei Bluthochdruck oder akuten Bandscheibenproblemen. Vor dem Üben einen Arzt fragen!
Kosten: Yogakurse werden von Volkshochschulen und Yogaschulen angeboten – zehn Stunden kosten ab etwa 42 Euro. Als Präventivmaßnahme zur Krankheitsvorbeugung übernehmen viele gesetzliche Kassen heute die Kosten – vorher fragen!

MEINUNG DES MEDIZINISCHEN QUARTETTS

■■■ *Eine sehr gute Methode zur Vorbeugung, nicht im akuten Stadium. Wichtig für Rückenpatienten: Suchen Sie sich einen gut ausgebildeten Yogalehrer, der am besten auch »Rückenschulleiter« ist.*

ZILGREI

Indikation: Verspannungen • Ischias • Hexenschuss • chronische Rückenschmerzen • Bandscheibenvorwölbung • Rheuma • Arthrose • Skoliose

Zilgrei ist ein Selbsthilfesystem für den Bewegungsapparat. Der Begriff setzt sich aus dem Namen seiner Erfinder zusammen: der Yogalehrerin Adriana Zillo (*1933) und dem Doktor der Chiropraktik Hans Greissing (1925–2002). Die Methode arbeitet mit einfachen Übungen in die schmerzfreie Bewegungsrichtung und integriert Atemübungen. Sie enthält Elemente der klassischen manuellen Medizin sowie der Atem- und Bewegungslehre des Yoga. Zilgrei wird in der Regel in Kursen und Seminaren (unter anderem in Volkshochschulen) gelehrt oder in Physiotherapiepraxen angeboten. Einmal erlernt, kann der Patient die Methode auch zu Hause anwenden. Wissenschaftlich ist die Therapie zwar nicht belegt, in der Erfahrungsmedizin gilt sie aber

inzwischen als höchst wirksames Verfahren gegen Schmerzen aller Art.
Kosten: ab etwa 50 Euro (Einsteigerkurs). Einige Kassen bieten ihren Mitgliedern auf Verordnung kostenfreie Zilgrei-Kurse an. Private Kassen übernehmen manchmal die Kosten.

MEINUNG DES MEDIZINISCHEN QUARTETTS

■■■ *Dr. Tempelhof: »Die Methode hat einen Punkt verdient, weil sie viele Übungen für zu Hause anbietet.« Ein Punkt Abzug von Wolfgang Scheiber: »Keine Erfahrung.«*

EUTONIE

Indikation: Rückenschmerzen • Muskelverspannungen • Nervosität • Schlafstörungen

Eutonie kommt aus dem Griechischen (eu = wohl, gut, harmonisch; tonos = Spannung) und bedeutet so viel wie »Wohlspannung«. Begründerin der Therapie ist die dänische Physiotherapeutin Gerda Alexander (1908–1994). Ziel ist, im Alltag das richtige Maß an Anspannung und Entspannung zu finden. Mithilfe von Wahrnehmungsübungen lösen sich Verspannungen, und das Körpergefühl verbessert sich. Während des Übens richtet man seine Aufmerksamkeit auf den eigenen Körper. Zunächst nimmt man ihn im Kontakt wahr: indem man sich langsam und bewusst bewegt und dabei den Boden spürt, indem man Gegenstände wie Bälle oder spezielle Hölzer berührt. Dann lernt man auch, sein Körperinneres zu erspüren. Mit der Zeit entwickelt sich ein neues Körpergefühl, das zu einem besseren Umgang mit sich selbst und mit der Umwelt befähigt. Die Übungen kann man in Einzelsitzungen oder in der Gruppe erlernen.
Kosten: Pro Kursstunde bezahlt man etwa 40 Euro.

MEINUNG DES MEDIZINISCHEN QUARTETTS

■■■ *Weniger bekannt, nichtsdestotrotz sehr wirkungsvoll.*

Entspannungstherapien helfen loszulassen

Entspannungstherapien bauen über den Weg der Stressreduktion das Risiko für Rückenschmerzen ab. Allein über die Atmung ist tiefe Entspannung möglich – eine Atemtechnik stellte Dr. Yang auf Seite 146 vor. Auch Qigong enthält das Element »Entspannung«, das probierten Sie ab Seite 147. Hier stellen wir noch drei weitere Therapien vor.

AUTOGENES TRAINING

Indikation: stressbedingte Muskelverspannungen • Schulter-/Nackenschmerzen • chronische Rückenschmerzen • Rheuma

Autogenes Training ist eine Form der Selbsthypnose oder Autosuggestion (Selbstbeeinflussung): Mithilfe der Gedankenkraft und suggestiver Formulierungen steuert man unbewusste Körperfunktionen. Das geschieht durch regelmäßige Übungen, die verkrampfte Muskeln und Gefäße entspannen, Herz- und Atemtätigkeit regulieren. Entwickelt wurde diese Methode 1927 vom Berliner Psychiater Johannes Heinrich Schultz. Das Training ist in Übungen der Unter- und der Oberstufe eingeteilt – zur Tiefenentspannung reicht die Unterstufe. Hier gibt es sieben Übungskategorien mit speziellen Formeln. Jede dauert etwa drei bis fünf Minuten und wird im Sitzen oder im Liegen mit geschlossenen Augen durchgeführt. Autogenes Training wird meist in kleinen Gruppen, ein- bis zweimal die Woche, sechs

bis zehn Wochen lang vermittelt. Viele Volkshochschulen bieten Kurse an; aber auch entsprechend ausgebildete Ärzte und Psychotherapeuten geben Anleitungen. Das sollte man nutzen. Und dann zu Hause mit einer CD weitermachen.
Kosten: ab 30 Euro pro Stunde. Viele Krankenkassen zahlen einen Zuschuss oder veranstalten Kurse.

MEINUNG DES MEDIZINISCHEN QUARTETTS

■■■ *Wenn man's kann: sehr gut, um sich mitten im Alltag schnell mal zu entspannen und zu erholen. Dr. Yang: »Ich gebe bei all diesen Methoden meinen Punkt, möchte aber auf den Vorteil hinweisen, den wir in China genießen: Wir haben die Entspannung in unsere Bewegungsübungen integriert. Nicht nur als Prävention, sondern als Lebensphilosophie.«*

PROGRESSIVE MUSKELENTSPANNUNG NACH JACOBSON

Indikation: chronische Rückenschmerzen • stressbedingte Muskelverspannungen

Gelassenheit sorgt für entspannte Muskeln – Angst, Ärger und psychischer Druck dagegen gehen oft mit schmerzhaften Muskelverspannungen einher. Das beobachtete auch der amerikanische Arzt Edmund Jacobson, der Anfang des 20. Jahrhunderts die Muskelfunktion erforschte. Er fand heraus, dass durch ein gezieltes Anspannen und anschließendes Lösen einzelner Muskelgruppen eine tiefe Entspannung sowie geistige Ruhe eintreten.
Die Methode ist außer in Volkshochschulkursen leicht mithilfe von Büchern oder Hörbüchern zu erlernen und fast überall anwendbar. Ihr Vorteil: Man bekommt schnell ein Gefühl für Anspannung und Entspannung – auch in Stresssituationen. Zum Kennenlernen: Konzentrieren Sie sich auf eine Muskelgruppe, zum Beispiel auf die rechte Hand. Langsam zur Faust ballen, dabei die Muskeln der Hand bewusst spüren, immer stärker anspannen. 5 bis 8 Sekunden die Spannung halten, dann etwa 30 Sekunden lang bewusst wieder lockern. Übung wiederholen. 40 Sekunden pausieren, dann mit der nächsten Muskelgruppe (Arm, Schulter, Nacken, Rücken, Bauch, Becken …) weiterüben.
Kosten: Einen Kurs (sieben Übungsstunden) gibt's ab etwa 40 Euro. Gesetzliche Krankenkassen zahlen im Rahmen ihrer Präventivprogramme oft einen Zuschuss oder veranstalten selbst Kurse.

MEINUNG DES MEDIZINISCHEN QUARTETTS

■■■ *Ideal für die kurze Entspannung zwischendurch. Wolfgang Scheiber: »Wie die Qi-Atmung (Seite 146) eine Technik, die sehr schnell erlernt werden kann.«*

MEDITATION

Indikation: stressbedingte Rückenschmerzen • Muskelverspannungen der Schultern und des Nackens • chronische Rückenschmerzen

In der Ruhe liegt die Kraft … Der Begriff »Meditation« (lateinisch: meditatio = das Nachdenken; medium = die Mitte) steht für Techniken, die Menschen in einen Zustand der Ruhe und

Die Progressive Muskelentspannung nach Jacobson vertreibt Stress und auch Schmerzen mit bewusster Muskelan- und -entspannung.

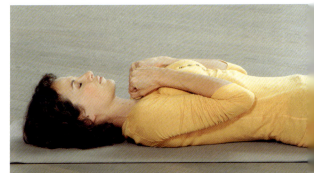

inneren Versenkung versetzen. Gedankenleere, vollkommene innere Stille öffnen den Weg in die eigene Mitte, zur inneren Quelle der Energie, der Freude und der Erkenntnis.
Meditationsanwendungen sind seit Urzeiten ein Bestandteil vieler Religionen: Im Hinduismus, Taoismus oder Buddhismus hat das Meditieren eine ähnliche Bedeutung wie das Beten im Christentum oder im Islam – und übt laut klinischen Studien wie das Beten eine entspannende, muskellockernde, entstressende und sogar immunstärkende Wirkung auf den Körper aus. Forscher wiesen nach: Während der Meditation wird das Gehirn in den sogenannten Alpha-Zustand versetzt, der unserer Einschlafphase entspricht. Das erklärt, warum sich verkrampfte Muskeln entspannen, ein zu hoher Blutdruck sinkt und die Sauerstoffversorgung des Körpers sich verbessert.

Es gibt viele verschiedene Meditationsarten, immer geht es darum, sich zu konzentrieren, alle äußeren Reize und alle Gedanken auszublenden, innerlich »leer« zu werden. Man kann sich zum Beispiel auf einen Reiz (wie den Atem), einen Gegenstand (wie eine Kerze) oder ein Mantra (also auf Worte) konzentrieren. Das nennt man passive Meditation. Oder man meditiert aktiv, indem man wandernd (etwa auf dem Jakobsweg), bogenschießend, Tai-Chi oder Yoga übend den Zustand der inneren Leere anstrebt. Für eine langfristige Wirkung sollte man seine Meditationsübungen über einen längeren Zeitraum möglichst zur selben Zeit am selben Ort durchführen, am besten täglich 30 Minuten.

Kosten: Meditation kann in Gruppen, aber auch in Einzelkursen, in Volkshochschulen, in kirchlichen Institutionen oder bei Privatpersonen erlernt werden. VHS-Einsteigerkurs (sechs Übungseinheiten) ab etwa 46 Euro. Die Krankenkassen zahlen im Regelfall nicht.

MEINUNG DES MEDIZINISCHEN QUARTETTS

■■■ *Braucht etwas Zeit fürs Lernen, aber sehr wirkungsvoll.*

Mentale Therapien überschreiben den Schmerz

Der Kopf hat ein Wörtchen mitzureden, was Schmerzen betrifft. Manchmal lohnt es sich wirklich, ihn mitzubehandeln. Da gibt es natürlich viele Therapien – das Rücken-Braining von Seite 139 kennen Sie ja schon. Hier weitere drei gängige.

BIOFEEDBACK

Indikation: Verspannung • chronische Rückenschmerzen • Arthrose

Biofeedback (englisch = Bio-Rückkoppelung) macht über einen Computerbildschirm eine unbewusste Muskelanspannung oder Körperreaktion sichtbar – und damit macht es sie bewusst. So können Patienten aktiv mit ihren Gedanken gegensteuern. Mit Gedanken Verspannungen lösen, Schmerzen vertreiben. Der Patient lernt ein Entspannungsverfahren, sitzt vor einem Computer, an der Rückenmuskulatur sind Elektroden angebracht, die messen die Muskelspannung und damit die innere Erregung. Das Ergebnis wird vom Computer als Grafik oder Ton angezeigt. Der Patient registriert so, ob er sich gerade an- oder entspannt – und tut etwas dagegen. Senkt die Muskelanspannung durch schöne Gedanken an das Meer, einen Sonnenuntergang … Mit der Zeit lernt er, sich aktiv zu entspannen. Er lernt im Labor: Wenn er an Meer und Sonnenuntergang denkt, entspannt sich die

HYPNOSE

Muskulatur. Und er baut es in den Alltag ein. Kosten: 80 bis 110 Euro pro Sitzung (bis 1 Stunde), die Kasse zahlt in der Regel nicht.

MEINUNG DES MEDIZINISCHEN QUARTETTS

■■■ *Dr. Tempelhof würde gern drei Punkte geben. Wolfgang Scheiber: »Das emotionale Codewort hat eine ähnliche Funktion.« (Seite 140)*

HYPNOSE

Indikation: chronische Rückenschmerzen • stressbedingte Muskelverspannungen • Rückenverletzungen

Schmerzen lindern durch Suggestion – dieses Heilprinzip erkannten Mediziner wie der schottische Arzt James B. Braid (1795–1860) bereits Anfang des 19. Jahrhunderts. Allerdings hielt er die Trance für eine Art des Schlafs, deshalb nannte er das Verfahren Hypnose – nach Hypnos, dem griechischen Gott des Schlafs. Inzwischen wissen die Forscher: Hypnose hat nichts mit Schlaf zu tun, das beweisen in Hirnscans die bei Hypnose verstärkten Alpha-Wellen – Gehirnwellen, wie sie im Zustand entspannter Wachheit auftreten. Die Trance gilt vielmehr als veränderter Bewusstseinszustand, bei dem das Unterbewusstsein aktiviert ist und das Bewusstsein, »der Verstand«, ruht. Die heutige Form der klinischen Hypnose zur Behandlung von seelischen und körperlichen Beschwerden geht auf den US-Psychiater Milton H. Erickson (1901–1980) zurück. An die 200 Studien haben seither die Wirkung von Hypnose vor allem zur Schmerzlinderung, Entspannung und Blutdrucksenkung belegt. Hypnose ersetzt weltweit bei immer mehr Operationen die Narkose. US-Forscher kamen nach einer Auswertung von 22 Studien mit Langzeit-Rückenpatienten zu dem Ergebnis: Hypnose kann die Schmerzen langfristig deutlich lindern. Der Einsatz von Hypnose in einer Hypnotherapie ist wissenschaftlich und klinisch anerkannt. Eine gesetzlich geregelte Ausbildung zum Hypnotherapeuten gibt es nicht. Eine seriöse Hypnotherapie bieten meist Psychiater, Psychotherapeuten oder Heilpraktiker mit Spezialausbildung an. So funktioniert's: Nach einem gründlichen Vorgespräch liegt oder sitzt der Patient in bequemer Haltung, der Therapeut leitet die Hypnose durch ruhige und monotone Sätze (»Sie liegen gerade an Ihrem Lieblingsstrand«) oder durch Augenfixierung ein. Der Patient blickt zum Beispiel auf ein Licht oder folgt mit den Augen einem Pendel. Durch Fragen oder suggestive Befehle verankert der Therapeut bei Patienten mit stressbedingten Muskelverspannungen zum Beispiel neue Möglichkeiten der Stressbewältigung, der Entspannung in deren Unterbewusstsein. Am Ende der Sitzung löst er den Trancezustand mit gezielten Anleitungen.

RÜCKENDECKUNG

Atemtherapie

Einen idealen Spannungszustand (»eutonisch«) finden, seinen Körper bewusst spüren, tief atmen statt flach und hektisch – nicht nur das bietet Atemtherapie. Sie reguliert und belebt alle Körperfunktionen, fördert Beweglichkeit, Bewegungslust, Ausdrucksfähigkeit und stärkt das Selbstbewusstsein. Es gibt viele Formen, die bei Rückenschmerzen und Haltungsfehlern (wie Skoliose) helfen.

Alle arbeiten mit sanften Körperübungen, manche mit bewusster Atemführung – wie bei der Qi-Atmung (Seite 146) –, andere betonen die Atem-Erfahrung, das Geschehenlassen, zum Beispiel »der erfahrbare Atem« nach Ilse Middendorf.

Der Patient fühlt sich wach und entspannt, kann sich meist an die Trancetherapie erinnern.
Kosten: etwa 80 bis 150 Euro pro Sitzung à 30 bis 60 Minuten. Eine Hypnotherapie umfasst 10 bis 20 Sitzungen. Gesetzliche Kassen übernehmen in Einzelfällen die Kosten – vorher fragen!

MEINUNG DES MEDIZINISCHEN QUARTETTS

▪▪▪▪ *Empfehlenswert, aber: 10 bis 15 Prozent der Patienten gelten als nicht hypnotisierbar.*

VERHALTENSTHERAPIE

Indikation: chronische Rückenschmerzen • stressbedingte Muskelverspannungen • Ischialgie • Bandscheibenprobleme

Stress, Angst und Ärger führen zu Muskelverspannungen und Rückenschmerzen – eine Entspannungs-, Stressbewältigungs- und Angstbekämpfungstherapie lindert also das Kreuzweh ... Diese These wird durch immer mehr Studien bestätigt: Begleitet man die klassische Behandlung von Rückenproblemen (Medikamente, Bewegung, Physiotherapie) mit einer gezielten Verhaltenstherapie, tritt der Heilerfolg messbar schneller ein. Mit weniger Schmerzen ist der Patient schneller wieder arbeitsfähig. Deshalb setzen viele Mediziner, Kliniken, Rehazentren oder Physiotherapiepraxen auf sogenannte multimodale Therapiekonzepte (= mehrere Behandlungsformen), die zusätzlich zur klassischen Rückenbehandlung auch eine Verhaltenstherapie anbieten.

Ein solches Therapiekonzept zur Behandlung chronischer Rückenschmerzen entwickelte die Techniker Krankenkasse gemeinsam mit der Deutschen Gesellschaft für Schmerztherapie. Erste Untersuchungen zeigten: Neun von zehn arbeitsunfähigen Patienten konnten sofort nach Therapieende an ihren Arbeitsplatz zurückkehren und waren deutlich schneller schmerzfrei als die Patienten, die keine Verhaltenstherapie machten.

So funktioniert's: Der Therapeut erklärt den Patienten die Entstehung eines Schmerzgedächtnisses sowie den Zusammenhang zwischen Seele und Schmerzintensität. Der Patient lernt, dass er die Krankheit und den Schmerz kontrollieren kann. Er lernt auch, die Angst vor den Schmerzattacken abzubauen, bei beruflichem und privatem Stress Verspannungen und Fehlhaltung zu vermeiden, die richtige Balance zwischen An- und Entspannung zu finden sowie depressive Stimmungen zu bekämpfen. Dabei arbeitet der Therapeut mit unterschiedlichsten Techniken, zum Beispiel mit Gesprächs- und Motivationstherapie, Visualisierungsübungen (wie unser Rücken-Braining, Seite 139) und vielem mehr. In Einzelfällen werden auch Antidepressiva verordnet.
Kosten: Die Kassen bezahlen Verhaltenstherapien auf ärztliche Verordnung!

MEINUNG DES MEDIZINISCHEN QUARTETTS

▪▪▪▪ *Bei chronischen Schmerzen eine wichtige Säule der Therapie.*

VIEL WIRBEL

... machte eine Studie Göttinger Forscher: Durch Selbsthypnose, zweimal pro Tag mithilfe spezieller Selbsthypnose-Kassetten/-CDs plus Verhaltenstherapie, kann der Schmerzmittelverbrauch um bis zu 75 Prozent gesenkt werden. Lassen Sie sich von Ihrem Therapeuten eine CD empfehlen.

MINIMALINVASIVE THERAPIEN UND OPERATIONEN | 203

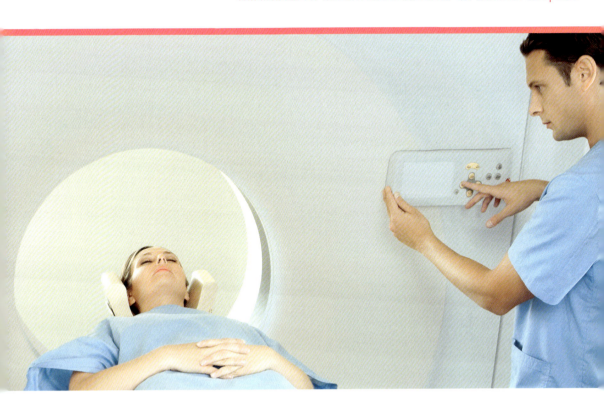

MINIMALINVASIVE THERAPIEN UND OPERATIONEN

Helfen all die konservativen Verfahren, die der Hausarzt, der Heilpraktiker, der Physiotherapeut oder Orthopäde verordnet hat, nicht, den Schmerz zu vertreiben, dann muss der Arzt etwas tiefer in den Körper gehen als mit einer normalen Spritze. Lesen Sie auf den nächsten Seiten über minimalinvasive Therapien – über die Injektion vor Ort, an die Nervenwurzel zum Beispiel, und über die etwas aufwendigeren Eingriffe, mit denen man mit Milchaufschäumern und Ähnlichem die Bandscheiben schrumpft. All das sind Eingriffe mit kleinstmöglichem Zugang (= minimalinvasiv) in den Körper. Sie sollen helfen, eine offene Operation zu vermeiden. Allerdings sind sie manchmal dafür kein Ersatz (mehr dazu ab Seite 212).

Übrigens: Hier verlässt uns nun das »Quartett« mit seiner Bewertung – zugunsten des fachmännischen »Duetts«. Hier sind einfach Orthopäden gefragt. Dr. Marianowicz und Dr. Tempelhof dürfen nun jeweils einen oder zwei Punkte vergeben.

MINIMALINVASIV: NUR MIT BLICK INS INNERE

Minimalinvasive Therapien haben viele Vorteile: Es blutet kaum, das Infektionsrisiko ist gering, die Wunde verheilt schnell. An der Wirbelsäule ist ja alles recht klein, wo man hinmuss, zum Beispiel die Nervenaustrittspunkte an den Wirbelgelenklein, der Epiduralraum zwischen Rückenmark und Knochenhaut. Eng, winzig. Dort muss man genau hin. Da spritzt man nicht einfach so. Da legt man nicht einfach so eine Sonde. Da lässt man vorsichtshalber das technische Auge mitgucken. Der Arzt braucht ein Bild von seinem Operationsfeld, damit er ständig regulierend eingreifen, die Kanülen, die Instrumente kontrollieren und exakt positionieren kann. Dafür gibt's den Magnetresonanztomografen (MRT) und den Computertomografen (CT). Dr. Marianowicz: »Auch nach 20 Jahren Erfahrung mache ich nichts ohne Bildgebung.«

Lieber ist Ihnen, lieber Leser, natürlich der MRT, weil der ohne schädigende ionisierende Strahlen arbeitet. Allerdings bringen ihn metallische Instrumente durcheinander, so stören zum Beispiel die üblichen Edelstahlnadeln das Bild. Nun, der Mensch ist ja dadurch, dass er sich aufgerichtet hat, erfinderisch. Er erfand die Kohlenstoffnadel. Es gibt Kohlenstoffnadeln mit einem Arbeitskanal und solche mit drei. In einem steckt das Endoskop. Das beleuchtet die Bandscheibe, das zu behandelnde Gewebe. Das reflektierte Licht dringt über den Kanal zu einer Kamera – und auf dem Monitor erscheint das Bild. Durch den zweiten Kanal dringt zum Beispiel Laserlicht zum Gewebe, mit dem der Operateur schneidet oder schweißt. Und über den dritten Kanal flutet er seine Spülflüssigkeit oder Medikamente an den Ort des Geschehens. Übrigens war Dr. Marianowicz zusammen mit Professor Grönemeyer einer der Ersten, die diese neue Nadel 2006 nutzten.

Tun die Spritzen in den Rücken weh?

Am Hals, an der Lendenwirbelsäule, am Nervenaustrittspunkt eine Spritze kriegen – da hat man doch Angst? Das muss doch höllisch … Dr. Marianowicz: »Es fließt kein Blut, die Nadeln sind dünn, sehr flexibel. In geübter Hand dauert die Prozedur Minuten. Sehr oft werde ich danach gefragt, ob wir denn schon angefangen haben.«

Ein gutes Spektrum ist gefragt

Minimalinvasive Therapien werden von Fachärzten in speziell apparativ ausgestatteten Zentren unter OP-ähnlichen Bedingungen durchgeführt. Der Erfolg der Therapien hängt von der Erfahrung und dem Können des Therapeuten ab. Die Kunst: Der Therapeut muss ein Spektrum an Therapien haben. Und nicht einen Hammer auf jeden Nagel hauen. Seien Sie skeptisch, wenn eine Praxis nur eine Therapiemethode durchführt – denn damit möchte man dann alle Diagnosen behandeln. Tja, dann woll'n wir mal …

RÜCKENDECKUNG

5 Stufen der Schmerzbehandlung
Erst wenn eine Stufe nicht anschlägt, versucht man es mit der nächsten:

1. Stufe: Konservative Methoden – von der Schmerztablette bis zur Verhaltenstherapie.
2. Stufe: Die interventionelle Schmerztherapie – Spritzen & Co. am Ursprung des Schmerzes.
3. Stufe: Mikrotherapie – kleine Reparaturen vor Ort.
4. Stufe: Endoskopische Eingriffe – Operationen mit winzigen Instrumenten und minimalem Eingriff ins Gewebe.
5. Stufe: Offene Operationen – herkömmliche OP mit großem Schnitt.

Die interventionelle Schmerztherapie

Der Arzt behandelt die Entzündung und den Schmerz am Ort der Entstehung – mit möglichst geringem Aufwand und Risiko. Nach Minuten ist man wieder draußen. Hier steigt der Schmerztherapeut mit der Stufenbehandlung ein, wenn konservative Maßnahmen nicht helfen. 80 Prozent kommen über diese Stufe nicht hinaus. Wichtig ist, so früh wie möglich herauszufinden, ob ein Nerv auf Entzündungshemmer anspricht. Tut er das nicht, muss man eventuell auf der nächsten Stufe weitertherapieren.

INJEKTIONSTHERAPIE

Indikation: Bandscheibenvorfall • Nervenwurzelentzündungen an der Hals- oder Lendenwirbelsäule • Schmerzen durch vernarbtes Gewebe nach Bandscheibenoperationen • Ischias • durch Nervenentzündung hervorgerufene Schulter-Arm-Beschwerden

Wenn konservative Maßnahmen wie Physiotherapie und Schmerzmittel keine Linderung bringen, kann eine Injektionstherapie helfen. Wichtig ist ja, den Schmerz zu nehmen – damit die Selbstheilungskräfte des Körpers arbeiten können. Ein Schmerzspezialist injiziert eine wirkungsvolle Kombination von lokalem Betäubungsmittel, Enzymen, Kochsalzlösung und schmerzlindernden und entzündungshemmenden Mitteln – mit einer Spritze direkt an die gereizte Nervenwurzel. Die Mischung wird individuell für das Problem zusammengestellt. Natürlich beobachtet der Arzt das Ganze auf einem Monitor.
Um die Schmerzquelle sicher identifizieren zu können, wird erst ein Kontrastmittel über die Injektionskanüle unmittelbar an die gereizte Nervenwurzel gebracht. Auf dem Monitor kontrolliert der Schmerztherapeut die richtige Position der Sonde. Erst dann injiziert er die Wirkstoffe über die Kanüle. Auf diese Weise gelangen die Medikamente an die zu behandelnde Nervenwurzel. Je nachdem, wo er hinspritzt, spricht man von einer …

▶ *periradikulären Therapie (PRT):* Zugang direkt an die Nervenaustrittspunkte
▶ oder von einer Epiduralen Spülung: Zugang vom Steißbein in den Wirbelkanal.
▶ Spritzt der Arzt auf Bandscheibenhöhe, nennt man die Technik *peridural (PDA)*.

Ziel der Therapien: den Teufelskreis aus Schwellung, Entzündung und Schmerz zu unterbrechen. Der Eingriff wird ambulant durchgeführt, erfordert lediglich eine lokale Betäubung und dauert nur einige Minuten. In den meisten Fällen lassen die Beschwerden dann schnell nach. Es wird empfohlen, die Therapie einige Male zu wiederholen – drei bis fünf Sitzungen im Abstand von fünf bis neun Tagen.

Kosten: Alle Kassen übernehmen die Kosten.

MEINUNG DES MEDIZINISCHEN DUETTS

■■■ *In 80 Prozent der Fälle verspricht diese schonende Therapieform einen Erfolg. Trotzdem muss man danach auch etwas für die Muskeln, die Haltung tun, damit der Schmerz wegbleibt.*

Mit einer Injektion vor Ort an die gereizte Nervenwurzel lindert Dr. Marianowicz Schmerzen.

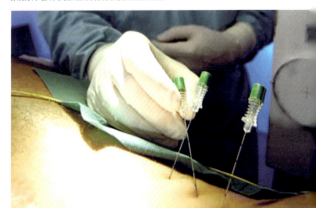

SCHMERZKATHETER (NACH RACZ)

Indikation: akute und chronische Bandscheibenvorfälle • bei beginnenden Lähmungserscheinungen nach neurologischer Abklärung • enger Rückenmarkskanal (Spinalstenose) • Verengungen am Austritt der Rückenmarksnerven (Foramenstenose) • schmerzhafte Narbenverwachsungen nach einer Operation

Die Racz-Methode wird inzwischen weltweit angewandt. Das Ziel der Behandlung ist es einerseits, die Nervenentzündung und damit den Schmerz zu lindern. Andererseits soll das auf den Nerv drückende Gewebe aufgeweicht und geschrumpft und damit der Nerv dauerhaft entlastet werden.

Unter lokaler Betäubung und Sedierung (Dämmerschlaf), wie bei einer Darmspiegelung, wird durch eine natürliche Knochenöffnung im Steißbein ein spezieller Katheter in den Wirbelkanal eingeführt. Diesen platziert der Arzt unter Röntgenkontrolle exakt an der entzündeten und eingeengten Stelle des Nervs. Dort werden über den Katheter verschiedene entzündungshemmende, schmerzstillende und narbenlösende Substanzen direkt an den Ort des Schmerzes gebracht. Mit konzentrierter Kochsalzlösung wird das umliegende Gewebe außerdem entwässert und geschrumpft. So drückt es nicht mehr auf den Nerv.

Bei Menschen mit Vernarbungen gibt man zusätzlich Hyaluronidase, ein Enzym, das Narben aufweicht. Nun kann der Körper selbst, ohne Schmerzen, mit dem Schaden fertigwerden. Für die Schmerzkatheter-Behandlung kann je nach Alter und Risikofaktoren ein kurzer stationärer Aufenthalt nötig sein – muss aber nicht. Jüngere und gesunde Patienten können ambulant behandelt werden. Zwei bis drei Tage lang wird die Behandlung morgens und abends wiederholt. Obwohl der Katheter in dieser Zeit liegen bleibt, darf sich der Patient dank dessen flexibler Struktur ungehindert bewegen. In der Regel gehen die Rückenschmerzen schon während der Behandlung zurück und man kann nach zwei bis drei Tagen auch seine Arbeit wiederaufnehmen, wenn man nicht gerade Betonflechter ist. Sport zu treiben ist nach zwei bis drei Wochen auch wieder erlaubt.

Kosten: Alle Kassen übernehmen die Kosten.

MEINUNG DES MEDIZINISCHEN DUETTS

■■■ *Sehr bewährt, wird in Deutschland seit 15 Jahren durchgeführt.*

FACETTEN-INFILTRATIONSTHERAPIE

Indikation: Arthrose der Facettengelenke

Kommt der Schmerz aus den kleinen Wirbelgelenken, aus den Facettengelenken – durch eine Arthrose (Seite 124) –, dann infiltriert man diese Gelenke, genauso wie man ein arthrotisches Knie infiltriert. Das heißt, man spritzt in die kleinen Wirbelgelenke Medikamente, die die Entzündung im Gelenk hemmen und die Arthrose lindern. Zum Beispiel Hyaluronsäure, Betäubungsmittel, Entzündungshemmer, Kortison. Die Prozedur wird zweimal wiederholt. Falls der Schmerz zwar erst einmal verschwindet, aber wiederkommt, hilft die nächste Stufe weiter: Die Thermokoagulation (Seite 209) ist die zweite Möglichkeit der dauerhaften Schmerzreduktion.

Kosten: Alle Kassen übernehmen die Kosten.

MEINUNG DES MEDIZINISCHEN DUETTS

■■■ *Wurzelreizungen bei Bandscheibenproblemen können damit nicht behandelt werden. Trotzdem wird das häufig gemacht.*

HYALURONSÄURE-INJEKTION

Indikation: nicht zu sehr fortgeschrittene Arthrose der Wirbelgelenke (Facettensyndrom)

Wenn der Knorpel in den Gelenken kaputt ist, reibt Knochen auf Knochen – und das tut weh. Der Arzt spritzt Hyaluronsäure, den Hauptbestandteil der körpereigenen Gelenkflüssigkeit, direkt in das schmerzende Gelenk und füllt so die Gelenkschmiere auf. Eine bis fünf Injektionen im wöchentlichen Abstand schaffen bei Arthrose bis zu sechs Monate Erleichterung.
Kosten: Gilt als Individuelle Gesundheitsleistung (IGeL), ein Behandlungszyklus kostet zwischen 100 und 250 Euro.

MEINUNG DES MEDIZINISCHEN DUETTS

Gehört zur Basistherapie der Arthrose der großen Gelenke. Viele Orthopäden wenden es auch beim Facettensyndrom an. Allerdings helfen nach Meinung des Medizinischen Duetts ein lokales Betäubungsmittel und Entzündungshemmung bei fortgeschrittenen Arthrosen besser.

ORTHOKIN-INJEKTIONSTHERAPIE

Indikation: Ischialgie • leichte oder mittelschwere Arthrose (Wirbel-, Hüftgelenk) • Nervenreizung durch Bandscheibenvorfall

Bei der Orthokin-Injektionstherapie setzen die Mediziner auf körpereigene Eiweißstoffe, die knorpelschützend wirken und die zugleich entzündungsfördernde sowie gelenkzerstörende Botenstoffe des Immunsystems hemmen, speziell das Interleukin 1. Eine Studie an Patienten mit ischiasbedingten Rückenschmerzen wies nach, dass sechs Monate nach einer Orthokin-Therapie deutlich mehr Patienten vollständig schmerzfrei waren als durch eine Kortisonbehandlung – und das mit erheblich geringeren Nebenwirkungen. Man entnimmt dem Patienten etwas Blut. Im Labor vermehrt man daraus den körpereigenen Entzündungshemmstoff, den sogenannten Interleukin-1-Rezeptor-Antagonisten (Il-1-RA), isoliert ihn, füllt ihn in Spritzen ab und friert das Ganze ein. Sechs bis acht (aufgetaute) Spritzen werden dann innerhalb von drei bis fünf Wochen in das betroffene Wirbelgelenk oder an die entzündete Nervenwurzel injiziert. Nach ein bis drei Jahren lässt die Schutzwirkung nach – die Therapie muss wiederholt werden.
Kosten: Ein Spritzenzyklus schlägt mit rund 1000 Euro zu Buche. Gesetzliche Kassen zahlen in der Regel nicht, private in Einzelfällen!

MEINUNG DES MEDIZINISCHEN DUETTS

Dr. Marianowicz ist der Meinung, dass solche Therapien die Methoden der Zukunft sind: mit körpereigenen Stoffen heilen. Dr. Tempelhof: »Theoretisch vielversprechend. Die Erfolge in der Praxis lassen noch zu wünschen übrig.«

RÜCKENDECKUNG

Stationäre Komplextherapie

Haben alle ambulanten Maßnahmen – einzeln oder kombiniert – keinen Erfolg gebracht, gibt es, bevor man sich operieren lässt, noch die Möglichkeit der stationären Komplextherapie, die von allen Versicherungen bezahlt wird. Hier werden schmerztherapeutische Techniken kombiniert mit intensiver physikalischer Therapie, mit Entspannungstechniken und psychosomatischer Betreuung, über zwei bis drei Wochen. Es gibt zahlreiche Kliniken, die sich auf die Komplextherapie spezialisiert haben. Mehr Infos zum Beispiel unter www.jaegerwinkel.de

Die moderne Mikrotherapie

Hat die Behandlung auf Stufe 2 auch nicht den gewünschten Erfolg, bedient man sich der Mikrotherapie: verdampfend, verkleinernd, aufpolsternd, spreizend …

BANDSCHEIBENVERKLEINERNDE UND -SCHRUMPFENDE EINGRIFFE

Indikation: leichter Bandscheibenvorfall

Bei einer krankhaften Veränderung der Bandscheibe kann Gewebe austreten und auf einen Nerv drücken. Ist die Bandscheibe vorgewölbt oder nur leicht vorgefallen, der Faserring aber (ganz wichtig!) noch intakt, können die Nervenwurzel oder der Wirbelsäulenkanal mit verschiedenen Methoden vom Druck entlastet werden. Der Patient liegt auf dem Bauch, wird örtlich betäubt, wenn nötig, versetzt man ihn in Dämmerschlaf. Mithilfe des Computerauges legt der Arzt in akribischer Maßarbeit über eine hohle Nadel einen Weg in die Mitte der Bandscheibe. Durch diesen Kanal führt man ein Instrument. Das Bandscheibengewebe wird vorsichtig teilweise verdampft beziehungsweise abgetragen, die Bandscheibe insgesamt etwas geschrumpft. Es kommt dadurch zur Druckentlastung des schmerzenden Nervs. Durch eine Testinjektion in die Bandscheibe (Diskografie) wird vorher sichergestellt, dass die Schmerzen tatsächlich von der geschädigten Bandscheibe ausgehen. Diese Verfahren werden angewendet:

▶ *Laser:* Über eine Glasfaser verdampft Wärme das Bandscheibengewebe, dessen Gallertkern zu über 90 Prozent aus Wasser besteht.

▶ *Dekompressor,* der an seiner Spitze ein Spiralgewinde hat. Diese schnell drehende Spirale – auch Milchaufschäumer genannt – schneidet in das Gewebe und saugt bis zu einem Gramm Gallertmasse aus der Bandscheibe heraus.

▶ *Nukleoplastie:* Radiofrequenzen erzeugen Wärme, verdampfen das Gewebe.

▶ *Hydrojet:* Funktioniert auch nach einem mechanischen Prinzip. Wie mit einem Hochdruckreiniger zerkleinert ein starker Wasserstrahl Bandscheibengewebe, das durch die Kanüle wieder abgesaugt wird. Der Eingriff dauert ambulant etwa eine halbe Stunde – und am nächsten Tag kann man schon wieder spazieren gehen.

Kosten: Die privaten Kassen zahlen, die gesetzlichen zum Teil. Erkundigen Sie sich vorher bei Ihrer Krankenkasse.

KREUZWORTRÄTSEL

Diskektomie: Darunter versteht der Arzt die Entfernung der ganzen Bandscheibe. Bis vor zehn Jahren war das die klassische Bandscheiben-OP. Heute nimmt man nur noch die ganze Bandscheibe heraus, wenn man eine Prothese einsetzt. Sonst rührt man die Bandscheibe, also den Faserring, nicht an. Man nimmt höchstens Teile des Kerns, des Nukleusgewebes, heraus. Also das, was den Druck auf den Nerv verursacht. Das nennt man **Nukleotomie**. Die Vorteile liegen auf der Hand: Keine große Wundfläche, man zerstört die Gefäße nicht, es bleiben keine Brocken zurück, die Gefahr von Narbenbildung und Entzündung ist geringer. Nun gibt es noch die **Sequestrotomie**, das Entfernen der Gallertmassen-Sprengsel, die aus einer aufgeplatzten Bandscheibe im Wirbelkanal oder woanders herumliegen (Seite 18).

Intradiskal bedeutet: in der Bandscheibe (Diskus).

Dekompression heißt: den Druck auf den Nerv oder in der Bandscheibe vermindern.

MEINUNG DES MEDIZINISCHEN DUETTS

■■■ *Laser und Dekompressor.*
■■ *Nukleoplastie.* Dr. Marianowicz: »Diese Verfahren machen viel Wirbel, sind aber wirklich nur für leichte Bandscheibenvorfälle geeignet.« Für den Hydrojet geben die Experten noch gar keinen Punkt, weil es keine Erfahrungswerte gibt. Vom Prinzip her ist die Methode aber nicht dumm.

INTRADISKALE ELEKTROTHERMISCHE THERAPIE (IDET)

Indikation: leicht verschlissene Bandscheibe, die Schmerzen auslöst

Mit der thermischen Bandscheibenfestigung behandelt man verschleißbedingt strapazierte Bandscheiben mit eingewachsenen Nerven. Durch Erhitzen festigt man das Fasergewebe im Bandscheibenring und zerstört zugleich die neu eingewachsenen Nerven und Gefäße. So erhält die Bandscheibe angeblich ihre Stabilität zurück und die Schmerzen schwinden.
Kosten: Die privaten Kassen zahlen, die gesetzlichen zum Teil.

MEINUNG DES MEDIZINISCHEN DUETTS

Dr. Marianowicz: »Kein Punkt, weil das Verfahren auf optisch gesunde Bandscheiben beschränkt ist – und da wird gerne auf Verdacht reingestochen.«

THERMOKOAGULATION DER WIRBELGELENKE

Indikation: Facettensyndrom • auch unterstützend • bei Bandscheibenbeschwerden

Macht ein abgenutztes Wirbelgelenk starke Rückenschmerzen, kann eine Hitzesondenbehandlung helfen. Unter C-Bogen- (Röntgen-Fernsehkamera mit niedrigerer Strahlenbelastung) oder CT-Kontrolle bringt man eine Thermosonde in die Wirbelsäule zu den schmerzenden Nervenfasern. Erst stimuliert man den Nerv zur Kontrolle, dann gibt man ein örtliches Betäubungsmittel – und nun erhitzt man die Sondenspitze kurz auf 75 bis 80 °C. Man verödet den kleinen Seitenast der Nervenwurzel (Ramus medialis) und unterbricht so die Schmerzleitung. Der Eingriff dauert etwa 30 Minuten, man kann sofort nach Hause. Wie lange der Schmerz nach der OP pausiert, ist unterschiedlich. In der Regel 12 bis 15 Monate, dann wächst der Nerv wieder zusammen. Kehren die Schmerzen zurück, kann man den Eingriff wiederholen.
Kosten: Die Kassen übernehmen es.

MEINUNG DES MEDIZINISCHEN DUETTS

■■■ *Der gleiche Prozess lässt sich übrigens auch mit Kälte durchführen (Kryotherapie). Die Schmerzunterbrechung hält aber nur drei bis vier Monate. Die Therapie kostet dasselbe, hier geben die Experten nur einen Punkt.*

SPREIZER

Indikation: mittelgradige Spinalstenose

Ist der Wirbelsäulenkanal (Spinalkanal) durch eine Bandscheibe oder Knochenanbauten eingeengt, kann das auf Nervenwurzeln oder Rückenmark drücken. Das zeigt sich mit diffusen Rückenschmerzen und meist mit Taubheitsgefühlen oder Schmerzen im Gesäß und in den Beinen. Man kann nicht weit gehen. Im fortgeschrittenen Stadium sind chirurgische Eingriffe nötig. Eine schonende Alternative zu den vorhandenen operativen Maßnahmen ist ein Implantat. Dabei handelt es sich um einen kleinen Spreizer, der zwischen die Dornfortsätze des betroffenen Wirbelsäulenabschnitts gesetzt wird. Er erweitert den Wirbelsäulenkanal, führt zur Linderung der Beschwerden.

Je nach Anatomie der Wirbelsäule des Patienten wählt man die Größe der Spreizer (es gibt von vielen Firmen verschiedene Modelle). Natürlich sollte der Patient nach dem Eingriff noch eine normale Haltung einnehmen können. Es muss kein Knochengewebe entfernt werden. Die relativ kurze Operation erfordert nur eine leichte Narkose und ist verhältnismäßig kostengünstig. Viele Patienten spüren sofort nach der Behandlung eine Erleichterung. Alle werden nach etwa 24 Stunden aus dem Krankenhaus entlassen. In der Regel können die Patienten zwei bis sechs Wochen nach der Operation ihre normale Tätigkeit wiederaufnehmen.

Kosten: Die privaten Kassen zahlen.

MEINUNG DES MEDIZINISCHEN DUETTS

■■■■ *Eine gute, schonende Alternative zur Laminektomie (Entfernung des Wirbelbogens, Seite 214). Gut für ältere Risikopatienten.*

BANDSCHEIBENZELL-TRANSPLANTATION

Indikation: Bandscheibenverschleiß • Bandscheibenvorfall (nach dessen Entfernung)

Mit einer dünnen Kanüle holt der Orthopäde Zellen aus einer Bandscheibe. Im Labor vermehrt man diese Zellen, züchtet neues Bandscheibengewebe. Sind genug Zellen herangewachsen, spritzt der Arzt sie mit einer feinen Nadel zurück in die Bandscheibe, aus der er sie vorher entnommen hat. Dort sollen die Zellen weiterwachsen, verschlissenes Gewebe ersetzen und Risse im Faserring kitten. Der Vorteil der Methode: Da man körpereigene Zellen in die Bandscheibe einbringt, stößt der Körper das Zellmaterial nicht ab. Bereits nach zwei Tagen kann man sich wieder normal bewegen. Nach einer Schonzeit von drei Monaten und positiver MRT-Kontrolle steht einem rückenstärkenden Training nichts im Wege. Nach einem Jahr hat sich die Bandscheibe vollständig regeneriert.

Kosten: Die Privaten zahlen zum Teil, die Gesetzlichen in der Regel nicht.

MEINUNG DES MEDIZINISCHEN DUETTS

Kein Punkt von beiden Experten: »Sehr aufwendig. Viele Versager. Extrem teuer.«

WIRBELZEMENT

Indikation: Wirbelkörpereinbruch bei Osteoporose • frische Wirbelkörperfraktur • Tumore • Wirbelkörpermetastasen

2,5 Millionen Menschen in Deutschland leiden an Wirbeleinbrüchen – die häufigste Komplikation bei Osteoporose. Bricht der Wirbel ein und schmerzt es höllisch, dann kann man das mit Knochenzement reparieren. Dafür gibt es zwei Methoden.

▶ Bei der *Vertebroplastie* spritzt der Chirurg unter Röntgenkontrolle und örtlicher Betäubung durch eine Kanüle flüssigen Knochenzement aus Kunststoff in den eingebrochenen Wirbel, um ihn zu stabilisieren. Um die Komplikationen gering zu halten, spritzt man erst ein Kontrastmittel, um zu sehen, wohin der Zement sich ausbreiten könnte. Denn auch wenn der Zement bioverträglich ist, darf er weder in den Wirbelkanal fließen noch in eine große Vene. Im Wirbelkanal kann er auf Nerven oder Rückenmark drücken und Lähmungen verursachen. Dringt der Zement in ein Blutgefäß, kann er eine Lungenembolie auslösen. Erst wenn mit dem Kontrastmittel sichergestellt

Mit Blick ins Innere: Endoskopische Operationen

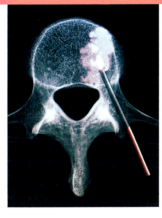

Hier sehen Sie, wie der Chirurg einen morschen Wirbelkörper restauriert. Über eine Kanüle stopft er die Löcher mit Wirbelzement (rosa).

Vor der offenen Operation hat man die Möglichkeit, minimalinvasiv zu operieren, also mit winzigen Instrumenten und meist lokaler Betäubung – allerdings haben diese Methoden ihre Grenzen.

PERKUTANE BANDSCHEIBENENTFERNUNG

Indikation: Bandscheibenvorwölbung • beginnender Bandscheibenvorfall an der Lendenwirbelsäule

Der Arzt sagt dazu: endoskopische perkutane Nukleotomie. »Perkutan« heißt: durch die Haut – ohne Schnitt. Man bringt von hinten über den Wirbelkanal ein schmales Rohr, das Endoskop, an den Ort des Geschehens. Der Chirurg arbeitet durch dieses Rohr. Er räumt mit Zangen und Häkchen gelockerte Knorpelmasse aus dem Wirbelsäulenkanal. Bis die Nervenwurzel vom Druck befreit ist. Das Ganze beobachtet ein Kamerasystem. Ein sehr schonendes Verfahren, allerdings ist bei vielen das Ergebnis nachher nicht viel besser als vorher. Denn bei dieser Methode ist die Sicht eingeschränkt. Sind Bandscheibenvorfälle zu weit nach oben oder unten gerutscht, dann besteht die Gefahr, dass Bandscheibenmaterial zurückbleibt – und bald wieder operiert werden muss. Am übernächsten Tag darf man nach Hause gehen. Die Schmerzen müssten beim Aufwachen weg sein.

Kosten: Alle Kassen übernehmen den Eingriff.

MEINUNG DES MEDIZINISCHEN DUETTS

▪▪ *Mäßige Erfolgsrate: 60 bis 70 Prozent.*

ist, dass keine gefährlichen Lecks zu erwarten sind, injizieren die Ärzte den flüssigen Knochenzement in den Wirbelkörper. Der Zement härtet aus, stabilisiert den betroffenen Abschnitt im Wirbel und lindert den Schmerz.

▶ Eine Weiterentwicklung ist die *risikoärmere Kyphoplastie* mit einem Ballonkathetersystem. Der Ballon schafft eine Höhle, der Biozement kann so mit niedrigem Druck eingebracht werden, er ist dickflüssiger, es kommt viel seltener zu Zementaustritten als bei der Vertebroplastie. Allerdings ist diese Operation zehnmal teurer: 4000 Euro. Eine Studie der Uniklinik Heidelberg zeigt: Binnen weniger Stunden oder Tage verschwinden Schmerzen. 30 Prozent der Operierten sind schmerzfrei, 60 Prozent erfahren eine deutliche Linderung. Bei 10 Prozent bringt die Operation gar nichts. Die Forscher stellten außerdem ein geringeres Risiko für weitere Wirbelbrüche fest.

Kosten: Den Wirbelzement zahlen alle, aber die Kyphoplastie zahlen nur die privaten Kassen.

MEINUNG DES MEDIZINISCHEN DUETTS

▪▪▪▪ *Wird leider viel zu selten gemacht, weil die Patienten zu spät kommen. Der Eingriff sollte innerhalb des ersten Monats nach dem Bruch durchgeführt werden. Bei Tumorpatienten kann eine bessere Lebensqualität erreicht werden.*

TRANSFORAMINALE BAND-SCHEIBENENTFERNUNG

Indikation: Bandscheibenvorfall am Hals

Man kann den Bandscheibenvorfall – wenn er sich in Richtung Nervenaustrittspunkt wölbt – auch von der Seite entfernen, über das Nervenaustrittsloch, das Foramen. Das nennt man transforaminale endoskopische Diskektomie (TED). Hier umgeht der Operateur die feinen Nervenstrukturen des Wirbelkanals, vermeidet Narbenbildung und Blutungen. Die OP dauert ein bis zwei Stunden, weil man durch die kleine Öffnung nur kleine Gewebeportionen herausholen kann. Wenn's gut geht, kann man am nächsten Tag nach Hause gehen.
Kosten: 2000 bis 3000 Euro.

MEINUNG DES MEDIZINISCHEN DUETTS

Dr. Marianowicz: »Das ist momentan en vogue. Ich würde mir das nicht machen lassen. Wenn OP, dann mikroskopische Nukleotomie« (Seite 213).

EPIDUROSKOPIE

Indikation: frischer Bandscheibenvorfall mit Sequesterbildung (abgetrennte Bandscheibenteilchen)

Die Epiduroskopie ist eine Spiegelung des Wirbelsäulenkanals. Eine winzige Kamera an der Spitze eines Katheters erlaubt dabei einen direkten Blick auf Schädigungen in diesem Bereich. Zudem können über den Katheter Spülungen vorgenommen, kleine herumliegende (frische!) Fetzen von Bandscheiben herausgeholt und entzündetes Gewebe mit Medikamenten behandelt werden. Dieser Zugang über das Kreuzbein ist risikoarm.
Kosten: Alle Kassen übernehmen den Eingriff.

MEINUNG DES MEDIZINISCHEN DUETTS

Wird heute vornehmlich zur Schmerztherapie eingesetzt. Möglicher risikoarmer Zugang für vorgefallene Bandscheiben.

... und zum Schluss: offene Operationen

Schwierigere Bandscheibenvorfälle, schwere Degenerationen und Fehlstellungen, die bereits zu Schädigungen an einer oder mehreren Nervenwurzeln geführt haben oder die schon längere Zeit bestehen, müssen operiert werden – wenn sie sich nach einem minimalinvasiven Eingriff nicht verbessert haben. Dabei wird das zwischen den Wirbeln gelegene, stabilisierende Band entfernt, um zu den betroffenen Nervenwurzeln vorzudringen. Unter Umständen müssen auch Teile des unteren und oberen Wirbelbogens abgetragen sowie Muskeln und Bänder teilweise abgelöst werden. Die vorgefallene Bandscheibe kann dann ganz oder teilweise entfernt werden.
Wie bei allen operativen Eingriffen entsteht an der behandelten Stelle ganz unvermeidlich Narbengewebe, das im ungünstigen Falle wuchern und seinerseits raumfordernd wirken kann. Unter Umständen ist dann eine weitere Operation zur Reduktion des Narbengewebes notwendig. Etwa 90 Prozent aller Bandscheibenvorfälle sind durch eine konservative Therapie, also ohne chirurgischen Eingriff behandelbar. Daher sollte man die Meinung eines zweiten Arztes einholen, ob eine Operation tatsächlich notwendig ist. Zu den möglichen Komplikationen bei einem herkömmlichen operativen Verfahren zählen Schädigungen an Nerven und Gefäßen, Entzündungen im Operationsbereich sowie allgemeine Wundheilungsstörungen, Nachblutungen und vor allem Narbenbildung.

Operation von vorn oder von hinten?

Kommt man operativ über den Bauchraum oder den Hals von vorn (ventral) an die Wirbelsäule, hat das folgenden Vorteil: Man umgeht den empfindlichen Epiduralraum im Wirbelkanal. Das bedeutet, das Narbenrisiko ist minimal. Jede Operation von hinten (dorsal) über den Epiduralraum birgt ein 10- bis 15-prozentiges Narbenrisiko. Narben bedeuten: neue, oft lebenslange Schmerzen. Der Versuch, Narben operativ zu entfernen, scheitert meistens. Es bleibt oft nur die Versteifungsoperation. Operationen an der Halswirbelsäule flößen einem mehr Angst ein – dabei sind hier die Ergebnisse, wenn man von vorn operiert, deutlich besser als bei Operationen an der Lendenwirbelsäule. Dort sind Operationen von vorn sehr, sehr aufwendig, man muss an den Eingeweiden vorbei zur Wirbelsäule. Das tut man nur, wenn es notwendig ist – zum Beispiel wenn Bandscheibenprothesen eingesetzt werden oder bei Versteifungsoperationen – und nicht zur Entfernung von Bandscheiben.

Speziell: Operationen an der Halswirbelsäule

Wie gesagt kommt man an die Halswirbelsäule viel einfacher heran als an den Rest. Weil man am Hals nicht so tief eindringen muss. Folgende Verfahren gibt es:

▶ *Ventrale Foraminotomie:* Macht man, wenn der Bandscheibenvorfall seitlich liegt. Man fräst von vorn die Nervenwurzel im Nervenwurzelkanal (Foramen) frei. Entnimmt über das Foramen Bandscheibengewebe.
▶ *Ventrale Diskektomie:* Man entfernt von vorn die Bandscheibe, versteift das Ganze. Oder setzt eine Prothese ein (Seite 215).
▶ *Dorsale Verfahren:* Man operiert von hinten. Dies versucht man heute zu umgehen.

MIKROSKOPISCHE NUKLEOTOMIE

Indikation: Bandscheibenvorfall

Der Chirurg macht einen kleinen Schnitt und öffnet den Rücken, bis er auf die gelben Bänder stößt. Dann nimmt er das Mikroskop und entfernt unter mikroskopischer Kontrolle das vorgefallene Bandscheibengewebe. Heutzutage operiert man nicht mehr die ganze Bandscheibe heraus. Man entnimmt nur noch das Gewebe, das die Nervenwurzel oder den Kanal bedrängt. Je nach Schwierigkeit dauert die Operation zwischen 45 und 90 Minuten. Eine Vollnarkose ist notwendig. Nach dem Eingriff bleibt man zwei bis drei Tage im Krankenhaus, dann kommt man zur Reha. Nach drei Wochen ist man wieder voll einsatzfähig. Bei 10 bis 15 Prozent aller Patienten entwickeln sich Narben.
Kosten: Die Kassen zahlen den Eingriff.

MEINUNG DES MEDIZINISCHEN DUETTS

■■■ *Dr. Marianowicz: »Das ist heute der goldene Standard – bei Bedarf die Operation der Wahl. Die nichtmikroskopische Nukleotomie mit Diskektomie wird heute noch gemacht, sollte man aber meiden. Es entwickeln sich häufiger Narben – und mehr Rückfälle.«*

VERSTEIFUNG: SPONDYLODESE

Indikation: Wirbelgleiten • Wirbelsäuleninstabilität • Narben nach Operationen • Osteochondrose • Facettensyndrom • nach mehrfachen Bandscheibenoperationen

Man versteift die Wirbelsäule in einem oder mehreren Segmenten mit Schrauben, Platten, Drähten, Stäben oder Knochen, wenn die Wirbelsäulensegmente instabil sind, Strukturen aneinanderreiben und Schmerzen verursachen. Die

Operation erfolgt normalerweise von hinten. In manchen Fällen, zum Beispiel bei starkem Wirbelgleiten oder bei übergewichtigen Menschen, muss man die Wirbelsäule zusätzlich durch den Bauchraum mit Knochen aus dem Beckenkamm von vorn stabilisieren.

Die OP dauert zwei bis sechs Stunden. Eine Vollnarkose ist notwendig. Anschließend muss man eine Woche im Krankenhaus bleiben. Nach etwa sechs bis zwölf Wochen – abhängig vom Alter und von der Anzahl der Etagen, die versteift werden – ist man wieder voll einsatzfähig. Nachteil der Versteifung: Man macht ja aus zwei Segmenten eines, indem man zwei Wirbelkörper verbindet. Das darunter und das darüber liegende Wirbelsegment haben dann das doppelte Drehmoment. Durch die Mehrbelastung verschleißen die darunter und darüber liegende Etage stärker, müssen oft nach fünf bis sechs Jahren auch operiert werden. Erst versteift man L5/S1, dann L4/5, dann L3/4 … Das passiert bei der Bandscheibenprothese nicht (Seite 215).

Kosten: übernehmen die Kassen.

MEINUNG DES MEDIZINISCHEN DUETTS

■■ *Die Ergebnisse sind sehr unsicher. Sollte man nur machen lassen, wenn es unvermeidbar ist. Dr. Marianowicz: »Studien zeigen: Nur 57 Prozent der Patienten geben eine deutliche Verbesserung an.«*

ERWEITERUNG DER NERVENAUSTRITTSLÖCHER: FORAMINOTOMIE

Indikation: seitlicher Bandscheibenvorfall • knöchern eingeengte Nervenwurzel (Foramenstenose)

Mittels der Foraminotomie öffnet und erweitert man das Loch, wo der Nerv aus dem Wirbelkanal tritt, nimmt so den Druck von der Nervenwurzel.

In der Lendenwirbelsäule schafft man sich mit einer Fräse ein Fenster, um an das Bandscheibengewebe zu kommen. Man muss also nicht über den Epiduralraum, in dem leicht Narben entstehen. An der Halswirbelsäule macht man das heutzutage fast nur noch von vorn, indem man den einen Teil der Bandscheibe entfernt und dann knöcherne Teilchen wegfräst.

Kosten: übernehmen die Kassen.

MEINUNG DES MEDIZINISCHEN DUETTS

■■■ *Häufig sind viele Einengungen vorhanden. Man muss vorher feststellen, welcher Nerv wirklich beeinflusst ist – um die Operation so klein wie möglich zu halten.*

ENTFERNUNG DER WIRBELBÖGEN: LAMINEKTOMIE

Indikation: schwere Spinalstenose mit zunehmender Einschränkung der Gehstrecke • neurologische Ausfälle

Eine Spinalstenose kann man sich vorstellen wie ein verkalktes Rohr. Dort, wo es dicht ist, macht der Chirurg eine Aussparung: Er entfernt von hinten einen oder mehrere Wirbelbögen samt der Dornfortsätze. So befreit er eingeengte Spinalnerven im Wirbelkanal von ihrem Druck. Auch in der Halswirbelsäule wendet man diese Operation an – vor allem, wenn das hintere Längsband verknöchert ist. Dann kann der Spinalkanal so eingeengt sein, dass auf dem Rückenmark Druck herrscht (Myelopathie) und die langen Nervenbahnen Schaden nehmen könnten. Manchmal entfernt der Arzt nur die Hälfte des Wirbelbogens, um die Stabilität der Wirbelsäule aufrechtzuerhalten. Dann spricht er von einer Hemilaminektomie. Laminoplastik heißt: Entfernen und Wiedereinsetzen des Wir-

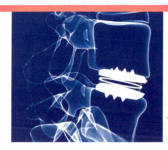

Manchmal hilft nur ein neuer Stoßdämpfer: Hier ersetzt eine Prothese eine kaputte Bandscheibe.

belbogens, mit Erweiterung des Spinalkanals. Der Eingriff dauert pro Etage etwa eine Stunde. Eine Vollnarkose ist notwendig. Nach der OP bleibt man noch drei bis sieben Tage im Krankenhaus. Nach drei Wochen ist man wieder einsatzfähig.
Kosten: übernehmen die Kassen.

MEINUNG DES MEDIZINISCHEN DUETTS

■■■■ *Erzielt gute Ergebnisse. Die Lebensqualität steigt, wenn man längere Strecken gehen kann.*

BANDSCHEIBENPROTHESE

Indikation: Osteochondrose, also Bandscheibenverschleiß • Schmerzen nach Entfernen eines Bandscheibenvorfalls • Bandscheibenvorfall in der HWS oder Instabilität der HWS

Wichtig: Wirbelgelenke müssen intakt sein. Ist eine Bandscheibe verschlissen, kann eine Bandscheibenprothese für Erleichterung sorgen. Aber nur, wenn der Verschleiß nicht schon am Knochen nagt. Die Prothese hat den Vorteil, dass das Segment beweglich bleibt – und nicht weiter unten, wie nach einer Versteifung, Probleme macht. Die Operation dauert pro Etage etwa eine Stunde. An der HWS kann man bis zu drei Etagen mit Prothesen versorgen. An der LWS nur maximal zwei. Dr. Marianowicz: »Dort ist alles offen – wie ein Scheunentor.« Deswegen kann man hier auch Bandscheibenvorfälle herausnehmen, durch eine Prothese ersetzen. Das macht man bei einem Bandscheibenvorfall in der LWS nicht, da müsste man über den Bauchraum operieren – und da gibt es wesentlich bessere, risikolosere Methoden wie die Nukleotomie (Seite 213).

Der Chirurg legt die verschlissene Bandscheibe frei, entfernt das Bandscheibengewebe, spreizt den nun entstandenen Raum zwischen den beiden Wirbelkörpern und passt die Prothese ein. Mit metallenen Fortsätzen hält die Prothese am Knochen fest, bis sie mit ihm verwächst. Sie besteht aus zwei titan- oder hydroxylapatitbeschichteten Metallplatten. Dazwischen liegt ein Kern aus Kunststoff oder Metall, der die künstliche Bandscheibe beweglich macht. Einen Tag nach der OP darf man wieder aufstehen. Nach einer Woche darf man nach Hause, aber sechs Wochen nichts Schweres heben oder tragen, bis zu einem halben Jahr mit rückenbelastenden Sportarten wie Tennis oder Skifahren pausieren. Ab der sechsten Woche nach der OP beginnt die Reha. Nach zwölf Wochen ist man wieder einsatzfähig. Eine Prothese kann auch Schmerzen bereiten. Die Bandscheibenetagen, die man ersetzt, sind nicht mehr gut erhalten – in sich zusammengefallen, osteoporotisch. Indem man in diesen verkleinerten Raum eine Prothese einsetzt, die den Abstand zwischen den Wirbelkörpern wieder vergrößert, verändert man eine Statik, an die sich der Körper gewöhnt hat. Darum klagen manche Menschen mit einer Prothese über funktionelle Probleme, Spannungsprobleme, Nackenschmerzen und Schmerzen durch Bänder und Gelenke.
Kosten: 4000 bis 10 000 Euro, die Kassen zahlen.

MEINUNG DES MEDIZINISCHEN DUETTS

■■■ *Die kurz- bis mittelfristigen Ergebnisse der Methode sind an der HWS bisher gut bis sehr gut. Für die LWS geben die Experten nur zwei Punkte, weil nur 63 Prozent der Patienten mit dem Ergebnis zufrieden sind.*

Bücher & Websites, die weiterhelfen

BÜCHER & CO.

Prävention
Aktion Gesunder Rücken e. V.: Rückengerechte Verhältnisprävention. Einkaufsleitfaden für rückengerechte Produkte. Verlag Aktion Gesunder Rücken e. V.
Freyer-Krause, Helga /Krause, Dietmar: Was für den Rücken gut ist. Der Ratgeber für jeden Tag. Kilian Verlag

Schmerz & Seele
Butler, David / Moseley, Lorimer: Schmerzen verstehen. Springer Verlag
Dunkel, R. Mathias: Das Kreuz mit dem Kreuz. Rückenschmerzen psychosomatisch verstehen und behandeln. Reinhardt Verlag
Morschitzky, Hans / Sator, Sigrid: Wenn die Seele durch den Körper spricht. Walter-Verlag
Storch, Maja u. a.: Embodiment. Die Wechselwirkung von Körper und Psyche verstehen und nutzen. Huber Verlag
Todd, Mabel: Der Körper denkt mit. Huber Verlag

Beschwerden & Therapien
Bauermeister, Wolfgang: Schmerzfrei durch Trigger-Osteopraktik. Südwest Verlag
Costa, Larry: Massage. Über 30 Anwendungen für Entspannung und Gesundheit. Dorling Kindersley
Flemming, Gerda: Die Methode Dorn. Eine sanfte Wirbel- und Gelenktherapie. Aurum Verlag
Friedrich, Andreas W.: Tai Ji Quan – Ruhe und Bewegung in Balance. Übungskurs mit CD. Gräfe und Unzer Verlag
Froböse, Ingo: Das neue Rücken-Akut-Training. Gräfe und Unzer Verlag
Gelb, Michael: Körperdynamik. Eine Einführung in die F. M. Alexander-Technik. Runde Ecken Verlag
Gensler, Petra: Kinesiologie. Übungskurs mit CD. Gräfe und Unzer Verlag
Greissing, Hans / Zillo, Adriana: Zilgrei gegen Rückenschmerzen. Goldmann Verlag
Hainbuch, Friedrich: Progressive Muskelentspannung nach Jacobson. Übungskurs mit CD. Gräfe und Unzer Verlag
Hildebrandt, Jan, u. a.: Lendenwirbelsäule. Urban & Fischer Verlag
Karven, Ursula: Yoga für dich und überall. Gräfe und Unzer Verlag
Kempf, Hans-Dieter u. a.: Schnellhelfer Rückenschmerz. Rowohlt Tb.
Kjellrup, Mariann: Eutonie: Bewusst mit dem Körper leben. Haug Verlag
Kornfield, Jack: Meditation für Anfänger. Goldmann Verlag
Maheshwarananda, Paramhans Swami/Bucher, Harriet: Yoga gegen Rückenschmerzen. Therapeutische Übungen mit Entspannungs- und Atemtechniken. Maudrich Verlag
Mertens, Wilhelm / Oberlack, Helmut: Qi Gong. Entspannt, gelassen und hellwach. Übungskurs mit CD. Gräfe und Unzer Verlag

BÜCHER & WEBSITES | 217

Scheiber, Wolfgang: Mentaltraining gegen chronische Rückenschmerzen! Books on Demand

Rücken-Braining – eine alternative Heilmethode. Books on Demand

Schwind, Peter: Alles im Lot. Eine Einführung in die Rolfing-Methode. Droemer Knaur Verlag

Sinel, Michael S. / Deardoff, William W.: Rückenschmerzen für Dummies. Damit das Kreuz mit dem Kreuz ein Ende hat. Wiley-VCH Verlag

Traversier, Rita, u.a.: TCM mit westlichen Pflanzen. Haug Verlag

Werner, Monika / v. Braunschweig, Ruth: Praxis Aromatherapie. Haug Verlag

Wiesenauer, Markus: Homöopathie Quickfinder. Der schnellste Weg zum richtigen Mittel. Gräfe und Unzer Verlag

DVD

Petri, Otto: Qi Gong – Der Weg zu grenzenloser Energie.
Bestellbar unter: www.tocinmedia.de

ZUM BESTELLEN

Vibrationstrainer, Trampolin & Co.

Einfach draufstellen – und man wird in Kurzzeit trainiert. Fünf bis zehn Minuten täglich stählen die Muskulatur, straffen das Bindegewebe und beugen Alterserscheinungen wie Arthrose und Osteoporose vor. Der Galileo Home Plus arbeitet mit seitenalternierender Muskelstimulation und eignet sich auch gut für Menschen mit Rückenschmerzen. Sogar das Abnehmen fällt leicht: Die Vibrationen wirken besonders auf Bauch, Beine, Rücken und Po.

Galileo – Weltraummedizin für zu Hause

Im Galileo stecken 15 Jahre Forschungsarbeit (auch für die Weltraummedizin) und über 30 klinische Studien. Der Galileo Home ist aktenkoffergroß und die Vibrationsfrequenz lässt sich – wie bei den großen Trainingsgeräten von Spitzensportlern – variabel von 12 bis 27 Hertz einstellen: von Entspannung und Lymphdrainage über leichtes bis hartes Muskeltraining. Gibt's bei www.fidolino.com mit Anleitung ab 3600 Euro (zzgl. Versand).

Das Fatburner-Mini-Trampolin

Muskel- und Ausdauertraining gleichzeitig: Das Fatburner-Trampolin wurde speziell für die Bedürfnisse übergewichtiger Menschen entwickelt. Die schwarze Sprungmatte mit höchster Elastizität und Lebensdauer garantiert einen optimalen Trainingseffekt. 20 Minuten auf dem Trampolin bringen genauso viel wie 30 Minuten Joggen. Das Mini-Trampolin passt mit 1,02 Meter Durchmesser in jedes Wohnzimmer und, wenn's sein muss, auch mal unters Bett. Für Rücken- und Gelenkgeplagte gibt es das Trimilin Swing. Das Fatburner-Trampolin gibt's für vier Gewichtsklassen, für Platzsparer optional Klappbeine. Selbstverständlich sind alle Fatburner-Trampoline TÜV- und GS-geprüft.
Von www.fidolino.com ab 189 Euro (zzgl. Versand).

Flexi-Bar & Flockenquetsche und mehr
Bei www.fidolino.com finden Sie auch andere Produkte, die die Autorin Marion Grillparzer empfiehlt – für Gesundheit, Fitness, für ein leichteres oder einfach nur für ein schöneres Leben. Zum Beispiel den Flexi-Bar für das Muskeltiefentraining. Eine Körperfettwaage, die Ihr biologisches Alter verrät. Mit Dörrapparat, Flockenquetsche, Getreidemühle und Mixer ernten Sie täglich einen Schwung Vitalstoffe – genau das, was Ihr Körper braucht. Wer will, bekommt hier auch handsignierte Bücher der Autorin. Alles kommt ganz bequem zu Ihnen nach Hause.

Bestellung und Information unter: www.fidolino.com
E-Mail: info@fidolino.com
Telefon: 089/40268135
Fax: 089/40268132

WEBSITES: INFOS ONLINE

... von Autorin & Experten
Marion Grillparzer:
www.mariongrillparzer.de
www.die-glyx-diaet.de (das Forum zum gemeinsamen Abnehmen)
www.xunt.de (der Blog der Autorin zum Thema Gesundheit)

Dr. Martin Marianowicz:
www.marianowicz-zentrum.de

Wolfgang Scheiber:
www.ruecken-braining.de

Dr. Siegbert Tempelhof:
www.dr-tempelhof.de

Dr. Yueping Yang:
www.chinamed.ch

Prävention
www.agr-ev.de (Aktion Gesunder Rücken e. V.)
www.haltungbewegung.de (Bundesarbeitsgemeinschaft für Haltungs- u. Bewegungsförderung e. V.)
www.bdr-ev.de (Bundesverband der deutschen Rückenschulen e. V.)
www.kneippbund.de
www.vhs.de (Volkshochschulen)

Beschwerden & Therapien

www.alexander-technik.org
(Gesellschaft der Lehrer/innen der F. M. Alexander-Technik e. V.)
www.ayurveda.de (Deutsche Gesellschaft für Ayurveda e. V.)
www.bandscheibe.com (Infos rund um Rückenprobleme)
www.bechterew.de
www.bruegger-therapie.de
www.dgco.de
(Deutsche Gesellschaft für Chirotherapie und Osteopathie e. V.)
www.daao.info (Deutsch-Amerikanische Akademie für Osteopathie)
www.deutsches-arthrose-forum.de
www.dgak.de (Deutsche Gesellschaft für Angewandte Kinesiologie e. V.)
www.dgbfb.de (Deutsche Gesellschaft für Biofeedback e. V.)
www.dgmm.de (Deutsche Gesellschaft für Manuelle Medizin)
www.dgom.info (Deutsche Gesellschaft für Osteopathische Medizin)
www.dgvt.de (Deutsche Gesellschaft für Verhaltenstherapie e. V.)
www.eutonie.de
www.fbl-klein-vogelbach.org (Funktionelle Bewegungslehre)
www.physioswiss.ch (Schweizer Physiotherapie Verband)
www.hypnose-dgh.de
(Deutsche Gesellschaft für Hypnose und Hypnotherapie e. V.)
www.kieser-training.de
www.oesg.at (Österreichische Schmerzgesellschaft)
www.orthinform.de
(Patienteninfo Berufsverband der Fachärzte für Orthopädie und Unfallchirurgie e. V.)
www.pain.ch (Schweizerische Gesellschaft zum Studium des Schmerzes)
www.physioaustria.at (Bundesverband der PhysiotherapeutInnen Österreichs)
www.qi-net.de (Medizinisches Qigong)
www.rolfing.org
www.schmerzhilfe.org (Deutsche Schmerzhilfe e.V., Selbsthilfegruppe)
www.schmerzliga.de (Deutsche Schmerzliga e. V.)
www.patienten.ch/vsp.html (VSP Vereinigung Schweizer Schmerzpatienten)
www.tai-chi-qigong.org (Deutscher Dachverband für Tai-Chi-Chuan und Qigong)
www.tcm-apo.de (Arbeitsgemeinschaft Deutscher TCM-Apotheken)
www.tcm.edu/Home.aspx (TCM-Infos und -Ärzte in Deutschland)
www.tcminter.net (TCM-Infos und -Ärzte im deutschsprachigen Raum)
www.therapeuten.de (hilft bei der Therapeutensuche)
www.wirbelsaeulenliga.de
www.yoga.de (Berufsverband der Yogalehrenden in Deutschland e. V.)
www.zilgrei.de

A

Acetylsalicylsäure 160, 168
Adrenalin 83, 85
Akupressur, Selbstbehandlung 113, 132, 188f.
Akupunktur 31, 33, 131, 133f., 158f., 179ff.
akuter Schmerz 72, 76, 90, 97, 103, 134, 159f.
Alexander-Technik 196
Alkohol 67, 126
Allergie 133
Alpha-Zustand 143, 200
Alterskyphose 106
Analgetika 160f.
Anamnese 100
Angst 20, 86, 91
Antidepressiva 162
Anitphlogistika 160
Anti-TNF-alpha-Spritzen 165
Aquafitness 63
Arachnoiditis 127
Arbeitsplatz 91, 93
-Ergonomie 51ff.
Armbeschwerden 103f. 115
Arnika 165
Aromatherapie 168
Arthritis 66
Arthrose 66, 78, 94, 97, 103ff., 120, 122, 124
Arztbesuch 4, 94f., 159
ASS 160f., 168
Atemtechnik 24, 31, 33
Atemtherapie 201
ätherische Öle 168
Atlas 15, 104, 187
-therapie 104, 187
Atrophie 26, 195
Aufmerksamkeitsdefizitsyndrom (ADS) 81
Aufrichtetheorien 13
Aufrichtung 78f., 141
-Haltung
Aufstehen vom Bett 40
Aufwärmen 59
Autogenes Training 198f.
Autositz, ergonomischer 42f.
Ayurveda 181

B

Baby 9
Bad 178
Badezusatz 168, 170
Bai Hui 6, 132
Balance 28
Bandage, elastische 176
Bänder 16, 18f.
Bandscheiben 15, 18, 25, 38, 35, 52f., 66, 72, 107
-belastung 38
-entfernung 211ff.
-entzündung 127
-Operationsrisiko 117
-prothese 215
-therapie 119
-verkleinernde u. schrumpfende Eingriffe 208
-vorfall 14, 27, 71, 78, 90, 94, 97–100, 102ff., 106f., 114–119, 122f., 129f., 133f., 176ff., 187, 190, 192, 205–215
-vorwölbung 39, 114f., 172, 197, 211
-zelltransplantation 210f.
barfuß gehen 38, 49f.
Bauchmuskeln 26
Bauchspeicheldrüsenentzündung 133
Beckenbodenmuskeln 26
Beckenprobleme 103

Beckenschiefstand 41, 78, 98
Bed-Rest-Studien 26, 195
Bein, kürzeres 41, 78
Beinbeschwerden 107, 115, 118, 120
Beinwell 165f.
Benzodiazepine 162
Beschwerden 102ff.
Bett 39f., 130
Beugemuskulatur 28, 78, 81
Bewegung 8, 36ff., 71, 76, 80f., 85, 144
-bei Akutschmerz 95
-mit Mentaltraining 144
Bewegungstherapien 33, 119, 147, 190ff.
Bilateral 115
Bildschirmarbeitsplatz 51ff.
Bindegewebe 22ff., 78, 186
Biofeedback 200
Blasenmeridian 31f.
Blockaden, Gewebe- 23, 179
Blockaden, Wirbel- 23, 78, 94, 103, 112
Blutdruck 85, 200f.
Blutegel 166
Blutuntersuchung 98
Bodyfeedback 80
Bor 67
Borreliose 118
Botenstoffe 83, 126, 132, 162, 177, 180, 207
Botox (Botulinumtoxin) 164
Brain-Catcher 142
Brain-Sticks 142
Brennnessel 166
Breuß-Massage 184
Brustwirbelkanal 16
Brustwirbelsäule 16, 105f.
Buckel 19, 45, 88, 98, 106
Bücken 8, 44ff.
Burn-out 87
Büro, Ergonomie 51ff.

C

Cauda equine 115
Cayennepfeffer 166
Cervix 16
Chi-Gerät 136
chinesische Medizin → TCM
Chirotherapie 97, 111f., 114, 172, 182
Chondroitinsulfat 168
chronische Schmerzen 14, 31ff., 36, 71, 75ff., 83f., 90–95, 99, 131ff., 140, 144, 162f., 166ff., 172f., 178ff.
Co-Analgetika 160
Codewort, emotionales 140f.
Computerarbeitsplatz 51ff.
Computertomografie 97, 99, 126, 164, 204
Coxibe (Cox-2-Hemmer) 161
craniosacrales System 22
Cremes 162
CT → Computertomografie

D

Dantian 146–154
Darm 132f.
Degenerativ 120f.
Dehnreflex 56
Dehnung 28, 56, 95, 108
-Übungen 56–62
Dekompression 208
denken → Gedanken
Depression 31, 33, 71, 76, 80, 82, 84, 86, 92f., 95, 117, 145, 171f.

depressive Verstimmung 82, 90
Diagnose 9, 71ff., 94, 96ff., 159
-TCM 32f., 100f., 170, 183
Diät 17, 126
Diclofenac 111, 161f., 165
Diskektomie 115, 208, 212f.
Diskografie 99, 208
Diskus 17, 208
-prolaps/-protrusion 71, 115
Diszitis 127
Dornfortsatz 15ff.
Dorn-Methode 21, 114, 184
dorsale Verfahren 213
Dorsoviszeralpunkte 32
3-D-Wirbelsäulenvermessung 98
Du Zhong 43, 134f., 170f.
ducken, sich 89
Du-Meridian 31f.
Duralsack 19
Dysbalancen 9, 27ff., 77f., 96, 188, 190f., 193, 195

E

Einlagen 135f.
Einrenken 113f., 182
Einsamkeit 37
Eislaufen 63
Eismassage/-packung 179
elastische Rückenbandage 176
Elektromyografie 84, 99, 118
Elektrotherapie 109, 111, 123, 172f.
EMG 84, 99, 118
Emotional Release 137
emotionale Belastung 28, 74, 78
Emotionen 15, 21, 33, 74, 80, 86, 141, 145, 183
Empfindungsstörungen 115
Endorphine 83, 131, 134, 163, 172f., 177
Endoskop 119, 204
Endoskopische Operationen 211f.
Energie → Qi
enterisches Nervensystem 132
Entspannung 84ff.
Entspannungstherapien 198ff.
Entzündungen 66f., 78, 98, 102, 112, 130, 133, 148, 160f., 165–169, 175, 178f., 212
-an der Wirbelsäule 127
Entzündungshemmer 19, 98, 108, 111, 114119, 121, 123, 125ff., 131, 134, 160ff., 205ff.
epidurale Spülung 205
Epiduralraum 19, 107, 204, 213f.
Epiduroskopie 99, 212
Ergonomie 51
Erinnerungskärtchen 142
Ernährung 24f., 28, 33, 43, 52, 101, 181
ESWT 175
Etanercept 165
Eutonie 45, 81, 159, 198
Evolution 12ff.

F

Facettengelenke 121, 124, 206
Facetten-Infiltrationstherapie 206
Facettensyndrom 17, 94, 107, 124f., 130
Fahrrad 41ff.
Fango 177ff.
Faserring 18, 21, 114f., 208, 210
Faszien 19, 23f., 110, 186f.
Fehlhaltung → Haltung
Fehlstellungen 24, 97, 103, 109, 112f., 123, 184, 212
Feldenkrais-Methode 196f.

Felsenberg, Dieter 26, 194f.
Fettsäuren 66
Fingerbeschwerden 51, 103, 113ff.
Flachrücken 77
Flexi-Bar 65
Flor, Herta 75f.
Fluorid 67
Flupirtin 162
fMRT, fMRI 131
föhnen 37
Foramenstenose 17, 94, 104, 120, 124, 130, 206, 214
Foraminotomie 213f.
Formel, Schmerz 82
Formeln, Schmerzkiller- 132, 140
Foxter 51, 53
Franzbranntwein 95, 111, 166
funktionelle Probleme 94
Fu-Organe 33
Fuß 49f., 77f., 103
-gymnastik 50
-reflexzonenmassage 184f.

G

Galileo-System 65, 194f., 217
Gallenkolik 133
Gallertkern 18, 21, 107, 114f., 208
Gang, aufrechter 12f.
Gedanken(kraft) 13, 45, 86, 131, 137, 139–143, 183, 198, 200
Gefühle 14, 20, 74, 79f., 82, 86, 139ff.
Gehen 49f.
Gehirn, Schmerzverarbeitung 74, 83f., 132, 162
Gel 162
Gelenke 17, 66f.
Genusstraining gegen Schmerzen 76
Gespräch, Arzt- 96, 99f.
Glucosaminsulfat 168
Golf spielen 41
Gou Qi Zhi 43, 134f., 171
GRIP-Therapie 93
Grünlippmuschelextrakt 168
Gürtelrose 106, 133

H

Halswirbelsäule 15
Halswirbelsäulensyndrom 102f.
Haltung, Körper- 73, 77ff., 80ff., 87ff.
-aufrechte 8, 14, 78ff., 141f.
-Schutz- 28, 80, 87, 89
Haltungsschule 4ff.
Handgelenk 104
Handtasche 47
Harnsteine 133
Hartpsam 78, 110, 125
heben 8, 38, 44ff.
Hemilaminektomie 214
Herpes zoster 118
Herzinfarkt 133, 161
Heublumensack 158, 178
Hexenschuss 45, 50, 72, 75, 94, 106, 109, 114, 161f.
Hildegard von Bingen 82
Hirnforschung 74, 83, 131
Hirscheintopf 43
Hocke 39
Hohlkreuz 19, 27f., 77
Homöopathie 24, 119, 160, 164, 169
Homunkulus 22
Hormone 83ff., 90
HWS 15ff., 39, 103f., 215

-Diskus 17
Hyaluronsäure-Injektion 206f.
Hydrojet 208f.
Hyperthermie 178
Hypertonisierung 14, 81, 87, 132
Hypnose 74, 201f.

I

Ibuprofen 111, 161f.
IDET 209
Iliosakralgelenk 16
Immunsystem 86, 133ff.
Impingementsyndrom 104
Injektionen 107
Infliximab 165
Injektion ➜ Spritzen
Injektionstherapie 105, 133, 159, 164ff., 205
Inkontinenz 95, 176, 195
Inlineskating 63
integrative Medizin 158f.
Interkostalneuralgie 105f.
interventionelle Schmerztherapie 119, 204f.
intradiskal 208
intradiskale elektrothermische Therapie 209
Ischialgie 107, 115
Ischiasnerv 107, 115f., 180
ISG 16

J

Jacobson, Progressive Muskelentspannung 199
joggen 63
Johanniskrautöl 165, 167f., 184

K

Kalkschulter 104, 175
Kälteanwendungen 178f.
Kälte-Feuchtigkeits-Syndrom 101, 171
Kältekammer 179
Kaltlufttherapie 179
Kalzium 17, 66f., 125f., 161
Kamelhals 112
Kampfer 166f., 178
Karpaltunnelsyndrom 42, 51, 54, 105
Kartoffelauflage 177
Kaudasyndrom 95, 115
Keilkissen 53
Kerkeling, Hape 47, 70, 142
Kernspin ➜ Magnetresonanztomografie
Kernspintomografie, funktionelle 131
Kiefergelenk 40f.
Kieser-Training 192
Kinder: langes Sitzen 39, 77, 81, 118
Kinesiologie 191f.
Kinesio-Taping 175f.
Kissen, Kopf- 39f.
Klinik, schmerztherapeutische 137
Kneippanwendungen 179
Kniearthrose 78, 103
Kniestuhl 39, 53
Knochen 15ff., 22, 26, 66f., 120ff.
-Dichtemessung 98
-haut 19
-schwund ➜ Osteoporose
Knorpel 17, 122ff.
Kohlenstoffnadel 204
Kokzygodynie 94, 107f.
Komplexbehandlung, stationäre 119, 207
konservative Schmerztherapie 72, 116ff., 133, 159
Konzentrationsschwäche 80
Kopfeinziehen 87

Kopfschmerzen 23, 32, 42, 54, 104
Körperhaltung ➜ Haltung
Körpersprache 87ff.
Körperwahrnehmung 80, 88, 159, 190
Körperwahrnehmungstherapie 45, 89, 196ff.
Korsett 74, 123, 136
Kortisol 84, 161
Kortison 17, 125ff., 160ff., 206f.
Kosten 71, 91
-erstattung 129, 160
Kraftanalysegeräte 97
Kräftigungsübungen 58ff.
Krafttraining 9, 27f., 63, 93, 126, 193f.
-mentales 143
kraniosakral ➜ craniosacral
Krankengymnastik 93, 111, 181, 190
Krankenkassen ➜ Kosten
Kräuter, chinesische 126, 135, 170
-Tees u. Weine 170f.
Kreuz, steifes 16
Kreuzbein 16
Krümmung der Wirbelsäule 15, 17
Kryojet 179
Kühlspray 179
Kyphoplastie 211
Kyphose 17, 19, 106, 122

L

Lähmung 20, 39, 95, 115ff., 127, 182, 187, 206, 210
Laktat 110
Laminektomie 121, 214f.
Laminoplastik 214
Laser 208
Lateral 115
Laufen 63
Lebensenergie 24, 31, 100, 146f., 180, 192, 196f.
Lebenskrise 95
Leber-Qi 101, 171
Lendenwirbelsäule 16, 106
Levator scapulae 108
Liegen, Schmerzen im 130
Liquor 22
Lordose 17, 122
Lumbalgie 94, 106, 109
Lumbus 16
Lungenembolie 133, 210
LWS 16f., 106

M

Magen-Darm-Trakt 85, 132
Magnesium 67
Magnete 173
Magnetenzephalografie 131
Magnetfeldresonanztherapie 173f.
Magnetresonanztomografie 5, 72, 74f., 98, 118, 204
Mallorca 5ff.
Mangan 67
Manualmediziner 82, 97, 112f., 123, 191
Manualtherapie 104, 114, 164, 182
Marianowicz, Martin 5
Masai-Barfuß-Technologie (MBT) 50
Massage 31, 72, 93, 109, 111, 113, 123, 172, 175
-öl 168
Matratze 39
Matrix-Rhythmus-Therapie 176f.
Mausarm 51, 54f., 145
Medial 115
medikamentöse Therapien 160ff.
Medina-Programm 193
Meditation 199f.

MEG 131
mentale Therapien 200ff.
Mentaltraining 82, 132, 139–145
Meridiane 23, 31f., 100, 147, 170f., 180, 183f., 192
Metamizol 161
Mi Shu 51, 53
Mikroskopische Nukleotomie 213
Mikrotherapie 119, 204, 208
Milchsäure 110
minimalinvasive Therapien 119, 121, 125, 203ff.
Missempfindungen 109, 121
mobilisierende Technik 113
Moorbad 178
Morbus Bechterew 94, 98, 127
Morbus Scheuermann 94, 106, 123
Morphium 131, 163
motorische Programme 78
Moxibustion 31, 180f.
MRT 9, 98f., 106, 115f., 131, 204
multimodale Therapie 93, 159, 202
Muskel 13ff., 25ff., 66f., 78ff., 106, 108
-dysbalancen 27f., 41, 77f., 81, 96, 100, 109, 191, 193, 195
-funktionsanalyse 99
-funktionsdiagnostik 96
-ketten 28, 50, 77f., 103, 188, 193
-knoten 110, 164
-kraft 26, 28, 191, 193f.
-leistung 26ff., 58f., 193f.
-Reaktionsmuster 87
-relaxanzien 111, 114, 160, 162
-schichten 26f.
-schwäche 20, 39, 82, 109, 118, 129
-schwund 27, 194
-Stufenplan 191
-Test 29f.
-tonus 84ff., 103, 108
-training 63
-training, mentales 132, 143
-verspannungen 21, 40, 83f., 97, 89, 91, 94ff., 101ff., 108ff.
Mütter 9
Myelografie 99
Myelopathie 214
myofasziales Schmerzsyndrom 110f.
Myofibrillen 25
Myogelose 110

N
Nackenrolle 40
Nackenschmerzen 102ff.
Nacken-Schulter-Arm-Syndrom 53, 103
Naproxen 161
Narben 72, 98f., 117, 127, 206, 208, 212ff.
Nerven 14ff., 19ff., 105ff., 109
-austrittslöcher-Erweiterung 214
-entzündung 134
-leitgeschwindigkeit 99
-system 14, 19–24, 71, 84, 132ff.
-wurzeln 17, 19ff., 99, 115f., 120f.
Neuraltherapie 185f.
Neuroleptika 162f.
neuronales Muster 139
Neuroplastizität 74
neurotrope Vitamine 119
Niere 43
Nierenbeckenentzündung 133
Nieren-Schwäche (TCM) 32f., 86, 101, 134f., 171
Nikotin 126
NLG 99

Noradrenalin 85
Nordic Walking 65
NSAR 160f.
Nukleoplastie 208f.
Nukleotomie 115, 208, 211, 213

O
Operation 98, 105, 116ff., 119, 121f., 127, 147, 163, 181, 203ff., 211ff.
Opioide 160ff.
Opium, körpereigenes 90
Organe 21, 78, 133
organische Erkrankungen 107
Organsysteme (TCM) 31, 33
Orthokin-Injektionstherapie 207
Os coccygis 16
Osteoblasten 17, 26, 67, 125f., 178
Osteochondrose 106f., 122ff.
Osteoklasten 17, 26, 125
Osteopathie 22ff., 43, 111, 114, 119, 137, 182f.
Osteophyten 16
Osteoporose 14, 17, 21, 26ff., 67, 94, 98f., 106, 125ff., 161, 178, 182, 187, 192, 194f.

P
Paracetamol 161
Parasympathikus 84f.
parietales System 24
Partnermassage 172
PC-Arbeitsplatz 51ff.
PDA 205
Peridural 205
periradikuläre Therapie 205
perkutane Bandscheibenentfernung 211
PET 131
Pezziball 53
pflanzliche Heilmittel 165ff.
Phantomschmerz 75
Physiotherapie 190f.
Phytotherapie 165ff.
Pilates 63
Pille 125f.
Piroxicam 162
Pneumothorax 105
Polyarthritis 66
positive Emotionen 141, 144f.
Positronenemissionstomografie 131
Postnukleotomiesyndrom 117
Präventionsprogramm 44ff.
Pridinol 162
Produkte, rückengerechte 55
Progressive Muskelentspannung nach Jacobson 199
Prolaps 18, 107, 115
Proliferationstherapie 164
Prothese, Bandscheiben- 208, 213, 215
Protrusion 18, 71, 107, 115
PRT
pseudoradikuläre Schmerzausstrahlung 107
PST-Therapie 174
Psyche → seelische Ursachen
psychologisches Patientenprofil 91
Psychotherapie 93, 100, 102, 117, 137, 159, 199, 201
Pulsdiagnose 100

Q
Qi 31, 33, 101, 136, 146f.
Qi-Atmung 138, 143, 146f.
Qigong 31ff., 63
-18 Übungen 147ff.

Quaddeln 98, 111, 164
Quarkwickel 179
Querfortsatz 15f., 19

R
Racz-Methode 206
Radfahren 9, 42, 64
Rauchen 71, 126, 169
Reflexe 20
Reflexzonenmassage 184f.
Reiten 41, 64
Reiztherapien 172ff., 179ff.
Retterspitz 167
Rheuma 66f.
Rippen 16, 101, 105
-fellentzündung 133
Risikofaktoren 129
Rolfing 186f.
Röntgen 9, 71f., 96ff.
-kontrastuntersuchung 99
Rotlicht 177
Rotöl 167
RSI-Syndrom 51, 54, 145
Rücken-Braining 74, 87, 92, 138ff., 200, 202
Rückencoaching 37, 160
Rückenkräftigungsgeräte 136
Rückenmark 15f., 18ff., 45, 71, 83, 103ff.
Rückenmarkshaut 21
-entzündung 127
Rückenmarksnerven 15, 19f.
Rückenschmerzen 4ff.
→ Schmerz, → Ursachen
Rückenschule 37, 55, 191
Rückentraining → Krafttraining
Rucksack 47
Rundrücken 19, 38, 51, 96, 112, 123

S
Sacrum 16
Salbe 162
Salicylsäure 160, 162, 168
Scheiber, Wolfgang 6, 139
Scheuermann-Krankheit 123
Schimpansen-Versuch 74
Schlaf 24, 39ff., 103f.
-zimmertemperatur 40
Schleudertrauma 103
Schmerz 20f.
-akuter starker 95 → Akutschmerz
-ausstrahlender 103, 105, 107, 127
-bei Entspannung 85
-chronischer 14, 31ff., 36, 38, 107, 111, 117ff., 129, 132ff.
-formel 82
-gedächtnis 75, 90, 116, 132f., 139, 143f.
-grenze 144f.
-hormonelle Regulationssysteme 84
-katheter 82, 117, 119, 121
-killerworte 140
-mittel 93, 105, 108, 117, 119, 160ff., 205
-rezeptoren 19, 21
-Selbstbefragung 73
-Stufenplan 118f., 160
-tabletten 163, 204
-tagebuch 131
-therapeutische Klinik 137
-therapeutisches Gespräch 99
-therapie 73, 93, 119, 205ff.
-Umgang mit – 130
-unspezifischer 71ff.
-verstärker 132, 140

-wahrnehmung 75, 144
-zentrum im Gehirn 74f., 83, 139, 145
Schonhaltung 14, 38, 73, 76, 111, 144
-bei akuten Schmerzen 94, 109
Schreibtisch 51ff.
Schröpfen 174
Schuhe 49f.
Schulter 37ff., 104
-eckgelenkarthrose 104f.
-enge 104
-Nacken-Wirbelsäulen-Schmerz 104
Schultern hochziehen 14, 111
Schüßler-Salze 169
Schutzhaltung 28, 80, 87, 89
Schwimmen 8, 64
Schwindel 101, 103f.
seelische Ursachen 78ff., 82ff., 137
Sehnenscheidenentzündung 51, 54f.
seitenalternierende Vibration 65, 194f.
sekundärer Krankheitsgewinn 73
Selbstbewusstsein 79ff., 87, 89f., 92, 143, 145
Selbstheilungskräfte 22, 24, 119, 141f, 159, 172, 180ff.
Selbsthypnose 198, 202
Selen 67
Sequestration 18, 107, 115
Sequestrotomie 208
Sexualhormone 125
Siegel für rückengerechte Produkte 55
Sitzen 8, 38f., 51ff., 80f.
Skilanglauf 64
Skoliose 7, 19, 41, 50, 78, 94, 106, 122f., 136
Spannungsschmerz → Verspannung
Spinalkanal 116
-stenose 94, 103, 120f., 124, 130
Spinalnervenwurzeln 20f.
Spinnengewebshaut 127
Spondylarthrose 124
Spondylitis 127
Spondylodese 213f.
Spondylolisthesis 121
Spondylophyten 122
Spondylose 120
Spondylosis deformans 122
Sport 8, 45, 77f., 63ff. (Tabelle)
Spray 162
Spreizer 209f.
Spritzen 119, 159, 164f., 179, 204, 207
Statistik, Rückenschmerz- 71
Stehen 44ff., 48
Stehpult 39, 53
Steißbein 15f., 106f.
Stenose 94, 98, 102ff., 120ff., 130
Steuer 160
Stoßwellentherapie 175, 188
-Kleine (ESWT) 175
Strahlenbelastung 97, 99, 118
Streckmuskulatur 28, 78, 81
Stress 70f., 73, 77f., 81ff., 87, 91ff., 108ff., 132, 146f.
-analgesie 84
-hormone 84f., 143
-muskel 108
-Selbstakupressur 132
strukturelle Probleme 94
Stufenplan der Schmerzbehandlung 119, 160, 204
Stuhl 13, 38f., 51ff.
Stützkorsett 123, 136
Swopper 39, 53
Sympathikus 84

Systemfehler 77f.
Szintigrafie 99

T
Tagebuch 131f., 141
Tai-Chi 32f., 36, 45, 64, 81, 147
Tanzen 64
Tastatur 51ff., 74, 130, 145
Taubheitsgefühl 20, 103, 115, 118, 126, 209
TCM 6, 31ff., 38, 100f., 117, 129, 135f., 146f., 170f.
TED 212
Tees & Weine, Kräuter- (TCM) 170f.
Telefonieren 39, 54
Tempelhof, Siegbert 6, 15, 20. 22, 25ff.
Tennis 41
TENS 173
Tests 8f., 29f., 34f.
Tetrazepam 162
Teufelskralle 167
Thermalwasser 178
Thermokoagulation der Wirbelgelenke 206, 209
Thorakalsyndrom 94, 105f.
Thorax 16
Tiefenmuskulatur 20f., 25ff., 37, 53, 78, 80f., 95, 125, 195
Tinnitus 104
Tizanidin 162
Tolperison 162
Traditionelle Chinesische Medizin → TCM
Tragen 34, 44f.
Training → Krafttraining
Trainingsgerät 136
Trainingsplan 136
Tramadol 163
Trampolin 7, 51, 64, 136f.
Transforaminale endoskopische Diskektomie 212
Triggerpunkt 78, 96, 110f., 164, 175, 191
-Infiltration 164
-Therapie 188
Trinken 66
Tuberkulose 127
Tuina-Massage 33, 111, 114, 117. 119, 133, 172, 181, 183
Tumor 98f., 107, 148, 182

U
Überforderung 82f., 86
Übergewicht 71, 98
Überlastung 73, 83, 85f., 111, 124
Übungen
-Akupressur 183, 188ff.
-Atemtechnik gegen Verspannung 111
-Dehnung 56f.
-Haltungsschule 46ff.
-Körper wahrnehmen 79
-Körpersprache 87ff.
-Loslass-Übung 14
-Mausarm 54f.
-Mentaltraining: Rücken-Braining 139ff.
-Partnermassage 172
-Reflexzonenmassage 185
-Rückenkorsett 58ff.
-Test: Muskelkorsett 29f.
-Tisch drücken 80
-Qi-Atmung 143, 146
-Qigong 147ff.
Ultraschall 98f.
Unfall 83, 95ff., 103, 112
Unterbewusstsein 79, 81, 87, 93, 143

Untersuchung, ärztliche
Ursachen des Schmerzes 70ff., 77, 82ff., 94, 96f., 102ff., 133
-internistische 133

V
Verhaltenstherapie 73, 87, 93, 125, 145
Verschleißerscheinungen 81, 103, 111, 129
Verspannung 19, 22f., 32, 51ff., 73, 78f., 81, 84, 87, 89, 94ff., 101–114
Versteifung der Wirbelsäule 213f.
Vertebroplastie 210f.
Vibrationstraining 65, 126, 194f.
Visualisierung 143
viszerales System 24
Vitalstoffe 66f., 126
Vitamin-B-Komplex 66, 119, 121

W
Walking 65
Wandern 65
Wärmeanwendungen 95, 166, 170ff., 177ff.
Wärmflasche 159, 177
Wassertherapie 178
Weidenrinde 167f.
Wein, Kräuter- 170ff.
Wickel, kalte 179
Wiesenmetapher 139
Wirbel
-blockade 23, 78, 94, 103, 112
-bogen 15f.
-bogenentfernung 214
-fehlstellung 104, 109, 112, 123
-gelenk 15ff., 21, 94, 124ff.
-gelenkarthrose 17
-gleiten 94, 107, 121, 192
-kanal 14, 16f., 19
-kanal, verengter 98, 103
-knochenentzündung 127
-körper 15–21, 25
-körperbruch 125
-körpergleiten 121
-säule 12ff., 15ff.
-säulengymnastik 65
-säulenverkrümmung 7, 19, 77f., 106
-verwachsung 13, 99
-zement 210f.
Witwenbuckel 125
Work-Hardening 190, 192
Worte, schmerzverstärkende 132, 140

Y
Yang, Yueping 6, 31
Yin & Yang 31ff., 100, 147
Yoga 65, 197

Z
Zähne zusammenbeißen 87f.
Zang-Organe 33
Zeitfaktor 72, 77, 81, 116, 129, 133
Zelltransplantation 210
Zervikalsyndrom 94, 102f.
Ziele 142
Zilgrei 197f.
Zink 67
Zugluft 40
Zungendiagnostik 100
Zwischenwirbelgelenk 109, 124
Zwischenwirbelloch 16, 20, 120
Zwischenwirbelraum 120

© 2013 by Südwest Verlag, einem Unternehmen der Verlagsgruppe Random House GmbH, 81637 München.
Die Verwertung der Texte und Bilder, auch auszugsweise, ist ohne Zustimmung des Verlags urheberrechtswidrig und strafbar. Dies gilt auch für Vervielfältigungen, Übersetzungen, Mikroverfilmung und für die Verarbeitung mit elektronischen Systemen.

Hinweis
Die Ratschläge/Informationen in diesem Buch sind von Autorin und Verlag sorgfältig erwogen und geprüft, dennoch kann eine Garantie nicht übernommen werden. Eine Haftung der Autorin bzw. des Verlags und seiner Beauftragten für Personen-, Sach- und Vermögensschäden ist ausgeschlossen.

Bildnachweis
Agentur Focus: 75, 99, 106, 109, 116, 125, 211 (SPL); Alamy: 100 (View Stock), 189 (SPL), 203 (Glow Wellness); Corbis: 68 (Ocean), 102 (Alessandra Schellnegger); Felsenberg, Dieter: 194; Flor, Herta: 76; Fotolia: 32 (Image Source), 85 (Sandra Thiele), 135 (nicoletaraftu); Getty Images: 10 (The Image Bank/Toby Maudsley), 12 (E+/Miodrag Gajic), 42 (OJO Images/Sam Edwards), 53 (Cultura/Peter Muller), 70 (Digital Vision/Dougal Waters), 81 (Picture Press/Juerco Boerner), 128 (Photononstop/Willy de l'Horme), 156 (Cultura/Brigitte Sporrer), 162 (PhotoAlto/Frederic Cirou), 181 (SPL/Adam Gault); Grillparzer, Marion: 4, 7, 137; iStockphoto: 36 (Bowdenimages), 113 (LosRobLos), 171 (Elena Elisseeva); jump fotoagentur: 23, 174, 182, 186 (Kristiane Vey); Microsoft: 55; Plowes, Darrel: 167; Südwest Verlag, München: 15 (Nada Gotovac), 67 (Nicolas Olonetzky), 158 (Forster & Martin), 197 (Astrid M. Obert), 17, 18, 21, 27, 52; Timm Michael: 205, 21

Projektleitung
Sarah Schultheis

Korrektorat
Susanne Schneider, München

Bildredaktion
Annette Mayer

Layout
*zeichenpool, München

Satz
LAYER-CAKE, Jürgen Kiermeier, München

Umschlaggestaltung
*zeichenpool, München, unter Verwendung eines Motivs von shutterstock/Rob Stark

Lithografie
JournalMedia GmbH, München

Druck und Verarbeitung
Plenk KG, Berchtesgaden

Printed in Germany

ISBN: 978-3-517-08877-0

9817 2635 4453 6271

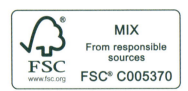

Verlagsgruppe Random House FSC® N001967
Das für dieses Buch verwendete FSC®-zertifizierte Papier *Profimatt* liefert Sappi, Alfeld.